实用临床麻醉与治疗

于　花◎著

JC 吉林科学技术出版社

图书在版编目（CIP）数据

实用临床麻醉与治疗 / 于花著. -- 长春 :吉林科学技术出版社, 2019.5
ISBN 978-7-5578-5547-5

Ⅰ. ①实… Ⅱ. ①于… Ⅲ. ①麻醉学 Ⅳ. ①R614

中国版本图书馆CIP数据核字(2019)第113827号

实用临床麻醉与治疗
SHIYONG LINCHUANG MAZUI YU ZHILIAO

出 版 人　李　梁
责任编辑　李　征　李红梅
书籍装帧　山东道克图文快印有限公司
封面设计　山东道克图文快印有限公司
开　　本　787mm × 1092mm　1/16
字　　数　265千字
印　　张　11.25
印　　数　3000册
版　　次　2019年5月第1版
印　　次　2020年6月第2次印刷

出　　版　吉林科学技术出版社
发　　行　吉林科学技术出版社
地　　址　长春市福祉大路5788号出版集团A座
邮　　编　130000
发行部电话/传真　0431-81629529　81629530　81629531
81629532　81629533　81629534
储运部电话　0431-86059116
编辑部电话　0431-81629508
网　　址　http://www.jlstp.net
印　　刷　北京市兴怀印刷厂

书　　号　ISBN 978-7-5578-5547-5
定　　价　98.00元

前　言

麻醉学是研究麻醉、镇痛和复苏的一门专业学科。本书本着理论简明、实用有效的原则，介绍当前最常用的麻醉药物和麻醉方法。

全书共十章，包括神经外科手术麻醉、胸科手术麻醉、心血管手术麻醉、腹部和泌尿外科手术的麻醉、妇产科手术麻醉、颈部手术麻醉、骨科手术麻醉、呼吸道疾病患者的麻醉、高血压患者的麻醉、内分泌患者的麻醉等内容。分别从麻醉基础理论、临床手术麻醉、特殊病情患者麻醉三个方面进行组织内容。内容以简明、实用为主，重点突出，条理清楚，便于在工作中随时翻阅。希望能成为一本集理论性、科学性、知识性、实践性、新颖性、简洁性和系统性于一体的临床参考工具书。适用对象为基层、社区医院从事麻醉工作的医师和相关人员。

由于水平所限、时间紧迫与仓促，错误和批漏之处在所难免，敬请各位前辈及同行人士批评指正。

编　者

目　　录

第一章　神经外科手术麻醉

第一节　神经外科手术麻醉与颅脑生理

一、脑血流和脑代谢

（一）脑血流

脑血容量正常为3.2ml/(100g·min)，当平均动脉压(MAP)波动在60～150mmHg范围内脑血管有自动调节功能，即脑血管随压力变化而改变其管径的本能性反应。超越上述范围，CBF呈线性增高或减少，都将导致脑功能障碍。为维持脑功能和脑代谢正常，脑血流量(CBF)必须保持相对恒定。脑的功能和代谢依赖于脑血液持续灌注。

1.脑灌注压(CPP)

(1)CPP是MAP与颈内静脉压之差。

(2)脑血管阻力(CVT)：正常为1.3～1.6mmHg/(100g·min)。当CBF和颅内压(ICP)不变时，CVR与MAP成正比。高血压患者的CVR较正常人高约88%；脑动脉硬化时，CVR逐步增高，若血管口径和灌注压不变，而CBF与血液黏滞性成反比，高凝血状态时，出现弥漫性脑供血不足。

(3)库欣反射：即在一定范围内ICP的波动能引起CPP升高，但可无CBF改变的一项自动调节过程。ICP渐进性增高时CBF减少，主要取决于MAP与ICP的关系，而不是ICP本身。ICP升高后，CBF随CPP下降而减少，当CPP低于60mmHg时，脑血流自动调节将出现障碍。

2.脑血流(CBF)

(1)化学调节系指内、外环境中氧、二氧化碳、血液和脑脊液酸碱度以及血液和脑脊液离子等各种化学因素对脑血管的影响。

(2)脑实质毛细血管由中枢肾上腺素能和胆碱能神经支配，具有血管运动功能，还影响毛细血管通透性作用。

3.影响脑血流的因素很多(表1-1)，主要由以下几方面

表1-1　影响脑血流的因素

脑血流增加(血管扩张)		脑血流减少(血管收缩)
1.高二氧化碳	9.高钙	1.低二氧化碳
2.低氧	10.麻醉性镇痛药物	2.高氧
3.酸性物质	11.麻醉药	3.碱性物质
4.高温	12.咖啡因等黄嘌呤类药物	4.低温

续表

脑血流增加（血管扩张）		脑血流减少（血管收缩）
5.肾上腺素	13.长效巴比妥类	5.去甲肾上腺素
6.乙酰胆碱	14.低葡萄糖血症	6.短效巴比妥类
7.组胺		7.低钾
8.高钾		8.低钙

（二）麻醉药与脑血流和脑代谢

1.吸入麻醉药及静脉麻醉药物

（1）多数吸入麻醉药降低碳水化合物代谢，使 ATP 和 ADP 能量储存及磷酸肌酸增加；呈浓度相关性脑血流量（CBF）增加和降低脑氧消耗（$CMRO_2$），CBF/$CMRO_2$ 的变化与吸入浓度大致呈直线相关。

（2）氟烷对脑血管的扩张效应最强，恩氟烷次之，氧化亚氮、七氟烷和异氟烷的作用最弱。

（3）70％氧化亚氮使 $CMRO_2$ 降低 2％～23％，对 CBF 无或仅有轻微作用。

2.麻醉性镇痛药

（1）阿片类药物如吗啡、哌替啶、芬太尼及其衍生物，部分阿片受体激动剂如曲马多等对脑血流和脑代谢影响明显受复合用药的影响。

（2）与 N_2O、氟烷和地西泮复合时，镇痛药物明显降低 CBF 和 $CMRO_2$，但单独应用时 CBF 仅轻度增加而 $CMRO_2$ 无明显影响。

3.局部麻醉药

（1）在利多卡因惊厥时，脑中 cGMP 水平升高，而 cAMP 水平则降低。

（2）利多卡因除具有突触传递抑制作用外，还具有膜稳定作用，能阻断 Na^+ 通道，限制 Na^+-K^+ 外漏，从而降低膜离子泵负担和 $CMRO_2$。

（3）因此利多卡因可能比巴比妥类具有更强的脑保护作用。

4.肌肉松弛药

（1）肌松药不透过血-脑屏障，对脑血管无直接作用。但在神经外科患者应用肌松药，可间接影响脑血流，表现为 CVR 和静脉回流阻力降低，从而使颅内压下降。

（2）应用肌肉松弛药时如果血压升高，则颅内高压患者的颅内压可进一步升高。

1）泮库溴铵具有升高血压的副作用，若用于 CBF 自动调节机制已损害和颅内病变患者，CBF 和颅内压可明显增加。

2）阿曲库铵的代谢产物 N 钾四氢罂粟碱具有兴奋脑功能作用，大剂量时可使脑电图转变为唤醒型，但并不明显影响 CBF 和 $CMRO_2$。

3）琥珀胆碱的肌肉成束收缩，可使 CBF 剧烈增高至对照值的 151％，并持续 15 分钟后 CBF 才降至 127％，然后恢复至对照水平；在 CBF 剧增的同时颅内压也升高。应用琥珀胆碱后脑电图显示唤醒反应，可能系肌梭的传入兴奋所致。

5.血管活性药

（1）单胺类血管活性药具有神经传递功能，可改变 CVR 和脑代谢而间接影响 CBF。临床剂量血管活性药物不透过血-脑屏障，但因引起血压升高，CBF 也增加。

(2)肾上腺素大剂量静脉注射时，CBF 和 $CMRO_2$ 增加，小剂量则无影响。

(3)去甲肾上腺素和间羟胺为缓和的脑血管收缩药，不显著影响 CBF，但由于脑血管自动调节反应使 CBF 反而增加，而 $CMRO_2$ 无影响，故可用于纠正严重低血压时的低脑血流状态。

(4)血管紧张素和去氧肾上腺素对正常人 CBF 和 $CMRO_2$ 无影响。

(5)大剂量麻黄碱增加 CBF 和 $CMRO_2$，小剂量则无影响。

(6)异丙肾上腺素和酚妥拉明扩张脑血管，增加 CBF。

(7)组胺和乙酰胆碱增加 CBF。

(8)多巴胺对 CBF 的作用不肯定，用于纠正低血压时，CBF 增加。

(9)罂粟碱直接降低 CVR，当罂粟碱导致血压下降时，CBF 也减少；若血压不下降，而 CVR 降低时，可引起颅内窃血综合征。

二、正常颅内压的调节

1.卧位时，成人正常的颅内压为 8～18cmH_2O，相当于 0.6～1.8kPa(4.5～13.5mmHg)，儿童为 4～9.5cmH_2O，相当于 0.4～1.0kPa(3.0～7.5mmHg)。

2.在正常情况下，可以把颅腔看作是一个不能伸缩的容器，其总体积固定不变，但颅腔内三个主要内容物脑组织占 84%，其中含水量为 60%，供应脑的血液占 3%～5%；脑脊液占 11%～13%的总体积和颅腔容积是相适应的，当其中的一个体积增大时，能导致颅内压暂时上升，但在一定范围内可由其他两内容物同时或至少其中一个的体积缩减来调整，上升的颅内压可被此代偿机制降低，此现象称颅内顺应性，亦称颅压-容量的相关性。当顺应性降低时，如稍微增加颅内容物，即可引起颅内压大幅度的升高，并造成神经组织的损害，予以重视。

3.体温与脑脊液也有一定相关性，体温每下降 1℃，脑脊液压力约下降 2cmH_2O(0.19kPa)。

三、颅内高压

临床上将颅内高压分为三类：15～20mmHg 为轻度颅内高压；20～40mmHg 为中度颅内高压；40mmHg 以上为重度颅内高压。颅压超过 40mmHg 时，脑血流量自身调节功能将严重受损，同时中枢神经缺血缺氧，严重时脑移位或脑疝形成。中枢缺血缺氧危害比颅压高低本身更具有危害性。良性颅内压增高和交通性脑积水的颅内压有时可高达 75mmHg，但患者尚能在短时期内耐受。

(一)诱发颅内压(ICP)增高的因素

1.脑脊液增多，有高压力性脑积水或正常压力脑积水两类，后者即慢性脑积水，又称间歇性脑积水。

2.颅内血液容量增加，易见于严重脑外伤后 24 小时内，系脑血管扩张所致；也见于蛛网膜下腔出血。

3.脑容积增加，常见于脑水肿，可分为血管源性、细胞毒性、渗透压性和间质性脑水肿。

4.颅内占位病变，因颅内容积增加、脑脊液循环障碍(多发生于脑室、脑组织中线附近及颅后窝肿瘤或肉芽肿)或灶周脑水肿(见于脑内血肿、脑脓肿)而引起，水肿的部位主要在白质，是颅内压增高的最常见原因。

5.脑缺氧及二氧化碳蓄积，均使脑毛细血管扩张，血管阻力减少，脑血容量和血液循环量均增加。脑缺氧时，脑血管壁的通透性增加，血管内的水分容易转移至血管外，产生脑水肿，颅内压明显上升。

(二)颅内高压的主要征象

1.头痛

阵发性，间歇时间长，发作时间短；随后头痛发作时间延长，逐渐演变为持续性头痛，伴阵发性加剧；头痛的性质呈“炸裂样疼痛”或“铁圈勒住样头痛”，多在清晨或入睡后发作。

2.呕吐

呕吐呈喷射性，常与剧烈头痛并发，同时伴有脉搏缓慢，血压升高。

3.视神经盘水肿

颅内高压的主要体征，颅内压增高数小时即可出现轻度视盘水肿，几天至数周内出现重度水肿。视盘水肿持续数月后，可继发视神经萎缩，此时视力呈进行性下降。

四、手术体位

神经外科手术大多需要采取特殊体位进行，使手术视野达到最佳暴露，同时方便意外情况时及时抢救。

(一)俯卧位注意事项

1.将骨盆和下肢用体位垫垫撑，以利于下肢血液回流，避免因腹部受压可造成下腔静脉受阻，致血压下降及脊髓手术区大量渗血，且对心血管系统影响不大。

2.俯卧位压迫胸部及腹部，可造成通气不足，术中必须严密监测通气量和呼吸频率。

3.避免眼受压(可致视网膜受压而失明)、前额、颧骨受压(可引起局部软组织坏死)或俯卧头高位(可发生气栓及循环抑制)。

(二)从仰卧位改变为俯卧位注意事项

1.用于某些脊椎及关节损伤手术，由于在全麻下肌肉完全松弛，脊柱和各大小关节均处于无支撑、无保护状态，容易造成软组织韧带神经血管牵拉损伤。

2.在改变为俯卧位时，应特别注意搬动体位时的统一步调，即保持头、颈、背、下肢围绕一个纵轴转动，否则极易发生脊柱(颈椎、腰椎)损伤和关节扭曲。

(三)坐位或半卧位

坐位常用于颅后窝、延髓和颈髓手术，容易发生空气栓塞、低血压、气脑、硬膜下血肿、周围神经压迫性损害、四肢麻痹、口腔分泌物反流误吸等并发症，目前已较少采用。帕金森患者电极置入手术常采用半卧位，利于术者定位及操作。

五、脑功能保护

围手术期脑缺血是发生脑功能障碍的主要原因，临床上脑缺血分为：①局灶性脑缺血，常见于卒中、动脉堵塞、栓塞病例，特点是缺血区周围存在非缺血区，而缺血区中还可能有侧支血流灌注；②不完全性全脑缺血，常见于低血压、ICP 增高病例，特点是脑血流仍然存在，但全脑血流减少；③完全性脑缺血，常见于心搏骤停病例，CBF 完全停止。因此围手术期重视脑保护，可提高患者的生存质量。

六、脑功能保护措施

1.巴比妥类药物

通过抑制神经元电活动，最低限度降低脑代谢率，当EEG呈等电位时，可获得最大的保护作用，可促使局灶性或不完全性脑缺血的神经功能恢复。常用量为10～20mg/(kg·h)。

2.吸入性全麻药

如异氟烷，可以使$CMRO_2$降低，但达到EEG等电位的麻醉深度，对全脑缺血并无益处。

3.浅低温

利用轻度低温(33～35℃)可明显降低$CMRO_2$，并降低缺血后各种有害物质的产生。过去常采用中度或深低温保护，容易发生循环呼吸严重抑制，出现心律失常、组织低灌注和凝血障碍等并发症，后者的危险性高于脑保护作用。

4.控制高血糖

高血糖可加重缺血后脑损伤，葡萄糖无氧代谢可产生过多的乳酸，从而加重细胞内酸中毒。因此应控制血糖在正常水平。

5.Ca^{2+}通道阻滞剂

常用尼莫地平，能改善卒中的预后，减轻全脑缺血后的低灌注，并对蛛网膜下腔出血后的脑血管痉挛有缓解作用，常用量为0.5μg/(kg·min)静脉持续泵注。

6.激素类固醇

用于大多数卒中或严重脑外伤病例，经研究并未证实其有利效应。但大剂量甲泼尼龙对急性脊髓损伤后的神经功能恢复有轻度促进作用，应强调在损伤后8小时内开始用药。

七、体液管理

神经外科患者的补液问题，外科医师和麻醉科医师之间仍存在分歧。神经外科医师要求通过限制输液量来减轻或预防脑水肿，由此易致相对低血容量，使麻醉管理容易发生血流动力学不稳定。因此，找出限制液体量和积极补液量之间相互兼容的措施，是总的研究方向。

(一)血-脑屏障功能

1.血-脑屏障(BBB)的结构基础是脑毛细血管的内皮细胞，围绕着脑血管形成一个五层的粘连物，阻止了细胞之间的分子通道。分子可从血管内直接到血管外空间，而大于8000道尔顿水溶性离子则不能透过BBB。

2.血-脑屏障的毛细血管内皮细胞连接，一旦被机械分离(直接分离)，可造成血-脑屏障功能破坏，水及分子进入脑实质的通透性即发生改变。临床上有许多病理生理状态以及特殊药物，可改变BBB的通透性：

(1)颅内肿瘤可破坏血-脑屏障。

(2)高血压超过脑自身调节范围，可引起连接分离；高热、持久高碳酸血症和头部外伤也可发生连接分离。

(3)长时间低氧(6～12小时)可出现不可逆性血脑屏障破坏。

(4)脱水利尿药如甘露醇和呋塞米可使毛细血管内皮细胞皱褶，发生细胞连接破坏。这种现象可解释用大量甘露醇后发生颅内高压的反弹现象。

(5)类固醇类药物地塞米松具有稳定和修复已破坏的血-脑屏障作用。

3.血-脑屏障完整患者的输液:水分子能自由通过完整的血脑屏障,液体的移动按照Starling's规则进行,即取决于血管内、外流体静水压和渗透压之间的差异。对神经外科患者体液管理必须严格避免低渗溶液输注。

4.血-脑屏障破坏患者的输液:BBB破坏时,不论输注晶体液或胶体液,都会从血管向外渗到脑组织,从而加重脑水肿。有人建议首选胶体液,认为不易加重脑水肿,但多数研究表明,输注两种液体无明显差异。

(二)特殊状态的体液管理

1.脑血管痉挛

脑血管痉挛是蛛网膜下腔出血患者术后发病率和死亡率的重要因素。对脑血管痉挛的防治主要采取:应用钙通道阻滞剂,夹闭动脉瘤(防血管痉挛),以及三"H"疗法:即控制高血压、实施高血容量以及血液稀释。晶体液用于维持高血容量,其效果优于胶体液。三"H"疗法的潜在并发症是肺水肿(7%~17%),在实施中应持续监测CVP或PCWP,尤其对心脏疾病患者具有重要意义。

2.坐位

为预防空气栓塞,通常在坐位前先经静脉输入500ml晶体液或250ml胶体液,同时采取下肢弹力绷带加压和缓慢变为坐位等措施,可减少心血管不稳定性和防止静脉空气栓塞,并阻止右PAOP梯度的逆转。临床实际情况是,患者由仰卧位改变为坐位时,即使给予试验性液体负荷量,也未必能减轻血流动力学的不稳定性。

3.水代谢紊乱疾病

(1)抗利尿激素分泌亢进综合征(SIADH)

1)SIADH之初应限制输液量;如果低钠血症严重(<110mmol/L),应使用高渗含盐溶液(3.5%);同时应用呋塞米10~20mg静脉注射以诱导游离水的负向平衡;也可选用6%碳酸氢钠溶液,按2ml/kg使用,1~2分钟后血钠浓度可增加6mmol/L。

2)一旦神经症状稳定后,酌情调整用药,含钠溶液每小时不超过100ml;血钠升高不超过2mmol/(L·h)时,在心血管监测下使用高渗含盐溶液,以避免血钠纠正过快,否则会影响中枢脑桥髓鞘质,或可能造成肺水肿和颅内出血,应引起高度重视。

(2)尿崩症(DI)

1)尿崩症多发生于鞍区垂体手术及颅咽管瘤手术,其他颅内疾患特别是头外伤也可发生。

2)其根本病因是ADH分泌降低或缺乏,导致多尿和脱水,尿液比重低和渗透压低,血浆呈高渗和高钠。

3)DI在术中发生较少,一般都在术后逐渐发生多尿,待数天后可自行缓解而自愈。

4)一旦确诊DI,施行体液治疗的目标是维持血管内容量及正常电解质水平,计算方法为每小时液体生理维持量+前一小时排尿量的3/4。另一计算方法公式是:液体缺失量(I)=正常体液总量-实际体液量;实际体液量=预计血钠÷实测血钠×正常体液总量;正常体液总量=60%体重(kg)。

5)液体的选择取决于患者电解质状态。因DI时丢失的是低渗的游离水,所以常用正常量盐水的50%或25%。如果尿量大于300ml/h并持续2小时,则应给予ADH类似物以施行药物配合液体治疗。

(3)脑钠消耗性综合征

1)常见于蛛网膜下腔出血患者，表现为低钠血症、脱水及高尿钠(＞50mmol/L)三联症，可能与心房利钠因子释放增加有关。

2)本综合征与SIADH的电解质表现相似，需要鉴别诊断。SIADH属血管内容量增多和稀释性低钠血症状态，治疗以限制容量为目标；而本综合征属低血容量和低钠血症状态，治疗目标是输入等渗含钠溶液，以重建正常血容量。

第二节　麻醉前准备

颅脑手术时间一般较长，手术体位对呼吸和循环的影响较大，术前必须妥善安置体位。如俯卧位，必须头部及躯干上部垫起，使胸、腹部呼吸活动留有余地，保证足够通气量。头部固定时应保护好眼睛，以免造成失明。麻醉前全面了解患者情况。

一、术前评估与准备

(一)术前访视

1.气道管理

神经外科患者术前访视要了解全身情况及主要脏器功能，对呼吸困难严重缺氧者，要辨清病因，尽快建立有效通气，确保气道通畅，估计术后难以在短期内清醒者，应做好气管造口术准备；对颅脑外伤伴有误吸的患者或者合并颅底骨折时常有血液和脑脊液流入气道，因此应首先清理呼吸道，气管内插管，充分吸氧后方可手术。

2.意识

可根据(Glasgrow)昏迷评分(GCS)来判断(表1-2)，评分在8分以上浅昏迷患者常有不自主的肢体活动、烦躁不安及肌肉紧张，易出现坠床意外，同时增加耗氧量，但预后良好。而GCS≤7深昏迷患者为严重脑外伤，多预后不良，包括死亡、植物状态或严重功能障碍，易合并气道不畅、肺炎、尿路感染及压疮，更应注意体温、白细胞数及血气分析的变化。

表1-2　改良Glasgrow评分

体征	评价	记分
睁眼	无反应	1
	对疼痛刺激反应	2
	对语言刺激反应	3
	自动	4
语言	无反应	1
	言语混乱或呻吟	2
	言语不能交流	3

续表

体征	评价	记分
	对话混乱	4
	正确回答	5
运动反应	无反应	1
	伸展反应	2
	异常屈曲反应	3
	退缩回缩反应	4
	局部肢体疼痛反应	5
	服从命令	6

评分 7 或以下，持续 6 小时或以上定位严重脑损伤

3.颅内高压

颅内压急剧增高与脑疝危象，需采取紧急脱水治疗，如快速静脉滴注 20%甘露醇 1g/kg，呋塞米 20～40mg，以缓解颅内高压和脑水肿。

4.水、电解质及酸碱紊乱

颅内高压、频繁呕吐、不能进食、有脱水及电解质紊乱者，术前应尽量纠正，同时采取降颅压、高营养及纠正电解质紊乱，待衰竭状态改善 3～5 日、病情稳定后再开颅手术。术中监测电解质，及时纠正电解质紊乱。

5.合并损伤及并发症

闭合性颅脑外伤或脑瘤患者，一般极少出现低血压和快心率，一旦出现提示并存有其他并发症，如肝脾破裂、肾损伤、骨折、胸部挤压伤等，应及时输液、补充血容量、纠正休克后方可手术，必要时对颅脑和其他损伤部位同时手术止血。

（二）麻醉前用药

麻醉前用药应遵循：①小量用药；②不推荐使用麻醉性镇痛药，因其抑制呼吸中枢而导致高碳酸血症和脑血流、颅内压增加的危险，同时可使瞳孔缩小或无反应，不利于病情评估。对某些特殊患者如颅内血管疾患、脑动脉瘤患者则需要镇静，可给地西泮 0.1～0.2mg/kg 口服。或咪达唑仑 0.05～0.1mg/kg 在手术室内静脉给予。

（三）监测

麻醉期间除常规监测 BP、ECG、HR、SpO_2 外，对开颅手术患者，特别是颅内血管疾患患者，条件允许时应行动脉置管持续监测直接动脉压，并施行血气分析，常规监测 $P_{ET}CO_2$、CVP 和尿量，同时开放两条静脉通路。

二、麻醉选择

对神经外科手术患者选择麻醉药物，原则上应符合以下标准：

1.诱导快，半衰期短。

2.镇静镇痛强，术中无知晓。

3.不增加颅内压和脑代谢。

4.不影响脑血流及其对 CO_2 的反应（CBF-CO_2 应答反应）。

5.不影响血-脑屏障功能，无神经毒性。

6.临床剂量对呼吸抑制轻。

7.停药后苏醒迅速，无兴奋及术后精神症状。

8.无残余药物作用。

目前常采用复合用药措施以扬长避短，同时需注意合理通气、安置体位和调控血压等，以尽量达到上述标准。

对神经外科手术患者施行气管插管全身麻醉较为安全，目前常选用静吸复合全麻。

1.麻醉诱导

（1）麻醉诱导常用硫喷妥钠（4～8mg/kg），或异丙酚 2mg/kg，或咪达唑仑 0.3mg/kg，或异丙酚1mg/kg合并咪达唑仑 0.1～0.15mg/kg。对冠心病或心血管代偿功能差的患者选用依托咪酯 0.3～0.4mg/kg。在使用非去极化肌松剂和芬太尼 4～6μg/kg（或舒芬太尼 0.5～1.0μg/kg）并过度换气后均能顺利完成气管内插管。

（2）为克服气管插管期应激反应，插管前往气管内喷入 4%利多卡因 1～2ml，或静脉注射利多卡因 1～1.5mg/kg，或静脉滴注超短效 β 受体阻滞药艾司洛尔 500μg/（kg·min）（4 分钟后酌情减量）等措施，都可显著减轻插管心血管反应和 ICP 升高影响。

2.麻醉维持

常采用吸入全麻加肌松药及麻醉性镇痛药；也可静脉持续泵注异丙酚 4～6mg/（kg·h）或咪达唑仑 0.1mg/（kg·h），配合吸入异氟烷、七氟烷或地氟烷，按需酌情追加镇痛药及肌松药。

3.麻醉期管理

（1）切开硬脑膜前应做到适当的脑松弛。方法有：充分供氧；调整体位以利于静脉回流；维持肌肉松弛和麻醉深度适当；过度通气使 $PaCO_2$ 维持在 25～30mmHg。必要时可在开颅前半小时给甘露醇 1～2g/kg 静脉注射，或加用呋塞米 10～20mg。一般均可做到脑松弛和颅内压降低。

（2）硬膜切开后可适当减少用药量。长效麻醉性镇痛药应在手术结束前 1～2 小时停止使用，以利于术毕尽快清醒和防止通气不足。吸入全麻药异氟烷应先于七氟醚和地氟醚停止吸入。

（3）术中间断给予非去极化肌松药，以防止患者躁动，特别在全凭静脉麻醉维持。对上位神经元损伤的患者和软瘫患者，应避免肌松药过量。应用抗癫痫药物（如苯妥英钠）的患者对非去极化肌松药可能呈拮抗，应酌情加大用药剂量或调整用药频率。

（4）术中采用机械通气的参数为，潮气量 8～12ml/kg，呼吸次数成人为 10～12 次/分，保持 $P_{ET}CO_2$ 在 35mmHg 左右，切勿过高。

（5）苏醒应迅速；不出现屏气或呛咳；控制恢复期的高血压，常用药物有拉贝洛尔、艾司洛尔、尼莫地平、佩尔地平等，以减少颅内出血的可能。肌肉松弛剂拮抗药应在撤离头架，头部包扎完毕后再使用。待患者自主呼吸完全恢复，吸空气后 SpO_2 不低于 98%，呼之睁眼，能点头示意后，方可送回病房或 PACU 或 ICU。

三、体液管理

在临床上过分严格限制液体，会产生明显的低血容量，导致低血压和CBF减少，脑和其他器官面临缺血损害，然而血容量过多会引起高血压和脑水肿，因此神经外科围手术期液体管理是对麻醉医师的特殊挑战。

体液丢失的计算：颅内手术第三间隙丢失的液体量很小，因此可忽略不计。因术前禁食禁水可丧失液体量(按8～10ml/kg)，此量可予进入手术室后开始补给。术中可输用乳酸林格液，按4～6ml/(kg·h)维持。如果患者长期限制入液量，或已使用甘露醇，且已有明显高涨状态者，应选用生理盐水或等张胶体液输注。

第三节　常见神经外科手术麻醉处理

颅脑手术的麻醉管理包括使患者镇静、遗忘和制动，控制ICP和维持脑灌注压，以及创造适宜的手术条件，故颅脑手术麻醉要求：①诱导和维持平稳。②保持气道通畅。③降低颅内压。④维持水和电解质平衡。⑤尽快使患者清醒，拔除气管导管，以便神经系统的评估。

一、术前准备和麻醉前用药

(一)术前准备

1.呼吸系统

控制急慢性呼吸道感染，观察颅底病变是否对呼吸造成影响，记录呼吸频率、幅度、形式，有无呼吸道梗阻表现。常规进行血气分析，了解有无低氧血症或高碳酸血症以及酸碱平衡失调。对术前已出现呼吸困难者，要分清病因，如系颅内高压引起，应降低颅内压，并调整头位保持呼吸道通畅，必要时尽快行气管内插管和人工辅助呼吸。如患者昏迷、脑损伤严重或伴有颅内出血，估计术后难以在短期内清醒，宜尽早行气管切开术。脑外伤误吸患者，在气管插管或切开后尽早清理呼吸道，进行呼吸道冲洗，抗感染治疗，以减少术后呼吸系统并发症。

2.循环系统

尽可能控制血压，治疗心律失常，改善心功能。有无长期应用脱水剂所造成的血容量不足，维持正常血容量。一般闭合性脑损伤、颅内肿瘤患者极少出现低血压休克，但颅脑外伤合并严重的其他损伤如肝、脾破裂、大骨折等常会出现低血容量性休克，应及时输液、输血。急诊患者术前尽可能纠正血容量。

3.水、电解质和酸碱平衡

颅内肿瘤，可能长期限制液体，进食差，应用脱水剂及类固醇激素而造成水、电解质紊乱，术前应常规行动脉血气分析及血电解质检查，并尽可能纠正。长期颅内压增高、频繁呕吐、不能进食者，在脱水治疗同时，补充电解质，配合输液、输血、血浆或白蛋白，特别注意纠正低钾血症，改善全身状况后再行手术。

4.内分泌系统

糖尿病可并发酮症酸中毒、高钾血症和低钠血症，并存症主要包括冠状动脉、脑血管和外周血管病变。也可产生心肌缺血、直立性低血压、胃肠蠕动减弱和膀胱张力下降等。术前应纠正酮症酸中毒或高渗性昏迷。手术应尽可能安排在早晨第一例手术，术前应维持血糖水平在6.8～11mmol/L之间，糖尿病患者胃排空延迟，应预防误吸。②垂体疾病常见有垂体腺瘤引起功能亢进，表现肢端肥大症；垂体卒中等引起垂体功能减退；以及神经垂体分泌抗利尿激素不足引起的尿崩症。肢端肥大症患者由于口唇、舌、会厌、声带等软组织过度生长，引起气管插管困难和声门下气管狭窄。术前必须认真评估气道，面罩通气与气管插管常会遇到困难，需做好纤维支气管镜或逆行气管插管的准备。垂体功能低下者围术期必须给予糖皮质激素治疗。尿崩症患者应密切监测尿量、血容量，水电解质尤其是血钠的变化，并尽可能予以纠正。

5.肝肾系统

术前尽力纠正包括凝血障碍、未控制的腹水、水和电解质失衡、肾衰竭、肝性脑病和营养不良等。肝肾功能障碍可导致麻醉药药动学和药效学的变化，故麻醉诱导和维持所需剂量应根据患者反应确定，同时由于低碳酸血症和正压通气都可减少肝血流，故全麻患者应注意通气量的调节。

（二）麻醉前用药

颅脑手术患者麻醉前用药应慎重，有颅内压升高的患者不必使用。颅内血管疾病、脑动脉瘤患者需要镇静，可术前30分钟肌注苯巴比妥钠2mg/kg，东莨菪碱0.3mg。应避免使用麻醉性镇痛药。

二、麻醉选择

（一）气管插管全身麻醉

有效的面罩通气是麻醉诱导安全的保证，避免高血压、低血压、低氧、高碳酸血症和呛咳。静脉诱导药常以咪达唑仑(0.05mg/kg)和异丙酚(1～2mg/kg)或依托咪酯(0.2～0.3mg/kg)；麻醉性镇痛药常用芬太尼(5～10μg/kg)。肌松药常用2～3倍ED_{95}罗库溴铵气管插管。插管前静注利多卡因(1～1.5mg/kg)可减轻气管插管引起的心血管反应和ICP升高。神经外科手术时难以接近气道，应严加气道管理，体位安置后检查呼吸音是否对称，气道压力和阻力是否正常，以及通气量是否适宜。呼吸回路所有的接头处应保证紧密连接。在颅骨和硬膜切开后麻醉应适当减少麻醉药剂量。长效麻醉性镇痛药和镇静药在手术结束前1h应避免使用，以利手术结束后神经系统检查和防止术后长时间反应迟钝和通气不足，可用吸入麻醉药异氟烷、七氟烷或地氟烷，也可用短效静脉麻醉药维持麻醉，以减少术中知晓及控制高血压。术中间断给予肌松药以防止患者躁动。肌松药作用应维持到头部包扎完毕，术毕应使患者尽快苏醒，避免呛咳、挣扎。血压升高者除加深麻醉外，也可用抗高血压药治疗。

（二）局部麻醉

局部麻醉主要用于硬膜下血肿、头皮肿块等不进颅腔的手术及内镜或立体定向手术。目前最常采用利多卡因，常用浓度为0.5～1%加1∶20万～1∶40万肾上腺素，最大剂量不超过500mg。年老体弱者局麻药用量应减少，以免发生局麻药毒性反应。罗哌卡因由于其毒性低、时效长，应用逐渐增多，常用浓度0.25%～0.5%，最大剂量不超过200mg。

三、术中管理

（一）呼吸、循环管理

1.呼吸

测定呼吸频率、潮气量、气道压以及吸入气和呼出气的氧、二氧化碳和麻醉气体的浓度，并常规监测脉搏血氧饱和度，较长时间手术宜定时行动脉血气分析，以便调整通气、氧合、酸碱平衡的情况；尤其是控制性降压和低温麻醉，以及出血较多的患者。

2.循环

对手术创伤大、出血多、时间长和拟行控制性降压和脑血管手术患者，应用桡动脉穿刺直接动脉测压，深静脉穿刺置管监测中心静脉压，术中不定时统计输入的晶体量、胶体量以及出血量、尿量等。

3.肾功能

术前常规留置导尿，定时观察尿量。可作为脏器灌注的重要指标，并可间接判断循环容量。

（二）维持麻醉平稳

采用静吸复合麻醉，镇静、镇痛与肌松药的联合应用，保证术中麻醉平稳和易于调节、管理。静脉麻醉药均可降低颅内压，但颅内压很高或脑血管对 CO_2 失去反应和低碳酸血症时过度通气降颅压效果不明显。1.5MAC 七氟烷比 1.5MAC 异氟烷吸入麻醉药期间，动态脑自动调节功能保护较好，但大于 2.0MAC 七氟烷可导致脑血管自主调节功能失调；地氟烷在 1.5～2.0MAC 时，会引起颅内压轻度升高。一般认为吸入麻醉药浓度低于 1MAC 时，可安全地应用于颅脑手术。

（三）输血、补液

颅脑外科手术中补液总体原则是维持正常的血容量，并形成一个恰当的血浆高渗状态。晶胶体比例为 1∶1～2∶1，晶体以醋酸林格液为最佳，胶体可选用羟乙基淀粉（万汶）和明胶制剂（佳乐施），并根据出血量和血细胞比容决定是否输血。估计出血较多的患者（＞600ml），应考虑进行血液稀释、自身输血和血液回收。

四、常见神经外科手术病变部位及特点

神经外科手术病变部位及特点：①幕上脑膜瘤一般供血丰富，术中出血较大，应准备充足的血源。②动脉瘤及动静脉畸形患者，为防止围术期脑血管破裂和减少术中出血，应进行控制性降压。③双额部肿瘤患者烦躁，应注意固定。④下丘脑病变、垂体手术或脑外伤导致神经源性尿崩症（DI），可发生严重的高钠血症（昏迷、抽搐）和低血容量。⑤脑干手术患者术中术后可能因病变或手术操作，导致呼吸骤停和心律失常，应加强监测。⑥高血压脑出血常发生在基底核、内囊，术后常出现应激性消化道出血、水电解质紊乱，应积极预防和治疗。⑦老年患者脑肿瘤以转移癌多见，应考虑其他部位的肿瘤如肺癌。⑧儿童对吸入麻醉药的摄取速度比成人快，MAC 与年龄呈反向关系。

五、术后复苏

手术麻醉结束后气管拔管原则是患者清醒，呼吸、循环平衡，方可考虑拔除气管导管。术后需要保留气管导管的情况见于：脑干实质及邻近区域手术后有呼吸功能障碍者；后组脑神经损伤出现吞咽困难或呛咳反射明显减弱者；颈段和上胸段脊髓手术后呼吸肌麻痹或咳嗽无力者；严重颅脑外伤伴有脑脊液鼻漏或口鼻出血者；经蝶窦垂体手术或经口斜坡手术后压迫止血或渗血较多，没有完全清醒者；其他原因引起的呼吸功能障碍，术后需要机械通气者。

麻醉手术期间常规生命体征监测包括心电图、脉搏氧饱和度、动脉血压及呼气末二氧化碳

分压。脑电双频指数BIS用于全麻深度监测，与镇静深度有较好的相关性，可应用维持稳定的镇静深度。

第四节　特殊神经外科手术麻醉

一、颅内动脉瘤

颅内动脉瘤系指脑动脉壁的异常膨出部分，病因多为先天性畸形，其次是感染和动脉硬化。是引起自发性蛛网膜下腔出血(SAH)的最常见原因。大多数患者(30%～50%)在SAH后容易发生低血容量，且程度与临床分级和颅内高压程度相关；另外，SAH患者可能存在中枢性盐丢失综合征，术前应尽可能纠正，治疗包括输注等渗或高渗盐水以改善脑灌注。

患者手术治疗前，对一般情况较好的患者可在严密监测下静脉给予小剂量镇痛药(芬太尼25～50μg)或苯二氮䓬类药物(咪达唑仑1～2mg)。一般情况较差的患者不给予术前给药。麻醉诱导期的关键问题是预防动脉瘤破裂，诱导过程要保持平稳，抑制气管插管时的呛咳反射及其引起的高血压，保证足够的脑灌注压，降低动脉瘤跨壁压的变化。除了氯胺酮和氯琥珀胆碱不宜使用外(因为有可能引起短暂突然升高的颅内压)，其他常用静脉麻醉药都可以应用。麻醉维持一般常联合应用丙泊酚、麻醉性镇痛药、非去极化肌松药和(或)<1MAC的吸入麻醉药。维持一定的麻醉深度，调控血压，降低脑组织张力。手术期间，在显微镜进行动脉瘤操作期间，用硝普钠、艾司洛尔、尼卡地平、异氟烷进行控制性降压，可降低动脉瘤壁张力，有利于手术操作，降低动脉瘤破裂的机会，术中应维持麻醉平稳。

麻醉苏醒期应特别注意避免呛咳、屏气、二氧化碳升高和高血压。一般情况较好的患者手术结束后可在复苏室拔除气管导管。在拔管时要特别预防血压升高，较常用的方法为气管拔管前静注利多卡因1～2mg/kg和(或)艾司洛尔0.5～1mg/kg及尼卡地平0.5mg。颅内动脉瘤手术后脑血管痉挛的发生率很高，术毕不要急于催醒，避免刺激引起的呛咳、高血压及高碳酸血症等不良反应，尽量维持苏醒过程平稳，减少术后并发症。

二、动静脉畸形

颅内动静脉畸形(AVM)是一种先天性非肿瘤性的血管异常。其发病部位在幕上远比幕下为多。AVM的最大危险性是出血、癫痫和神经功能缺损。

AVM麻醉多选用全麻。由于AVM切除术中可能出血较多，尤其是供血丰富的巨大AVM，所以在手术开始前要放置好各种监测管道和仪器。开放两条外周静脉，保证输液通畅；放置中心静脉导管，监测CVP；动脉置管监测血压；留置尿管监测尿量；必要时放置漂浮导管监测PCWP和心排血量；也可采用无创法测定心排血量；监测鼻咽温度和凝血功能。

麻醉诱导和维持与颅内动脉瘤相似。手术过程中麻醉管理要点包括：①AVM切除或栓塞前要保持血流动力学平稳，防止破裂出血；②AVM切除中要严密监测出血量，给予控制性降压，减少出血，及时补充血容量，纠正水、电解质和凝血功能的紊乱；③AVM切除或栓塞后，周围脑组织供血恢复，会出现充血、水肿，甚至出血，称为正常灌注压突破综合征(NPPBS)。直径大于4cm的AVM的发生率为19%～37%。NPPBS的治疗包括适当降低血压、降低颅内压、术中和术后给予巴比妥类药物和亚低温等。

三、颅后窝手术

颅后窝手术的术野暴露困难、手术精细复杂、患者体位特殊及易发生呼吸循环功能紊乱等,因此,对麻醉要求较高。麻醉的原则包括:①维持血流动力学平稳;②避免颅内压增高;③维持脑灌注和脑氧合;④确保术野静止不动;⑤易于外科手术显露肿瘤;⑥易于神经电生理监测脑功能和神经功能;⑦及时补充血容量,积极预防和治疗凝血功能障碍;⑧麻醉苏醒平稳、安全、快速,便于术后早期神经功能评估;⑨术后加强通气道管理。

麻醉诱导应力求迅速平稳,既要对心血管功能抑制较轻,又应避免呛咳、屏气等升高颅压的因素。常用药物为丙泊酚、芬太尼(或舒芬太尼)和罗库溴铵。气管插管时应避免暴力托枕部及头过度后仰,否则有延髓过度受压的危险。诱导后手术前可应用长效局麻药(如0.5%罗哌卡因)进行头皮神经阻滞和(或)切口浸润,可减少上头架、术中、术后阿片类药物用量,有助于维持循环稳定。

颅后窝手术常用的体位包括侧卧位和俯卧位。无论选择哪种体位均应保证颅内静脉回流、避免神经和组织压伤、对呼吸影响小。俯卧位时应特别注意有效通气量的监测。手术时为了更好的暴露术野,通常会拉伸或扭曲颈部,这样会使气管内导管进入主支气管或者使气管内导管在咽后部打折,因此术中必须注意对气道的管理,一定要在体位固定好后再次确认导管位置及是否通畅,术中应加强气道压力和呼末 CO_2 监测。

手术中麻醉维持的原则是通过降低脑氧代谢($CMRO_2$)、脑血流(CBF)来降低脑部张力,维持最佳的颅内环境。低浓度(0.5～0.8MAC)吸入麻醉药与小剂量静脉镇静催眠药及镇痛药复合,可以取长补短,常用于颅后窝手术的麻醉。手术操作对脑干和脑神经的刺激极易引起循环和呼吸的突然变化。如果停止牵拉即可复原,一般不需要使用抗心律失常药。必要时可应用格隆溴铵、阿托品和麻黄碱对症处理。术中严重的高血压通常见于手术刺激脑神经时。手术过程中可采用控制性降压以减少术野出血。

四、经鼻蝶垂体瘤切除术

大部分在显微镜下进行,术野要求清晰,麻醉应维持一定深度,防止术中呛咳引起出血。宜选择短效、速效的麻醉药物,便于术毕患者咳嗽吞咽反射及早恢复,彻底清醒。术后患者鼻孔被纱条填塞,需经口呼吸。术毕发生脑脊液鼻漏可能一是术中损伤了鞍膈,二是拔管前患者剧烈咳嗽致手术区填塞物脱落。因此,术毕应在深麻醉下清理气道,拔管时尽量减少吸引,避免剧烈呛咳或用力。

五、现代立体定向手术

麻醉地点常要在病房-手术室-CT 室-手术室变换,这给麻醉监测和管理带来一定困难。选择全麻的主要原因是尽量减少患者体动所致的定位不准确。

六、脑膜瘤切除术

脑膜瘤切除术时常常出血比较多,尤其是涉及大的血管时,术前的评估和准备尤为重要。术中应行直接动脉测压,并建立足够的血管通路,监测 CVP、ECG、HR、$P_{ET}CO_2$ 和尿量。术前适当的血液稀释结合术中控制性降压,维持 MAP 在 55～60mmHg 之间(原有高血压者,控制在术前血压的70%为宜)。开颅前快速静滴20%甘露醇0.5～1g/kg,使 ICP 降低。麻醉维持的目标是维持血流动力学稳定，维持脑灌注压，避免升高 ICP；通过降低 $CMRO_2$，CBF 来降低脑部张力；配合神经功能监测，避免麻醉过深影响监测敏感度。麻醉苏醒期应尽量维持颅内或颅外稳态，避免诱发脑出血和影响 ICP，CBF 的因素，如咳嗽、呼吸对抗、高血压等。

七、颈动脉内膜剥脱术

颈动脉内膜剥脱术（CEA）不仅因存在脑缺血的危险性，且大多为高龄常伴有高血压、冠心病、糖尿病和肾功能不全等疾病，因此术前仔细评估患者情况和术中正确处理十分重要。由于患者术前常服用多种药物如抗血小板、抗高血压、脑血管扩张药，因此术前要了解患者用药类型、品种、剂量以及与麻醉之间可能发生的药物相互作用，原则上各种治疗用药均应持续至术日晨，不要随便停药，可按情况适当减量，以保持病情稳定。

一般在颈动脉狭窄≥70%并有明显症状时进行手术。可在颈丛神经阻滞下完成，浅丛和深丛均需阻滞，切口表面再用局部浸润麻醉，以保证切皮无痛。术中适当给少量镇静、镇痛药。颈丛神经阻滞的优点是患者清醒，是最好的神经功能评定指标。但由于头后仰及体位等不适，需要患者合作，有时镇痛不全，患者烦躁不安，颈短、肥胖呼吸道不易保持通畅，可采用全身麻醉复合颈丛神经阻滞，减少全麻药用量，循环稳定，术毕清醒早，有利于神经功能评定。

全身麻醉是颈动脉内膜剥脱术常用的麻醉方法。目前多采用小剂量咪达唑仑、芬太尼、丙泊酚和罗库溴铵诱导，可降低脑代谢、脑组织的氧耗，同时可降低脑血流和颅内压，对脑缺血可能有保护作用。为缓和气管插管时的应激反应可加用艾司洛尔 0.5mg/kg，可改善因气管插管应激反应引起的血压升高、心率增快以及心肌收缩性的改变。麻醉维持目前大多认为可采用静吸复合麻醉，吸入麻醉药可选用异氟烷或七氟烷，浓度小于 1MAC，结合小剂量丙泊酚、麻醉性镇痛药和中短效肌松药以保证血流动力学稳定。由于血管硬化及手术刺激颈动脉压力感受器，术中应严密监测，避免缺氧和二氧化碳潴留，维持血压接近术前水平。

当颈动脉阻断时，血液供应到同侧大脑皮层主要取决于通过 Willis 环的侧支血流，若侧支循环血流不足就会引起脑缺血和神经功能障碍。为预防缺血，有主张常规在颈动脉内膜剥脱区远近端暂时性放置分流导管。但至今对患者是否使用分流保护措施意见尚不一致。选择性地按需采用分流术，主要依据监测脑电图、诱发电位和颈动脉阻断后远心端动脉压力而作决定。

八、颅脑和颈椎外伤手术

术前应仔细评估患者的神志、肢体感觉及活动度、瞳孔对光反射及头颅 CT 和 MRI 检查结果、是否存在气道困难、是否已有误吸；昏迷患者需评估 Glasgow 昏迷评分（表 1-3），当评分≤7 分时提示损伤严重或预后不良。

麻醉处理应以恢复并维持循环和呼吸稳定、降低和控制颅内高压和维持脑氧供需平衡为目标。全麻主张采用对呼吸、循环影响较小的静吸复合全麻，保证充分供氧。麻醉深度以浅到中度为宜。高血压是颅脑外伤患者因 ICP 增高，机体为维持脑灌注压而产生的代偿反应，术中一旦打开颅骨瓣减压，可使血压骤降。

（一）颅脑外伤患者麻醉

1.对于保持自主呼吸的脑外伤患者，术前一般不给镇静药，仅用阿托品或东莨菪碱等。对躁动难以控制的患者可适当给予镇静药，但应警惕呼吸抑制。

表 1-3 Glasgow 昏迷评分

检查项目	反应	评分
睁眼反应	自动睁眼	4
	对呼唤有反应	3
	对疼痛有反应	2
	无反应	1
言语对答	正常	5
	时有混淆	4
	不确切	3
	不理解	2
	无反应	1
运动反应	能听指挥	5
	能觉出疼痛部位	4
	对痛有收缩动作	3
	对痛有伸展动作	2
	无反应	1

2.严重脑外伤常合并颈椎损伤，可影响呼吸功能，必须保证在颈椎曲线原位不变的条件下进行紧急气管内插管。

3.对所有颅脑外伤患者均应视为“饱胃”，麻醉前应插胃管，并尽可能清除胃内容物，诱导插管期应防止误吸。插管后清除气道内分泌物。对于病情危重、反应极差或呼吸微弱甚至停止的患者，可直接或表面麻醉后行气管内插管。

4.麻醉中应维持液体平衡，及时纠正电解质和酸碱紊乱。

5.患者术前意识存在，呼吸正常，术毕患者清醒者可考虑拔除气管导管。对于术毕尚未清醒、意识抑制较深和颅内创伤严重的患者，宜保留气管插管或作气管切开，便于术后呼吸管理。

（二）颈脊髓手术麻醉

1.急性颈髓损伤手术麻醉，首先要注意颈部固定与保护，防止骨折移位后加重脊髓损伤。诱导后需选用合适的插管方式，保证颈部相对固定，可考虑纤支镜插管，或逆行插管；如插管条件欠佳，可行气管切开。

2.急性脊髓损伤禁用琥珀胆碱，常用静吸复合麻醉，有利血流动力学稳定和术毕尽快苏醒。

3.术中应补充容量，维持血流动力学稳定，必要时可用升压药维持平均动脉压在 80～100mmHg，避免高血糖症，以保证脊髓血液的充分供应、避免加重神经组织缺血性损伤。

4.在高位颈髓尤其是 C_4 节段以上脊髓损伤患者，术后往往需采用机械通气支持呼吸。

九、脑功能区手术

需要术中唤醒，最常使用的方法是清醒镇静麻醉和全凭静脉麻醉（TIVA）。

清醒镇静麻醉在切口局部浸润麻醉和(或)头部神经阻滞的基础上应用镇静/镇痛药物，不仅减轻患者的恐惧、焦虑及术中疼痛，还能消除对伤害性刺激的记忆，从而提高患者的舒适度和接受程度，并且患者术中可遵医嘱做出反应，配合手术。常用的镇静/镇痛药物有氟哌利多、咪达唑仑、丙泊酚、芬太尼、右旋美托嘧啶。静脉靶控输注(TCI)是目前镇静镇痛的主要方法之一。丙泊酚用于唤醒手术的清醒镇静麻醉时血浆靶浓度为1～2μg/ml。

对于不能耐受清醒镇静唤醒麻醉的患者可采用全凭静脉麻醉。以丙泊酚和瑞芬太尼TCI输注的全凭静脉麻醉是目前唤醒麻醉的主要方法之一。

第五节　颅内压增高的常见原因和处理

一、颅内压增高的常见原因

颅内占位性病变是导致脑容积增加、颅内压增高的常见原因。颅内血肿、颅内肿瘤，颅内脓肿、颅内肉芽肿及脑寄生虫病。生理调节的丧失和血-脑屏障功能障碍是颅内占位性病变造成颅内压增高最重要的原因。

各种原因引起的二氧化碳蓄积和高碳酸血症、颅内各种血管性疾病和各种类型的重度高血压等，均可致脑血容量增加。

脑脊液不断地分泌，当脑室系统或蛛网膜下腔循环通路发生阻塞时颅内压增高。

颅腔变小多见于颅骨先天性病变和畸形、颅骨异常增生症及外伤性颅骨广泛凹陷性骨折等。颅腔变小，产生一系列症状和不同程度的颅内压增高。

二、颅内压增高的症状

颅内压增高临床表现主要是由于脑膜、脑血管及脑神经受到牵拉及炎性刺激，造成脑组织移位或局部缺血所引起，通常表现为头痛、恶心、呕吐及不同程度的意识障碍。随着颅内压继续升高，发生脑干移位、脑缺血及脑疝形成时，临床上出现血压升高，心动过缓，呼吸缓慢并伴有视盘水肿、单侧瞳孔放大、动眼神经或展神经麻痹等，如出现意识改变和呼吸不规则，提示颅内高压已达晚期。

三、颅内压增高的处理

对颅内压增高最根本的处理原则是病因治疗。早期诊断、早期治疗是关键，要尽可能及时中断恶性循环的每一个环节，对症降低颅内压，以预防脑疝的发生。

对于外伤、炎症、脑缺血缺氧等原因引起的脑水肿，应首先采用保守治疗。保守治疗原则：镇静，可置头高15°～30°体位，减少颅内静脉血容量；保持呼吸道通畅，避免缺氧和CO_2蓄积，降低胸膜腔内压；控制输液量，输液总量为24小时尿量(>600～800ml)+500ml，以输平衡溶液辅以胶体液为主。脱水降颅压治疗，包括各种脱水药物的应用、激素治疗、冬眠降温降压治疗等。

由占位性病变所引起的颅内压增高应采用手术治疗切除病变。不论何种原因引起的阻塞性或交通性脑积水，凡不能除去病因者均可行脑脊液分流术。

第六节　癫痫患者癫痫及非癫痫手术麻醉

一、癫痫患者非癫痫手术的麻醉

（一）术前准备

1.抗癫痫药：多数是肝代谢酶促进剂（酶促），长时间使用后肝药酶的活性增加，与麻醉性镇痛药和镇静药有协同作用。对造血功能有一定的抑制，术前应查血常规、凝血功能。抗癫痫药物应服药至术前一晚，必要时加用镇静药。

2.若手术当日麻醉前有癫痫发作者应延期手术，除非是抢救性急诊手术。

（二）麻醉管理

1.首选全身麻醉

尤其是癫痫发作较频繁者。某些下腹部、四肢等中小手术也可选用椎管内麻醉或神经阻滞。全身麻醉宜采用静脉诱导，静吸复合麻醉维持。易致惊厥的氯胺酮、羟丁酸钠、普鲁卡因和恩氟烷等禁忌单独使用。去极化肌松药与抗癫痫药之间无协同作用。抗惊厥药物可明显缩短维库溴铵神经肌肉阻滞作用的时效，而且服用抗惊厥药物时间越长，对非去极化肌松药影响就越大。所以对围术期服用抗惊厥药物的患者，手术中肌松药的需要量增加。

2.麻醉管理

麻醉期间特别要重视避免缺氧、二氧化碳蓄积和体温升高等易诱发癫痫发作的病理因素。在麻醉苏醒期，要密切注意癫痫发作的可能。必要时在手术结束时预防性给予抗癫痫药。术后患者进食后要及早恢复术前的抗癫痫治疗。

二、癫痫患者癫痫手术的麻醉

（一）术前准备

术前抗癫痫药物原则上必需停用，由于 EEG 会受药物的影响，尤其是抗癫痫药可抑制癫痫波的发放，影响术中对病灶部位的判断。癫痫发作频繁者应逐渐停药，避免突然停药导致癫痫持续状态，如果手术当天有癫痫发作，延期手术。

（二）麻醉方法

首选全身麻醉。苯二氮䓬类、巴比妥类药物对癫痫波有明显的抑制作用，不宜用于癫痫患者。丙泊酚在小剂量时可诱发广泛的棘波，在大剂量时抑制棘波，但由于其作用时间较短，常用于麻醉诱导。临床常用的诱导方法为芬太尼 2μg/kg、丙泊酚 2mg/kg、维库溴铵 0.1mg/kg 快速诱导气管插管。吸入麻醉药中异氟烷、七氟烷和地氟烷在吸入浓度低于 1.0MAC 时对 EEG 影响小，无致痫作用，可用于麻醉维持。癫痫手术结束时常规使用抗癫痫药，以防发生惊厥。

（三）监测

癫痫患者行手术治疗时，术中常需行脑电图监测，通过对棘波出现频率和波幅变化的观察来确定癫痫源灶、指导切除范围及判断手术效果。要求所使用麻醉药及方法既不抑制病理性棘波，又不诱发非病理性的棘波样异常波。为了避免颅骨和头皮对脑电信号的衰减，术中常放置硬脑膜外或大脑皮层电极，监测 EEG 的变化。

（四）唤醒麻醉

手术过程要求患者在清醒状态下配合完成某些神经测试及指令动作的麻醉技术，主要包括局部麻醉联合镇静与唤醒全麻技术。唤醒麻醉应保证合适的镇静与镇痛深度、稳定的血流动力学与安全的气道管理，使患者可以在清醒状态配合完成运动、感觉与语言功能的测试，在脑功能区癫痫手术中应用广泛。技术要点如下：①采用短效快速苏醒麻醉药丙泊酚与瑞芬太尼，插入喉罩或气管导管，维持血浆靶控药物浓度：丙泊酚 2～3μg/ml、瑞芬太尼 2～4ng/ml。唤醒麻醉中使用右美托咪定有许多优点。②术前不用长效镇静药，术中注意保暖，预防患者清醒后寒战。③运动与感觉功能定位时患者采取平卧位或侧卧位。语言功能定位时，一般采用右侧卧位，头略后仰，头架固定。④在切皮、分离骨膜和硬膜时，应予以充分的局部浸润麻醉，以保证术中镇痛效果。⑤皮层暴露后，调整麻醉药血浆靶控浓度：异丙酚 0.5μg/ml、瑞芬太尼 0.8ng/ml，直至患者清醒。⑥患者清醒程度满意后，进行皮质电刺激功能区定位。唤醒时间 10～50min。待皮层电刺激完成后，可加深麻醉，再次插入气管插管或喉罩。

癫痫手术结束时常规使用抗癫痫药，以防发生惊厥。

第七节　帕金森病患者麻醉

一、术前准备

术前充分评估患者的病情，包括步态异常、颈部强直和吞咽困难。了解抗帕金森病药物使用情况，如美多巴或苯海索应继续服用至术前。

二、监测

除一般监测外，帕金森病患者长时间大手术应做动脉穿刺置管测压和颈内静脉置管测定中心静脉压，定期动脉血气分析。使用左旋多巴的患者应重点监测 ECG，积极防治心律失常。由于帕金森患者体温调节异常，容易发生低体温，故长时间大手术应监测体温，注意保温。

三、全麻诱导

应注意：①评估有无颈部强直和困难气道，采取应对措施。②帕金森病患者常有吞咽功能障碍，易引起反流误吸，严格术前禁食，快速顺序诱导。⑨常用静脉麻醉药、麻醉性镇痛药、非去极化肌松药及吸入麻醉药均可用于帕金森患者。④避免应用诱发和加重帕金森病症状的药物，如麻黄碱、氟哌利多、甲氧氯普胺、氟哌啶醇、利血平、氯胺酮、氯丙嗪等药物。

四、麻醉管理

长时间外科手术中，由于治疗药物左旋多巴的半衰期极短（1～3 小时），为了使患者在围术期保持体内稳定的左旋多巴药物浓度，在术中可通过鼻饲加倍剂量的美多巴或苯海索，并维持至术后 2 天。

术毕拔管前应确保肌松药作用已完全消失。拔管时应注意防治呕吐和误吸。避免使用新斯的明，因其使乙酰胆碱积聚，从而加重帕金森病。术后应尽快恢复服用抗帕金森病药物。

第二章　胸科手术麻醉

第一节　胸科手术的麻醉特点

一、麻醉选择的原则

为了减轻开胸后的纵隔摆动及反常呼吸，以及避免低氧血症及维持气道通畅，同时消除因手术操作刺激胸腔内感受器所致的应激反应，应首选全麻，即气管内插管后应用肌松药控制呼吸。近年多采用硬膜外神经阻滞复合全麻，可以减少术中全麻药的使用，术后进行 PCEA 镇痛。

至今尚不能提供特定的麻醉药物或麻醉方法，临床上主要根据以上原则以及麻醉者的知识、经验、技能、科室麻醉机的配备等来选择具体的麻醉方法。

二、麻醉药物

1.氟化类吸入麻醉药（安氟醚、异氟烷、七氟醚、地氟醚），具有较高的油/气分配系数，麻醉作用强，最低肺泡气有效浓度（MAC）低，可以并用高浓度氧。同时血/气分配系数较低，麻醉诱导及苏醒较快，容易控制，尤其适于开胸手术。

2.心脏功能极差的患者或心血管手术应用大剂量芬太尼或芬太尼类静脉麻醉不抑制心肌，最为有利，但延长了术后机械通气的使用，若术前情况尚可，也采用小剂量芬太尼（5～8μg/kg）辅助异丙酚（3～4μg/kg）或咪达唑仑（0.08～0.1mg/kg）并用吸入麻醉及非去极化肌松剂行机械通气，维持正常通气功能。

3.氯胺酮有减轻支气管痉挛的作用，不抑制缺血性肺血管收缩反应，但其致幻作用难以避免，因此较少用于成人。

三、麻醉期间呼吸、循环的管理

1.维持呼吸道的通畅，防止麻醉期间低氧或二氧化碳蓄积。因为手术为侧卧位，气管导管容易移位，患侧肺、支气管内的分泌物、血液倒流，容易造成气道的堵塞，术中应严密监测呼吸动度、气道阻力，有分泌物时及时分次吸出，可连续监测脉搏血氧饱和度（SpO_2）、呼末二氧化碳分压（$P_{ET}CO_2$）。

2.麻醉应掌握一定的深度与足够的肌松，若麻醉期间因麻醉过浅诱发支气管痉挛或肌松不足产生呼吸机不同步等可出现 Auto-PEEP，呼气不足气道内压增加而影响肺通气与回心血量发生低血压，因此若麻醉中发现支气管痉挛伴低血压时，加深麻醉常可有效。

3.维持良好的通气状况。预先设置好呼吸参数，注意术中定期膨肺，关胸前一定要证实萎陷的肺已完全膨胀；闭胸后胸腔引流连接密闭水封瓶，要反复膨肺至瓶中无气泡溢出，水柱随呼吸上下波动。

4.任何胸内手术都有大出血的可能，术中应结合手术操作密切注意血压、脉搏、心电监护，防止因出血或手术操作刺激纵隔、肺门引起血压下降、心律失常。

第二节　开胸对机体的影响

一、对呼吸的影响

（一）开胸侧肺萎陷

一侧开胸后，胸腔负压消失即造成肺泡萎陷，使肺通气面积急剧减少，仅为正常的50%左右，同时肺循环血管阻力增加。

（二）纵隔移位和摆动

开胸侧胸腔为正压，而健侧胸腔仍为负压。吸气期健侧负压增加，纵隔移向健侧，呼气期健侧胸腔正压，纵隔向开胸侧移位，纵隔随呼吸运动而来回摆动，使上、下腔静脉间歇扭曲受阻，静脉回流和心排血量减少。纵隔摆动对纵隔部位神经的刺激可引起血流动力学改变。

（三）反常呼吸

纵隔摆动产生肺内气体流动，开胸侧肺内压与大气压相等，吸气时，健肺膨胀使肺内压低于大气压，因此，开胸侧肺内一部分气体进入健肺；呼气时健侧肺回缩使肺内压高于大气压，一部分呼出气体又进入开胸侧肺内，这样开胸侧肺与正常呼吸时进行相反的回缩和膨胀动作，称“反常呼吸”。结果有一部分气体往返于二肺之间称为摆动气。由于摆动气不参加气体交换，可造成缺氧和二氧化碳潴留。

（四）肺泡通气与血流（V/Q）比率异常

开胸侧肺泡萎陷，使通气量和气体弥散面积减少，但肺循环血流灌注并未相应改变，因此，V/Q＜0.8，造成静脉血掺杂量增多。

（五）侧卧位对呼吸的影响

侧卧位时一侧开胸由于重力影响，使下肺的肺血流比上肺多；而腹内脏器推膈肌向胸部上移4cm，功能残气减少0.8L；此外，纵隔压迫下肺影响下肺通气。理论上，上肺通气良好，血流不足，下肺血流过多，通气不足。但胸腔手术时由于手术操作及压迫，常使上肺通气不足，因此，麻醉时应确保下肺的有效通气。

二、对心功能的影响

开胸侧负压消失，纵隔移位和摆动使腔静脉扭折，静脉回心血量减少。开胸后心排血量减少，血压下降，影响心肌血供。呼吸紊乱造成缺氧和二氧化碳潴留，心率增快，心肌应激性增高和心律失常。此外，手术操作时压迫或牵拉可直接或间接地刺激心脏易引起心律失常甚至发生心搏骤停。

三、体液丧失和神经反射

开胸后胸膜腔内脏器广泛暴露于空气中，使体热和体液大量丧失。胸腔内有丰富的神经感受器，切开胸膜可引起一过性血压下降，称“胸膜肺休克”。手术牵拉肺门、心包、食管时可引起心动过缓、心律失常。缺氧和二氧化碳蓄积情况下，神经反射更易发生。

第三节　麻醉前评估与准备

一、麻醉前评估

麻醉前评估是一项不断发展的科学，也是一门艺术。麻醉医师工作模式在转变，麻醉门诊的推广使得进行麻醉前评估的医生并不是实际实施麻醉的医生，因此评估通常分为两种：麻醉门诊评估和实施麻醉的麻醉医师评估。其主要目的在于充分熟悉患者的现病史及既往史等重要的病情信息，评估围术期风险，做好充分的麻醉前准备。重点在于呼吸功能的评估、伴随病情的评估和其他事项的评估。

(一)呼吸功能的评估

最好的肺功能评估来自患者既往生活质量的全面而详细的了解。术前肺功能检查主要是肺的呼吸力学、肺实质功能和心肺储备功能三个方面。

1.呼吸动力学评估

评估呼吸动力学最常用和最有价值的单项指标是第一秒用力呼气容积占预计值百分比(FEV_1%预计值)，尤其是术后预计 FEV_1%(ppoFEV_1%)。计算公式如下：

ppoFEV_1%＝术前 FEV_1%×(1－切除的功能性肺组织所占的百分数)

即 ppoFEV_1%＝术前 FEV_1%×(1－S×0.0526)

公式中 S 为肺段数

根据 ppoFEV_1%值可将患者分为低(＞40% ppoFEV_1%)、中(30%～40% ppoFEV_1%)及高危(＜30%ppoFEV_1%)三类。低危患者肺切除后呼吸并发症的危险较小，高危患者易发生术后呼吸功能不全。

(1)对手术耐受性的估计：全面的肺功能检查，对评估患者能否耐受手术，以及手术后的生活质量有重要意义。目前临床认为有实用指导意义的指标为肺活量(VC)和最大通气量(MVV)。VC 小于预计值 50%或小于 2L，提示手术风险大。有人报告其手术后并发症有 33%，围术期死亡率有 10%。MVV 的含意较广，包括容积、阻塞、肌肉及体力和运动耐量，对全面衡量手术危险性更有意义。一般可用术前 MVV 根据肺切除范围作估计，如肺切除术后可维持 MVV 大于预计值 40%者，可考虑手术。但必须注意有无气道阻塞性功能减退，如 FEV_1%小于 50%或 FEV_1 小于 1L，F-V 曲线呈现低平型，最大呼气流量容积与最大呼气流速(MEFT/MEFR)比例倒置，说明有严重减退。能否作胸部手术，必须根据病种、手术切除范围、预后及其他因素来综合考虑。

(2)肺叶、全肺切除对肺功能要求：肺癌成为目前胸部外科的主要治疗对象。由于近年来对术后呼吸管理、呼吸衰竭的治疗进一步提高，对肺功能指标的禁忌限值有一定放宽。术前肺功能若能达到如下标准，则可以施行肺叶切除术：MVV 大于预计值 50%，FEV_1 大于预计值 50%，最低界限 FEV_1 量为 1000ml，如 FEV_1 大于 2000ml，则术后呼吸情况稳定。70 岁以上者要求 MVV 大于预计值 60%，FEV，大于 2000ml 为妥，FiO_2 为 0.21 时，PaO_2 必须大于 60mmHg，PCO_2 小于 50mmHg。全肺切除时要求 MVV 大于 50%，FEV_1 大于 2000ml，吸空

气时 $PaCO_2$ 小于 45mmHg。如不能达到上述要求，应进一步测定分侧肺功能，可采用肺灌注扫描技术，进行分侧肺功能灌注检查，如预计全肺切除后 FEV_1 大于 0.8L，且无明显阻塞性肺气肿，仍可考虑施行全肺切除。文献报道行手术的指征：①运动负荷下阻断肺动脉后肺动脉压力小于 35mmHg；②动脉血气 PaO_2 大于 45mmHg；③手术后余肺 FEV_1 预计值大于 0.8L。该三项中若有二项合格，认为能施行全肺切除术。

2.肺实质功能评估

与呼吸过程中将氧气运送至末梢同等重要的是肺内血管床与肺泡之间氧气和二氧化碳的交换能力。与动脉血气分析结果是常用的评估指标，PaO_2＞60mmHg，$PaCO_2$＜45mmHg 是界定能否耐受肺叶切除的传统指标，但临床上低于此条件进行肺癌或肺减容术均有成功报道，但这并不是否定了该指标作为提示患者风险增加的预警指标的作用。最能反映肺实质功能的是一氧化碳弥散量(DLCO)，该指标与肺泡-毛细血管界面总的功能性表面积密切相关，术后预计 DLCO(ppoDLCO)＜预计值 40%，与呼吸和心脏并发症发生率增加相关。

3.心肺储备功能的评估

心肺储备功能的评估是肺功能评估的最重要方面，主要评估心肺的相互作用。运动试验是评估心肺功能的金标准，最大氧耗量(VO_{2max})是判断开胸手术预后最好的预测指标。但该试验测试昂贵，不利于推广。传统的爬楼梯试验和 6 分钟步行距离测试(6MWT)仍然是比较好的测试手段。如患者不能爬 2 段楼梯，或 6WMT 的距离少于 610m 都能提示心肺功能储备不足，手术风险大。

4.评价肺功能的其他方法

(1)肺通气灌注扫描：对于病变部位可能存在严重的通气血流比例失常患者，为修正和调整术前对术后残留呼吸功能的评估，可采用分侧肺功能放射性核素扫描和通气-灌注(V/Q)扫描来确定肺和各肺段的通气血流状况。

(2)联合测试：单独的任何一项检查均不能可靠地用于术前肺功能的评估。对术前患者呼吸力学、肺实质功能和心肺储备功能三个方面可完整地进行评估，更有利于制定围术期呼吸管理计划。

(二)一般情况及合并病情的评估

1.年龄

肺切除术等胸科手术无绝对的年龄限制。但伴随年龄的增长，呼吸系统并发症和心脏并发症发生率明显增加。但 80～92 岁手术死亡率为 3%，呼吸及心血管并发症各占 40%。相对于年轻人，65～75 岁全肺切除手术患者死亡率升高 1 倍，大于 75 岁则升高 2 倍。所以老年患者胸腔手术的危险性高，术前应全面评估，特别是呼吸和心血管功能，对术后转归影响很大。老年患者需进行最低限度的心脏检查，如心脏超声。

2.吸烟

吸烟者多有慢性支气管炎、支气管扩张和肺气肿，血中碳氧血红蛋白增加达 2%～7%，致使携氧能力降低；吸烟增加气道应激，减弱黏液输送，并增加分泌物，降低 FVC 和最大呼气中期流速(MMEFR)，从而使术后肺并发症增加。术前戒烟和术后戒烟同等重要，术前戒烟大于 4 周即可降低术后肺部并发症发生率，建议术前戒烟，而且戒烟时间越长术后肺部并发症发生率越低。

3.肾功能不全

肺切除术后可发生肾功能不全,可增加围术期死亡率,其危险因素包括:既往存在肾损害、利尿剂治疗史、全肺切除术、术后感染以及输血等。此外肺切除术麻醉管理中要重视液体管理和围术期肾功能的监测,特别是对于既往有肾功能不全病史的患者。

4.心脏疾病

(1)老年患者常合并冠心病,术前进行登楼试验是传统评估心肺功能的有效方法,最大氧消耗量(VO_{2max})是反映心肺储备功能最有价值的指标,也是评估心肺功能和预测肺切除术后结局的"金标准",依据测定的VO_{2max}值可将患者分为低、中和高危三类。低危>20ml/(kg·min),中危15~20ml/(kg·min),高危<15ml/(kg·min)。$ppoVO_{2max}$<10ml/(kg·min)是肺切除的绝对禁忌证。

(2)术前运动试验亦很重要,若患者不能在速度为3英里/h、倾斜10°的踏板上走完2分钟,则不能行全肺切除。

(3)在临床麻醉中,酸中毒、脓毒血症、低氧血症、正压通气等都可使肺血管阻力增加,并可引起右心衰竭,麻醉处理中要予以重视。

5.肺肿瘤患者注意事项

需要特别注意该类患者的"4M"症,即肿块引起的效应(阻塞性肺炎、肺脓肿、上腔静脉压迫综合征,支气管扭曲,肺尖肿瘤综合征,周围神经麻痹,胸壁或纵隔扩张),代谢效应(肌无力综合征、高钙血症、低钠血症、库欣综合征),肿瘤转移(脑、骨、肝、肾上腺),药物使用(肺损伤化疗药物、心肌毒性药物、肾毒性药物)。

(三)支气管内插管困难

胸科手术麻醉医生要对上呼吸道和下呼吸道同时进行术前评估,更重要的是需评价气管内插管难易度,患者有无放疗史和有无呼吸道或肺部手术史等均为评估支气管内插管难易程度的预测因素。麻醉医生需掌握亲自阅读胸片和胸部CT片的能力,这样可以更好地对支气管插管难易程度做出预测。

二、麻醉前准备

(一)改善呼吸功能

1.术前呼吸锻炼

术前呼吸锻炼对老年患者、术后并发症高危患者防止术后肺不张有重要意义。使用呼吸功能锻炼器,可以锻炼呼吸肌,有效提高呼吸肌强度,加强通气功能,并可锻炼腹式呼吸。

2.控制呼吸道感染和促进支气管引流

支气管与外界相通,严重的感染大多为混合性,因此主张根据痰的细菌培养和药敏试验,使用广谱抗生素,或两种敏感的抗生素联合应用。对是否术前预防性应用抗生素观点不一。慢性肺脓肿和支气管扩张患者除了用抗生素抗感染外,还应进行体位引流,待每日痰量减少至50~100ml以下,手术较为安全。

3.缓解支气管痉挛

哮喘急性发作,要立即治疗,手术应延期,直至有效控制。在COPD患者由于分泌物潴留，黏膜水肿，气管平滑肌收缩，小气道阻塞，常有支气管痉挛。使用选择性 β_2 肾上腺素能药，如沙丁胺醇等。过去 6 个月内口服激素的患者，激素需用至手术当天，术前应增加剂量，术前和术中静脉输注氢化可的松 100mg，可减轻黏膜水肿，并防止支气管收缩物质的释放，术后减量。必要时应用氨茶碱。

4.停止吸烟

戒烟后可使痰量明显减少，改善纤毛运动功能，咳嗽减轻，术后呼吸道并发症明显减少。戒烟 48h 已可明显降低体内碳氧血红蛋白浓度，有利患者术中、术后心肌氧供。术前戒烟大于 4 周即可降低术后肺部并发症发生率，建议术前戒烟，而且戒烟时间越长术后肺部并发症发生率越低。

（二）改善心脏功能

合并有高血压、冠心病、糖尿病、心律失常、传导阻滞等并发症者，均应针对病因，请内科会诊，协助治疗，积极创造条件手术。

（三）术前用药

术前用药最重要的作用是避免随意停用或更改目前治疗药物，如抗高血压药，β-受体阻滞剂等。镇静药或镇痛药物不建议常规使用。

（四）其他

改善全身营养状况，对长期营养不良，蛋白消耗而造成严重贫血、水电解质失衡，要积极纠正，必要时术前可给予胃肠外营养支持治疗。

第四节　围术期监测

胸科手术围术期监测总体原则同其他手术类型，但该类手术有其自身特点，因此其监测手段和内容也有所不同。

一、氧合和通气监测

1.该类手术往往需要单肺通气麻醉，低氧血症的发生率为 1%～10%。仅仅采用 SpO_2 监测是远远不够的，因为，单肺通气时由于肺内分流等原因动脉血氧分压降低，而此时 SpO_2 的监测数值可能仍在临床可接受范围内；此外单肺通气后 PaO_2 的下降速度可提示后续低氧血症发生情况，因此 OLV 后 20 分钟观察 PaO_2 的变化十分有帮助。

2.呼气末 CO_2 分压（$P_{ET}CO_2$）监测，与动脉血气 $PaCO_2$ 比较，是评定通气良好指标，正常二者阶差在4～6mmHg。观察呼气末的 CO_2 波形，有助于早期判断气道阻塞、双腔管移位、气管导管是否在气管内、心搏骤停等突然变化。$P_{ET}CO_2$ 出现严重的（＞5mmHg）或持续的下降，表明通气侧肺与非通气侧肺之间血流灌注分配不均，可作为 OLV 期间低氧血症发生的一个早期预警信号。

二、循环功能监测

1.心电图

所有胸外科手术患者均需监测心电图（Ⅱ导联或 V5 导联），心电图Ⅱ导联的轴心与 P 波平行，是常用的连续心电图监测的导联，采用单极心前区导联 V_5，观察 ST 段和 T 波变化，可监测心脏前壁心肌缺血。

2.直接动脉压监测

大多数胸科手术中需要持续实时地监测动脉血压，这对间断的动脉血气分析也是非常必要的；此外，动脉测压除获得压力数据，还可获得压力变化的波形。一般而言，脉搏波形的升支斜率与心肌收缩力成正比，下降支形态与外周阻力有关，而中线下面积则与心排血量成正比，可供临床衡量循环功能做参考。

3.中心静脉压监测

胸科手术时 CVP 的监测非常普遍，能够反映患者血容量、静脉张力和右心室功能，并用于指导围术期液体治疗。但目前普遍认为开胸侧卧位下 CVP 读数的可靠性并不高。胸科手术的液体管理多较严格，因此 CVP 更多的是术后监测用。

4.肺动脉导管

麻醉医生需权衡利弊后，仅在一些特定条件下应用。胸外科应用肺动脉导管的指征：①伴有心血管疾患(尤其是冠心病)；②危重患者(伴呼衰、脓毒血症、肺动脉高压、肺血管阻力增高者)；③肺心病；④预期肺移植或全肺切除。

5.经食管超声心动图检查

侧卧位下，经食管超声心动图(TEE)可连续实时地监测心功能，这是其他监测方法很难做到的。但这种设备昂贵、需具备专业知识、涉及食管的胸科手术等诸多因素使其用存在一些限制。胸科手术中 TEE 使用指征通常有：①血流动力学不稳；②心包积液；③肿瘤累及心脏；④空气栓塞；⑤肺血栓动脉内膜切除术；⑥肺移植等。

6.经胸超声

正常情况下胸腔主要被含气的肺脏占据，除了传统的胸腔积液的定位是超声的擅长之外，超声对气体的不敏感也影响了探头图像的清晰度和可识别性。但是，如 OLV 后肺水肿、胸部多发伤等多伴随肺脏气体和液体平衡的变化，基于胸膜和肺的伪影的变化，使得超声在胸科手术的应用大有前景。

第五节　肺隔离技术

纤维支气管镜作为肺隔离常规定位和单肺通气中应用保护性肺通气策略，使单肺通气时低氧血症的发生率从以前的 20%～25%，已降至如今的 1%以下。

可通过三种方式实施肺隔离：DLTs(双腔支气管导管)、支气管封堵器、单腔支气管内导管。其中 DLTs 是目前临床最常用的肺隔离实施工具。

一、DLTs

1.导管选择

由于人体右侧上叶开口距离隆嵴仅 1.5～2cm，选择右侧 DLT 时起右侧侧孔会出现不能与右侧上叶开口正对的情况，导致右上肺叶不张，因此择期胸科手术中更常使用左侧 DLT，但遇到如左主支气管入口解剖学异常和手术部位涉及左主气管等特殊情况时，仍需使用右侧 DLT。

(1)Carlen 和 White 双腔支气管导管：Carlen 双腔支气管导管是左支气管导管型，可插入左支气管，而 White 双腔支气管导管是右支气管型，插入右主支气管，两种均为橡胶制品。管腔截面呈“D”字型，带有隆凸小舌可跨在隆凸部。但由于管腔小，带有小舌钩，插管操作时可引起声门损伤、小钩断裂和脱落可造成意外，现在已经很少使用。

(2)Robertshaw 双腔导管：可弃性 Robertshaw 双腔导管，由透明塑料(PVC)制成，“D”型管腔大而光滑，无小舌钩，有左、右型。外径型号最小 26(相当内径 ID 4mm)；28(ID 4.5mm)；35(ID 5.0mm)；37(ID 5.5mm)；39(ID 6.0mm)；41(ID 6.5mm)。这种插管优点为：①无小舌钩，插管容易；②管腔为“D”型，易通过呼吸管；③支气管气囊，光纤支镜定位识别方便；④X 线可显示导管位置；⑤透过透明塑料管可观察呼吸湿化器在管腔内来回移动，易清除气管分泌物；⑥右支型设计更为合理，可保证右上肺叶通气。

一般常规选用：男性选用 DLT 35～41F，女性选用 DLT 35～37F(表 2-1)。某医院 2 万余例的体会认为男性 DLT 37，女性 DLT 35 多可满足肺隔离的需求，且便于 DLT 插入、减少插管并发症。

表 2-1　气管和支气管直径和所推荐的 DLT 的尺寸

气管宽度(mm)	支气管的直径(mm)	DLT 尺寸(F)
>18	>12	41
>16	12	39
>15	11	37
>14	10	35
>12	<10	32

2.*实施方法*

(1)插管前检查 DLT，包括气囊是否漏气，气管的气囊可注气 15～20ml，支气管气囊注气 3ml 做检查。然后在导管外涂润滑剂，根据患者解剖及插管习惯，将 DLT 变弯曲至所需角度，但不宜更改导管前端自身的塑性。

(2)左手置入喉镜，暴露声门后，右手握导管送入声门下 4cm 左右(蓝色套囊已在声门下)，即可拔气管导芯，并缓慢旋转导管，使其支气管腔朝向目标支气管送入，深度为 29～31cm(平均 29+3cm)，或遇到阻力提示导管尖端已进入支气管。在插管过程中如果遇到阻力切忌用力，一定要查明原因再作进一步处理，如更改插管方向、更换小一号 DLT、更换单腔气管导管联合使用支气管阻塞导管。

(3)双腔支气管插管完成后，将气管和支气管套囊充气，开始手法通气，双侧肺膨胀均衡，双侧都可听到呼吸音，而且不漏气。

3.*定位*

因其价格低易于获得和便利性的特点，传统的听诊法仍然是目前应用最多的定位方法，但听诊准确性偏低，常无法有效指导管定位；纤支镜法定位是目前诊断和纠正术中 DLT 位置不当的推荐方法;X线下也可对导管的位置进行定位,但存在可重复性差、有辐射等缺点。超声下指导管定位是近年来出现的新方法,其主要依据为肺通气时存在胸膜滑动征来进行判断。

(1)听诊定位法:核对气管导管的位置:①DLT插入后,将导管气囊充气;②迅速用手控人工呼吸,可见呼气末CO_2波形,两侧胸廓活动良好,两肺呼吸音清晰;③如果发现两侧肺呼吸音不一致,气道阻力大,估计DLT插入过深,DLT的气管腔开口可能在主支气管或隆凸部,则将导管退出2~3cm,核对左侧支气管导管的位置:①钳夹右侧接口通气连接管,并移去帽盖;②支气管气囊缓慢注气,直至左肺不出现漏气,注气量一般不超过3ml;③重新松开右侧钳夹,盖好帽盖;④听诊二肺呼吸音清晰,吸气压不超过20cmH_2O,表示支气管气囊无部分或全部堵塞对侧气管、主支气管腔。核对双侧通气情况:①钳夹右侧连接管,右肺无呼吸音,左肺呼吸音良好,且气道压不超过30cmH_2O;②钳闭左侧通气连接管,左肺无呼吸音,右肺呼吸音良好。

(2)纤维支气管镜定位:具体操作方法如下:如使用左支型DLT,常规方法插入后,再将纤维支气管镜(直径≤3.6mm)引入气管腔,可见到隆凸部,蓝色的支气管气囊上缘正在隆突之下见到,并无支气管气囊"疝"。然后纤维支气管镜通过支气管腔检查,应见到左上叶开口。当使用右支型DLT时,一定要注意右上叶开口,以保证右上叶通气。用于DLT定位的纤维支气管镜较细,不宜用作吸引。

4.常见问题

导管位置不当和插管导致气道损伤是目前最常见的问题。体形小、女性、食管手术、既往有放疗史为主要的因素。需要注意:①在气管插管前必须查看胸部X线片或CT片有否解剖异常;②避免应用氧化亚氮(N_2O),70%的N_2O在术中可使支气管套囊内的气体从5ml增加到16ml;③尽可能用最低的容量充气支气管套囊或阻塞导管的容量以获得肺的隔离,缩短肺隔离的时间;④如果气道阻力增加必须用纤维支气管镜检查;⑤选用适宜尺寸的导管,太小尺寸的导管可使肺隔离困难,太大尺寸可引起创伤。

二、支气管封堵器

DLT的设计是对正常气管、支气管解剖而设计的,支气管封堵器则适用于上或下呼吸道解剖有异常的患者。封堵器通过阻塞单侧主支气管使得堵塞的远端肺萎陷,如有必要,封堵器可选择性地封堵某个肺叶。

1.封堵器选择

目前可用于肺隔离的封堵器种类多样,常用的有三种方法:

(1)Amdt支气管阻塞器(美国,Cook公司):Amdt支气管阻塞器包含有引导尼龙丝的支气管阻塞器和多孔的气道连接器。在放入气管内导管后,通过连接器的阻塞孔放入支气管阻塞器,通过引导尼龙丝形成的环将纤维支气管镜放入气管或支气管内。纤维支气管镜应有足够长度使支气管阻塞器能够顺势放入主支气管内,一旦支气管阻塞器的套囊位于支气管内,则拔出纤维支气管镜,再将套囊充足气(采用恰好封闭支气管的方法);改变患者体位后重新应用纤维支气管镜检查套囊位置并使其准确定位。

(2)Coopdech支气管阻塞导管;现常用的Coopdech支气管阻塞导管为日本大研医器株式会社生产,外径3mm,可用于F6以上的气管导管。

与Amdt支气管阻塞器相比,该导管的置入比较方便,不需要通过纤维支气管镜放入气管或支气管内。导管尖端角度的设计符合解剖结构，操作者通过旋转导管外部即可将套囊精确放置于目标支气管内。套囊有两种外形：圆柱形和小纺锤形，注气量分别为5.25ml和7.33ml。圆柱形套囊旨在最小化对支气管黏膜的损伤，小纺锤形套囊在未充盈时可减少气道阻力。

(3)Univent单腔支气管阻塞器导管：其特点是在主导管前壁上有凹槽，凹槽内有一空腔为支气管导管通过，支气管导管空腔直径为2.0mm，其远端有一个套囊，可充气5ml左右。充气后发挥支气管阻塞的作用。伸出主导管末端约8cm，有两个开口，一个为充气囊接口，另一个是可供氧和高频通气，并能进行吸引。伸出导管有固定帽，当可移动支气管导管进入支气管后，气囊充气固定于正确部位。其主要优点为：①插管方法简便。②年龄适应范围大，也可用于小儿。③支气管导管可供氧及进行高频通气和分泌物吸引。④手术结束，患者需进行机械通气，不需要换管。⑤支气管导管气囊为蓝色，使纤维支气管镜容易辨认。⑥双侧通气转换到单肺通气，只需气囊充气即可。尽管有以上优点，但临床应用仍存在一些问题，如不宜用湿肺、肺脓肿及支气管扩张、大咯血患者。

2.优势

有些特殊情况下，如口腔或颈部手术等存在明显困难气道的患者，其术中需要实施肺隔离技术，由于DLT直径较粗，因此封堵器具有了很大的优势。

3.存在问题

包括封堵欠佳、连接头端断裂、意外脱出等。

第六节　麻醉实施

一、麻醉方法选择

（一）全身麻醉

开胸引起的呼吸循环扰乱，其有效的解决方法是气管内插管及应用肌松药进行控制呼吸，所以一般胸外科麻醉均采用全身麻醉。但在巨大纵隔肿瘤、气管肿瘤、气道明显梗阻的患者，麻醉诱导时应用肌松药后可引起面罩通气困难，宜保留自主呼吸，选用清醒插管。

（二）全身麻醉联合硬膜外麻醉

其优点是结合了全麻和硬膜外的各自的优势，减少各自的并发症风险，减轻手术创伤导致的应激反应，提供术后更好的镇痛，改善呼吸功能，降低术后肺部并发症发生率。目前胸腔镜手术广泛开展，胸腔镜胸壁穿刺部位一般位于第4和第7肋间隙，阻滞麻醉平面需达到T_2～T_{10}，因此硬膜外阻滞穿刺间隙选择宜$T_{7\sim8}$或$T_{8\sim9}$。向头端置管3～4cm，给予2%利多卡因2ml后5分钟，观察麻醉平面无异常者，分两次注入0.5%罗哌卡因各3～4ml(即总量为6～8ml)。

（三）全身麻醉联合椎旁神经阻滞

近年来，随着超声可视化技术的大力推广和应用，椎旁神经阻滞的重要性在胸科手术中日益受到重视。根据手术创伤的不同和患者的具体情况，可选择单次椎旁神经阻滞和连续椎旁神经阻滞，该方法可单侧阻滞术侧的神经传导，相较于硬膜外神经阻滞，其循环干扰更小、创伤更小、对凝血功能的要求不高，可减少全身麻醉用药，有利于围术期呼吸功能和循环功能的稳定，有利于患者的术后快速康复。

二、麻醉药物选择

全身麻醉都采用联合用药，如丙泊酚、咪达唑仑、依托咪酯、瑞芬太尼、舒芬太尼等药。气道高反应、胸部创伤、急性出血行急诊剖胸患者宜选用依托咪酯、氯胺酮等。老年患者诱导，可采用丙泊 TCI，从低靶控浓度开始、分级诱导。强效吸入麻醉药可降低气道反应引起的支气管痉挛，但是在单肺通气时，吸入麻醉浓度不宜过高（＜1MAC），以防止低氧血症的发生。因此，静吸复合麻醉是目前在胸外科手术麻醉中最常用的方法。术中肌松药使用，以中短效肌松药为主，目前以选用维库溴铵、罗库溴铵和顺阿曲库铵为多。为做好合理正确用药，长时间手术应加强肌松药监测。

三、术中管理

（一）气道管理

气道管理是胸科手术围术期管理的基础，是提供良好氧供的必需条件之一。气管导管定位良好后要不时按需吸引气道内分泌物，尤其是切肺离断气管或支气管前，要充分吸痰，但吸痰时间不要过长，一般不超过 20 秒，吸痰期间要密切观察 SpO_2 改变以免影响机体氧合。开胸手术往往气道反应性高，DLT 或支气管封堵器有导致气道痉挛的潜在可能，避免麻醉过浅时进行插管、拔管、气道吸引等气道内操作，围术期应用支气管扩张剂有预防作用。

（二）单肺通气管理

单肺通气的管理在胸科管理中占有非常重要的一环，其涉及气道管理、氧合管理，其管理水平的高低直接影响患者麻醉质量及预后。麻醉医生一方面要在术中快速萎陷非通气侧肺从而为外科医生提供良好视野，一方面要减轻通气侧肺的负担。此外，还要在手术结束时完全复张之前萎陷的肺组织，避免术后肺不张。

1.低氧血症

（1）低氧血症的发生：目前 OLV 期间低氧血症的发生率仅不足 1%，氧饱和度不低于 90%（PaO_2＞60mmHg）通常被认为是可以接受的。但对于那些对低氧可能非常敏感的患者，如冠心病和既往脑卒中患者，要适当提高术中最低氧合水平。采用保护性通气策略，以减轻对通气侧和非通气侧的肺损伤。减少非通气侧肺血流以减少肺内分流、降低低氧血症的发生率。

（2）低氧血症与麻醉药物及麻醉方式：OLV 期间萎陷侧肺泡内氧分压降低，刺激缺氧性肺血管收缩（HPV）从而使非通气侧肺可最多减少 50%血流，目前认为胸段硬膜外交感神经阻滞对 HPV 作用微乎其微。

挥发性麻醉药物均可抑制 HPV，且存在剂量相关性。但目前常用的七氟烷在小于等于 1MAC 时，其对 HPV 的抑制能力较弱。全凭静脉麻醉与 1MAC 现代吸入麻醉药物相比，其氧合的区别临床上没有意义。

（3）低氧血症的处理：尽管目前总体低氧血症发生率已很低，但就个体而言，仍需重视低氧血症的发生及处理。由于人类 HPV 在 OLV 最初 30 分钟迅速增加，大约 2 小时达到高峰，因此 OLV 早期 20～30 分钟时氧合常常会降低，而后将趋向稳定并逐渐升高。

DLT 的位置再次确定和调整仍然是寻找低氧合原因的首要措施，此外，增加吸入氧浓度、适当增加通气侧 PEEP 水平（5cmH_2O）、非通气侧肺实施 5cmH_2O CPAP、停用扩血管药物、手术医生辅助直接压迫或暂时夹闭非通气侧肺血流均可在一定程度上改善氧合。正式 OLV 之前多次实施短时 OLV 有助于氧合功能的改善和增加。

2.非通气侧肺管理

采用纤支镜定位保证良好的导管对位是该侧肺管理的基础，通常也是保证氧合水平良好的最重要条件。OLV 开始时必要的气道内吸引可加速肺萎陷的速度。经该侧进行 CPAP 有助于改善术中低氧合状态。

3.通气侧肺管理

重点是减轻该侧肺的负担，该侧肺顺应性降低、血流再分布等因素使得该侧肺组织气道压力往往偏高，导致肺损伤加重。一方面要避免液体过负荷，另一方面要减轻气压伤。压力通气和容量通气均可用于 OLV 管理，采用较低的压力支持通气模式联合合理的 PEEP 通气模式有助于减轻肺损伤，同时避免肺不张。但尚无证据显示压力通气模式较容量通气模式可改善氧合，此外，压力支持通气模式下一方面允许轻度二氧化碳增高，另一方面要密切监测潮气量，因为其可能突然升高或降低。

（三）体温管理

开胸后胸腔暴露，热量丢失较快，小儿、老年患者尤其需要受到重视。除常见并发症外，体温过低还可抑制 HPV 进而影响氧合。使用加温毯或保温毯，维持合理的手术室温度，液体加温等措施均是有效措施。

（四）液体管理

胸科手术微创化趋势下麻醉的液体管理也要趋于精细化，目标导向的液体治疗有助于避免围术期液体过负荷，改善内环境。肺切除术的液体管理尤其要精确确定容量，液体输注量以维持和补充术中丢失即可，推荐使用必要的血管活性药物联合精细液体管理。一般认为，胸内手术液体正平衡不要超过 20ml/kg，对于一般成年患者晶体液要控制在 24 小时小于 3L，肺切除手术不需要补充第三间隙的液体损失量，要保证大于 0.5ml/（kg·h）的尿量。

（五）循环管理

胸科手术期间，由于胸部疾病本身如纵隔肿瘤等的影响、外科医生的操作，循环波动较明显，如肺门周围操作、冷盐水刺激可引起心律失常，术中操作压迫心包导致低血压；胸科手术尤其是肺切除术患者多为老年人，往往合并冠脉疾病，该类患者麻醉时要维持良好的动脉氧合及舒张压，避免增加心排量和心率，降低心脏做功。胸段硬膜外阻滞或椎旁神经阻滞有助于改善心功能。

第三章　心血管手术麻醉

第一节　先天性心脏病手术的麻醉

一、先天性心脏病的病理生理特点

先天性心脏病病变类型多，每一种疾病往往有不同程度的分流或者肺血管的病变。根据解剖上的变异和肺血管病变的特点，大多数病变可归纳为以下四类病变中的一种：①导致肺血增多的疾病；②导致肺血减少的疾病；③导致血流梗阻的疾病；④肺-体循环未交换的病变如大动脉转位等。前两类病变的疾病都存在异常分流，既包括单纯性分流，也包括复杂性分流。分流的方向取决于分流通路的大小和两侧的相对阻力，同时决定了患者的临床表现。而第三类疾病则通常因为瓣膜或者大血管解剖的变异等不产生分流。第四类由于肺循环和体循环静脉回流的血液混合，可出现体循环的低氧血症；根据肺血流病变是否存在梗阻，肺血流的病变有增多和减少之分(表 3-1)。

表 3-1　不同先天性心脏病变的血流特征

肺血流增多的病变	房间隔缺损
	室间隔缺损
	动脉导管未闭
	心内膜垫缺损
	冠状动脉起源异常
	大动脉转位
	肺静脉异位引流
	永存动脉干
	单心室
肺血流减少的病变	法洛四联症
	肺动脉瓣闭锁
	三尖瓣闭锁
	Ebstein 畸形
	永存动脉干
	大动脉转位
	单心室
梗阻性病变	主动脉瓣狭窄

续表

肺血流增多的病变	房间隔缺损 肺动脉瓣狭窄 主动脉缩窄 非对称性室间隔肥大

二、麻醉前评估和准备

（一）麻醉前评估

1.明确先天性心脏病的病理生理及其对机体的影响。

2.了解超声多普勒和心导管检查的有关资料。

3.实验室资料发绀型患儿可出现红细胞增多，凝血功能影响，血小板减少或血小板功能障碍。新生儿有出血倾向，维生素 K_1 或新鲜冰冻血浆有助于纠正凝血功能。

（二）麻醉前准备

1.控制心衰、缓解缺氧，调整全身状况到最佳状态。β受体阻滞剂和抗心律失常药应持续至麻醉开始，甚至术中也应继续使用。

2.准备必要的麻醉设备，小儿可采用环路系统麻醉装置，10kg 以下婴儿可采用 Mapleson D 回路。

3.准备必要的血管活性药物，对重症者应提前备用，并熟悉剂量和用法。

（三）麻醉前用药

1.6kg 以下可不用术前药。

2.6kg 以上术前 30 分钟口服咪达唑仑糖浆 0,5mg/kg（最大剂量 15mg）；或采用右美托咪定 1μg/kg 总量滴鼻。

（四）麻醉监测

1.心电图

心电图监测同时观察肢导联和胸导联，有利于对心肌缺血的监测。经食管心电图与标准肢导联相比，P 波更明显，有利于监测心律及传导系统功能情况，但由于 S-T 段改变不明显，故在监测心肌缺血方面意义较小。

2.血压

无创动脉压测定宜采用宽度适宜的袖带；直接动脉压测定经皮桡动脉穿刺置管。①穿刺方法及连接：常规选择左侧桡动脉，22G 或 24G 留置针，用硬质管连接至换能器。②留管时间：留管时间与血栓发生率有关。只要病情稳定，应及早拔除留置的套管。③肝素液：建议采用的浓度为 0.002％（10mg/500ml）。

3.中心静脉压监测

①颈内静脉穿刺置管（中路高位）：患儿体位头低 15°～20°；针干与皮肤交角 20°～30°；穿刺方向指向同侧腹股沟中点或略外侧；穿刺深度一般不超过 4cm，穿刺成功后依据患儿年龄选择置入 4～7F 双腔中心静脉导管，深度约为身长的 1/10（cm）－1cm。②颈外静脉穿刺置管术：颈外静脉置管后测得的压力与右房压密切相关（r＝0.926）。颈外静脉压比中心静脉压平

均高 2～4mmHg；③推荐行超声引导下中心静脉穿刺，若无必要避免行股静脉穿刺，因其导管相关性感染、血栓发生率较高；若颈内静脉穿刺困难，也可行超声引导下锁骨下静脉穿刺置管。

4.血氧饱和度

在分析血氧饱和度的临床意义时，应考虑到不同 pH 状态下它与血氧分压之间的关系。必须指出，低温及低血压状态下脉率-血氧饱和度仪是否有满意的血管容积波及其显示的脉率与心电图显示的心率是否基本一致是解释 SpO_2 是否可靠的前提。

5.呼气末二氧化碳

维持正常水平的呼气末二氧化碳对稳定血流动力学和麻醉平稳极为重要。对于肺缺血型的先天性心脏病，呼气末二氧化碳值要明显低于 $PaCO_2$，我们的体会是依病情程度不同，该差数大致介于 10～20mmHg，临床监测时应予以注意。

6.尿量

尿量达 1ml/(kg·h)，反映肾功能良好以及液体平衡适当。

7.温度

①非体外循环手术，维持手术室环境温度在 27～30℃（早产儿）或 24℃（婴幼儿）；②体外循环手术采用一般低温者，室温维持于 23～25℃，对深低温者，室温应保持 16～18℃。变温毯水温在降温期间应控制在 4℃，升温期间控制在 38～42℃；③所有输注的液体和血制品均应加温，甚至吸入气也应加温湿化；④麻醉期间应连续监测患儿直肠温度、食管温度以及鼓膜温度。直肠，鼓膜温差要求小于 6℃，温差增大往往提示冠脉灌注不足或头部、下肢静脉血回流减少。

8.经食管超声心动图（TEE）

可对手术过程提供最充分且直接的评估，必要时可指导手术过程的修改，目前已经能用于 2.8～3.5kg 的患儿。经颅多普勒（TCD）能测定脑血流速度，发现脑内微栓。近红外光谱（NIRS）可实时监测脑组织氧合作用。

三、小儿先天性心脏病的麻醉处理

（一）麻醉处理原则及用药

1.麻醉诱导和维持

常用静脉快速诱导气管插管。对右向左分流的患儿，应防止静脉管道中出现气泡，否则这些气泡将更迅速地进入体循环，可能产生严重并发症。阿片类药物复合静脉麻醉药及非去极化肌松药分次缓注可顺利完成气管插管。

麻醉维持采用适当浓度的吸入全麻药复合阿片类药物、镇静药和肌松药，在良好的呼吸、循环管理条件下使患儿平稳地度过麻醉和手术。

2.麻醉药的选择

(1)吸入麻醉药：①异氟烷：异氟烷的血/气分配系数低，对循环抑制作用弱，抑制程度次序是异氟烷＜恩氟烷＜氟烷），适用于心血管手术。异氟烷所致的血压降低主要是由 SVR 降低引起，而对心肌抑制较轻。不会诱发心律失常。对肺循环的影响小；②七氟烷：七氟烷具有血/气分配系数低(0.63)的特点，诱导和苏醒迅速。对呼吸道刺激性小，又有特殊的芳香味，特别适用于小儿麻醉。心肌无显著抑制，抑制交感神经，表现为心率减慢。对冠状动脉有扩张作用，可降低冠状血管阻力，增加心肌血流；③地氟烷：血气分配系数为 0.42，对气道有刺激性，临床上较少单独用于诱导苏醒更快。对循环系统的影响与异氟烷相似，其对心肌抑制、血管扩张及血压下降作用比异氟烷小。不增加心肌对儿茶酚胺的敏感性，但深麻醉下可出现心律失常。地氟烷维持麻醉时应注意浓度调节幅度不可过大，否则血压常有剧烈波动，适用于需要术后早期拔管的先天性心脏病患儿；④氧化亚氮(N_2O)：N_2O 用于先天性心脏病患者存在争议。氧化亚氮有负性肌力作用，应用于先心患儿可引起明显的心肌抑制，故不宜用于心功能差的患儿。体外循环转流结束后初阶段，在使用 N_2O 时应特别注意它对循环功能的抑制作用，必要时暂停吸入。不主张用于先天性心脏病麻醉。

(2)静脉麻醉药：①咪达唑仑：可增强其他麻醉药的镇痛作用，是心血管手术麻醉中重要的辅助用药。常用于麻醉诱导(0.1～0.2mg/kg)，与阿片类药物合用时应注意 SVR 下降可能导致血压下降；②依托咪酯：对心血管系统无明显抑制作用，能维持血流动力学稳定，对 PVR 无影响，适用于心脏手术的麻醉诱导，常用剂量为 0.2～0.3mg/kg 缓慢注射。镇痛和肌松作用差，预先静注芬太尼 0.1μg/kg，可减轻或消除诱导期可能出现的肌肉抽搐、强直和局部疼痛。可抑制肾上腺皮质功能，干扰正常应激反应，故不宜长期使用；③氯胺酮：镇痛作用良好，可兴奋血管收缩中枢，使血压升高、心率加快、心排出量增加，心肌氧耗增加。增加 SVR，减少右向左分流，从而使发绀病儿的动脉血氧饱和度有所改善。起效快，麻醉诱导剂量为 2mg/kg。冠状动脉畸形、严重主动脉狭窄、左心发育不良伴主动脉闭锁以及升主动脉发育不全等患儿，由于冠状动脉供血相对不足，有引起室颤的危险；④丙泊酚：对循环的抑制作用主要表现为血管扩张所致的血压下降以及心动过缓和结性心律发生率增加，故只能用于心功能良好的患儿。通常，心脏手术麻醉诱导量为 1～2mg/kg 缓慢静注，术中静脉持续输注剂量为 4～8mg/(kg·h)。

(3)镇痛药：大剂量芬太尼(25～75μg/kg)应用于新生儿及婴儿先天性心脏病麻醉，可抑制内分泌及应激反应，术中血流动力学稳定。新生儿用较小剂量的芬太尼(10μg/kg)也能获得有效的麻醉，但长时间手术仍需用较大剂量。如果与维库溴铵合用，应注意可能发生的心动过缓。CPB 开始前应追加剂量。舒芬太尼有类似芬太尼的药理作用，常用的诱导剂量为 2～4μg/kg，维持量为 0.2～0.5μg/(kg·min)。阿芬太尼作用时间短，在单次静注 20μg/kg 后，按 1μg/(kg·min)静滴维持，血流动力学稳定，减少机体应激反应。瑞芬太尼为超短效阿片类药，镇痛效价与芬太尼相似，药物可控性好，剂量范围较大，常用剂量为 1μg/(kg·min)，缺点在于手术结束停止输注后镇痛效应很快消失，因此必须在手术后改用镇痛剂量输注或在缝皮前 30min 左右给予镇痛剂量的长效阿片类药物。

(4)肌松药：维库溴铵心血管作用稳定，与芬太尼或丙泊酚合用可发生明显的心动过缓。麻醉诱导剂量通常分别为 0.5mg/kg 和 0.1mg/kg，术中静脉持续输注剂量分别为 0.4mg/(kg·h)和 80μg/(kg·h)。罗库溴铵的起效时间接近琥珀胆碱，对循环影响小，无明显的组胺释放，因此适用于心脏手术的麻醉诱导和维持。小儿单次静注 0.6～0.9mg/kg 后 1～1.5 分钟起效，静脉持续输注用量为 6～8μg/((kg·min)。顺阿曲库铵无组铵释放，不依肝肾功能，可用于小儿心脏手术。

(二)几种先天性心脏病手术的麻醉管理

1.房间隔缺损

(1)房间隔缺损患儿手术时，主动脉插管与上下腔静脉插管时容易出现血压低及心律失常，应注意及时补充血容量，或经体外循环主动脉插管动脉输血维持血压，必要时应告知外科医师暂停手术操作。

(2)停机后注意较大的房间隔缺损患者一般存在左室偏小以及肺动脉高压的问题。其预防措施是在停机前给予正性肌力药物与血管扩张药充分强心扩血管。

(3)合并肺动脉高压的患儿可以使用硝酸酯类、前列腺素 E_1、NO 或前列环素吸入治疗。

(4)原发孔型房间隔缺损的患儿常合并二尖瓣裂，必要时缝合恢复其完整性；同时应注意走行于下方的房室传导系统，避免出现房室传导阻滞。

(5)房间隔缺损的患儿，左向右分流使的右心容量较高，外科手术解除分流因素后，右心房容量会急剧下降，倘若以 CVP 目标值的标准补充血容量，会出现容量超负荷的可能，因此应直视心脏充盈情况判断容量负荷较佳。

2.室间隔缺损

(1)室间隔缺损的患儿大多数在体外循环下行完成修补手术，气管插管后应注意避免过度通气，低碳酸血症和高氧分压会扩张肺血管，降低肺血管的阻力，加重室间隔缺损的分流量，引起血流动力学的不稳定。

(2)对于室间隔缺损的患者来说，心室间血流自由交通，左心室与右心室均得到了充分的锻炼，如果术中心肌保护效果好，停机后可以使用血管扩张药降低心脏的后负荷以及降低肺动脉压力。

(3)-般不需要使用正性肌力药物支持心功能，或仅使用小剂量多巴胺支持，必要时磷酸二酯酶抑制剂。由于其独特的扩张肺血管作用，对于出现右心功能不全的患儿更有益。

3.动脉导管未闭

较粗大或窗型动脉导管未闭患儿需要在体外循环下手术，动脉导管较细、导管较长的患儿一般不需要体外循环，在控制性降压的情况下经左第四肋间后外侧切口直接缝扎动脉导管即可。术中在吸入强效吸入麻醉药物基础上使用硝普钠控制性降压，钳夹动脉导管时需要将收缩压降至 70～80mmHg。

4.主动脉弓缩窄

(1)主动脉弓缩窄手术可以不使用体外循环，在控制性降压下高位阻断近心端主动脉弓、左锁骨下动脉以及远端胸主动脉。

(2)用体外循环时，小儿一般采用深低温停循环，成人一般采用深低温上下身分别插管灌注的方法，以保证术中重要脏器的血流灌注。

(3)右侧桡动脉置管监测血压，主动脉阻断会引起上半身血压升高，此时降压应格外小心，避免因脊髓灌注不足出现术后截瘫；主动脉开放后应积极控制患者的血压，小心血压反常性升高，足够的镇痛有助于血压的控制。

5.法洛四联症

(1)法洛四联症患儿肺动脉漏斗部狭窄程度决定了其生理变化，总的表现是肺血流量减少，体循环血流量增多。

(2)当体循环阻力降低或漏斗部痉挛时，体、肺循环阻力失衡，右向左分流增加诱发缺氧发作，可使用去氧肾上腺素升高外周阻力，减少分流，增加回心血量，减轻漏斗部的痉挛，从而减轻缺氧症状。

(3)术前评估应根据发绀的程度综合评估,通常法洛四联症的患儿长期慢性缺氧,出现红细胞增多,血液黏滞度增加,术前应补充足够的水分。

(4)麻醉期间必须保持气道通畅,避免因气道梗阻诱发缺氧事件的发生;在深麻醉的同时要维持较高的外周阻力和较低的肺血管阻力,既能减少右向左分流又能增加肺血流量,改善氧合。

(5)法洛四联症患儿应注意麻醉后外周血管阻力降低或右室流出道痉挛导致右向左分流增加与 SpO_2 降低,以及停机后由于左心发育不良与肺血突然增加导致急性左心衰与肺水肿,或术前肺血管发育不全、术中右心保护不良、右室切口过大影响右心室收缩功能,导致停机后急性右心衰竭或全心衰竭。

6.大动脉转位

(1)完全性大动脉转位患儿体循环和肺循环相互独立,呈并列关系,血氧饱和度的维持依赖于心房、心室以及肺动脉与主动脉水平产生的体肺循环血混合程度。因此转机前麻醉维持应保证足够的体肺循环血混合及维持适当的肺血流。

(2)大动脉转位的患儿术前已开始持续输注前列腺素 E,输注不能中断,同时要避免使用对心肌功能抑制的药物。心肺转流时期增加的肺血管阻力可增加右心负荷,注意右心功能不全的出现。

第二节　心脏瓣膜手术的麻醉

一、心脏瓣膜病的病理生理特点

在我国,心脏瓣膜病主要由风湿性心脏病引起,近年老年性瓣膜疾病显著增多。由于心脏瓣膜病变术前病程长,心功能差,加之各患者的受损瓣膜类别、性质及严重程度可有显著不同,故对血流动力学的影响也很不一致。因此麻醉医师需要全面了解心脏瓣膜疾病的病理生理特点及引起的血流动力学改变,从而根据具体情况选用麻醉药、血管活性药以及围术期管理,才能维持平稳的麻醉和良好的患者预后。

(一)左心正常压力,容量环

依据单次心动周期,压力一容量环可分成 4 个不同时相。①舒张期充盈:此期常以舒张末压力.容量之间的关系为代表(EDPVR)。②等容收缩:此期心室内容积不变,称为等容收缩或等长收缩;③左室射血期:心脏射出的每搏容量相当于舒张末容量减收缩末容量,即 SV=EDV-ESV。④等容舒张期:为主动脉瓣关闭至二尖瓣开放,再次心动周期开始。常用做分析左心室功能。

(二)心脏瓣膜病的病理生理特点

1.二尖瓣狭窄

正常二尖瓣瓣口面积为 4～6cm^2,当瓣口面积减少至 2.5cm^2 时,中等程度的活动会出现临床症状。瓣口面积 2.0～1.5cm^2 为轻度狭窄,1.5～1.0cm^2 为中度狭窄,<1.0cm^2 为重度狭

窄。二尖瓣狭窄会引起左房压增加，左房扩大，肺静脉压增加，肺血流瘀滞，导致右心排血受阻，肺动脉压力增加，右室压增加，从而引起右房扩大。由于左室容量负荷减少，左室收缩功能减低，左室容积变小。长期心房扩大导致心房纤维化，心房传导束受损，发生心房纤颤，血流速度减慢导致心房血栓形成，血栓脱落可以引起全身栓塞症状。在二尖瓣狭窄的患者，左房收缩占左室充盈的30%，因而出现心房颤动时会引起心排出量的显著下降。二尖瓣重度狭窄患者，左房压的不断升高，处于诱发充血性心力衰竭的边缘，心排量也急剧下降。反应性肺血管阻力增加引起右室扩张和右室衰竭，扩张的右室可引起室间隔的左移，使左室容积进一步减小，心排量进一步降低。

二尖瓣狭窄典型的压力-容量环：二尖瓣狭窄典型的压力-容量环与正常相近。通常舒张末压降低，左心室前负荷和每搏心排血量降低，收缩压峰值较正常为低。

2.二尖瓣关闭不全

二尖瓣关闭不全包括急性和慢性两种类型，根据反流量的多少分为轻度、中度和重度反流三种。急性二尖瓣关闭不全多由于腱索断裂、乳头肌功能不全或乳头肌断裂所致，导致左房容量明显的超负荷。急性增加的左房压作用于肺循环，引起肺淤血、肺水肿和右心室功能衰竭。慢性二尖瓣关闭不全病程进展缓慢，左房扩张的同时左室会出现离心性肥厚；左房扩张大多会引起房颤，持续性的左房扩张因牵张二尖瓣环会导致反流量进一步加大，最终出现肺高压，肺淤血和右心室衰竭。二尖瓣反流患者，左室收缩时向两个方向射血，左室射血分数增加，部分血液射入低压的肺循环。当射血分数低于50%时提示左室收缩功能严重受损。

二尖瓣关闭不全压力-容量环：左心室舒张末压仅在左心室舒张末容量显著增加时才升高，表示左心室顺应性显著增加，左心室等容收缩期几乎完全消失，因为左心室开始收缩，早期主动脉瓣尚未开放就立即射血(反流)入左心室。

3.主动脉瓣狭窄

主动脉瓣跨瓣压差<25mmHg时为轻度狭窄，25～50mmHg为中度狭窄，>50mmHg为重度狭窄。主动脉瓣狭窄时左室后负荷增加，左室收缩期压力负荷增加，导致心肌纤维肥厚，左室向心性肥厚，心脏重量增加，心肌氧耗增加，而心肌毛细血管并不增加，左室压增加及肥厚心肌纤维的挤压，使壁内心肌血管血流量减少，而左室收缩压增加与外周动脉舒张压降低严重影响冠脉的血流供应。

主动脉瓣狭窄压力-容量环表现为舒张压容量曲线升高、陡峭，反映心室顺应性降低，收缩时压力极显著升高。早期由于心肌收缩性保持正常，因此每搏量改变不大。

4.主动脉瓣关闭不全

急性主动脉瓣关闭不全常导致左心室容量负荷增加，从而引起舒张期左室急性扩张，左室舒张末期压力上升，二尖瓣提前关闭致每搏量和前向血流减少。慢性主动脉瓣关闭不全引起左室容量负荷的增加和离心性左心室肥厚，左心室舒张末期容积增加缓慢，左心室舒张末期压力仍可相对正常；随着病情的不断发展，冠脉的灌注最终会减低，导致不可逆性左室心肌受损和功能失常，心排出量也会进一步降低。

主动脉瓣关闭不全压力-容量环：急性主动脉瓣关闭不全心室舒张末充盈压显著升高，每搏容量、射血分数均下降。

二、麻醉前评估和准备

（一）心理准备

瓣膜病患者病程不一、病情严重程度不同、家庭背景，甚至经济条件等因素导致术前精神状态、心理准备等有巨大差异，术前医护人员应根据不同情况区别对待。无论瓣膜成形术或瓣膜置换术都使患者经受创伤和痛苦；置换机械瓣的患者还需要终身抗凝，给患者带来不便。这些都应在术前给患者从积极方面解释清楚，给予鼓励，使之建立信心，精神安定，术前充分休息，做到在平静的心态下接受手术。

（二）术前治疗

术前比较完善处理与瓣膜置换术患者围术期并发症、预后等直接相关，应特别重视术前处理，选择良好的手术时机。

1.除急性心力衰竭或内科久治无效的患者以外，术前都应加强营养，改善全身情况和应用强心利尿药，以使血压、心率维持在满意状态后再接受手术。

2.术前重视呼吸道感染或局灶感染的积极防治，必要时延期手术。

3.长期使用利尿药者可能发生电解质紊乱，特别是低钾血症，术前应予调整至接近正常水平。

4.重症患者在术前 3～5d 起应静脉输注极化液（含葡萄糖、胰岛素和氯化钾）以提高心功能和手术耐受力。

5.治疗药物可根据病情酌情使用，如洋地黄或正性肌力药及利尿药可用到手术前日，以控制心率、血压和改善心功能。但应注意，不同类型的瓣膜病有其各自的禁用药，如 β 阻滞药能减慢心率，用于主动脉瓣或二尖瓣关闭不全患者，可能反而增加反流量而加重左心负荷；心动过缓可能促使主动脉瓣狭窄患者心搏骤停。二尖瓣狭窄合并心房纤颤，要防止心率加快，不应使用阿托品。主动脉瓣狭窄患者不宜使用降低前负荷（如硝酸甘油）及降低后负荷（钙通道阻滞药）的药物以防心搏骤停。

6.术前合并严重病窦综合征、窦性心动过缓或严重传导阻滞的患者，为预防麻醉期骤发心脏停搏，麻醉前应先经静脉安置临时心室起搏器。

7.对药物治疗无效的病情危重或重症心力衰竭患者，在施行抢救手术前应先安置主动脉内球囊反搏（IABP），并联合应用正性肌力药和血管扩张药，以改善心功能和维持血压。

（三）麻醉前用药

瓣膜置换术患者多数病程长、病变重、对手术存在不同程度的顾虑，因此除了充分的精神准备外，必要的手术前用药绝不可少，一般以适中为佳。常用哌替啶 1mg/kg 和东莨菪碱 0.3mg 作为成人换瓣患者术前用药，达到解除焦虑、镇静、遗忘和防止恶心、呕吐等有益的效果，而无显著呼吸和循环抑制。为达此目标用几种药物联合就比单独用药更佳。除抢救手术或特殊情况外，应常规应用麻醉前用药，包括术前晚镇静安眠药。手术日晨最好使患者处于嗜睡状态，以消除手术恐惧。麻醉前用药不足的患者其交感神经处于兴奋状态，可导致心动过速等心律失常，同时后负荷增加和左心负担加重，严重者可诱发急性肺水肿和心绞痛，从而失去手术机会。一般麻醉前可用吗啡 0.2mg/kg，东莨菪碱 0.3mg；如若患者心率仍快，麻醉后可再给东莨菪碱。

(四)麻醉监测

瓣膜置换术期间监测应按体外循环心内直视手术监测常规,如 ECG、有创动脉压、中心静脉压,无创脉率血氧饱和度、体温、尿量、血气分析和电解质等。ECG 除监测心率与节律外,可同时监测心肌缺血表现即 ST 段改变,对麻醉、手术对循环影响、血流动力学处理效果等有重要意义。通过对动脉压及其波型分析,结合患者实际情况,并参照中心静脉压的高低,就可对患者情况做出符合实际的判断。瓣膜置换术患者,术前左室功能良好,用中心静脉压作为心脏前负荷的监测指标,虽然左、右心室有差别,特别对左室监测会失实,但毕竟简单、方便,且对右心功能不全监测有肯定价值,中心静脉压监测是瓣膜置换术患者监测常规。肺动脉、肺小动脉楔压监测则按患者需要选用。肺小动脉楔压在监测左心室前负荷较中心静脉压更为直接和可靠,但有些瓣膜患者左心室舒张末压、左房压和肺毛细管楔压之间的一致性有差异;肺动脉高压和肺血管硬化也会使监测结果失实。因此,在监测时应根据病情合理判断。麻醉、手术、体位等均可影响监测值,观察动态变化更有意义。左房压监测作为左心室前负荷指标,术中经房间沟插入细导管潜行经胸壁切口引出用于术后监测左房压,结合中心静脉压与动脉压及其波形监测和分析,就可较正确地监测左右心室前负荷,从而指导容量负荷治疗,对于术后需用扩血管药物的患者尤其有价值。由于操作简单、方便,可供术后连续监测 2~3d,一般只要预防气体进入导管,并在拔出外科引流管之前先拔出此导管,极少发生出血或其他并发症。经食管超声心动图(TEE)监测在瓣膜置换术期间有特殊价值,近年已广泛应用。麻醉诱导后置入食管超声,确认瓣膜疾病,判断瓣膜狭窄或关闭不全程度、心室心房腔大小、活动度等有重要意义。在瓣膜置换后瓣膜功能、心脏活动情况,特别是瓣膜成形术的效果有特别意义。也可用于监测换瓣患者瓣周漏。目前认为麻醉期间必要的常规监测决不可少,并应该依据患者的情况,外科手术的类别,术中血流动力学干扰的程度而增减。切忌主次不分,将精力集中于烦琐的操作,因此而忽略了临床判断、分析和紧急处理。

三、麻醉和围术期管理

(一)麻醉处理原则

对瓣膜病患者选择麻醉药物应作全面衡量,通常考虑以下几方面问题:①对心肌收缩力是抑制还是促进。②对心率是加快还是减慢。某些病例因心率适度加快而可增加心排血量;心率减慢对心力衰竭、心动过速或以瓣膜狭窄为主的病例可能起到有利作用,但对以关闭不全为主的瓣膜病则可增加反流量而降低舒张压,增加心室容量和压力,使冠状动脉供血减少。③是否扰乱窦性心律或兴奋异位节律点,心律失常可使心肌收缩力及心室舒张末期容量改变,脑血流及冠状血流出现变化。④对前负荷的影响,如大剂量吗啡因组胺释放使血管扩张,前负荷减轻,对以关闭不全为主的瓣膜病则可能引起低血压;对以狭窄为主的瓣膜病也应维持一定的前负荷,否则也可因左室充盈不足而减少心排出量。⑤用血管收缩药增加后负荷,对以关闭不全为主的瓣膜病可引起反流增加和冠脉血流减少,从而可加重病情,此时用血管扩张药降低后负荷则有利于血压的维持。⑥对心肌氧耗的影响,如氯胺酮可兴奋循环,促进心脏收缩及血压升高,但增加心肌氧耗,选用前应衡量其利弊。

心脏瓣膜置换术的麻醉要求,力求使各种药物对心血管功能减损降至最低限度为原则。对气管内插管和外科操作无强烈、过度的应激反应,改善心脏的负荷状况,保持血流动力学的相对稳定，并按药效和病情随时加以调整，复合全麻的用药配合得当、品种和用量适宜、注药速度掌握合理。目前仍以芬太尼、舒芬太尼作为复合全麻主药，配合适当的镇静用药，并按需吸入低浓度的卤族全麻药，以维护心血管系统功能。

（二）几种常见瓣膜病手术的麻醉管理

1.二尖瓣狭窄

①围术期避免使用导致心动过速、肺血管阻力增加、前负荷下降或者心肌收缩力降低的药物；适当的补充血容量，严密监测血流动力学的变化。②对于术前已存在的房颤，药物控制持续用至术前；对于新出现的房颤，尝试电复律，以期恢复窦性心律。原有房颤出现室性心动过速者，应立即药物控制，避免血流动力学恶化。③避免使用加重肺动脉高压的药物，围术期肺动脉漂浮导管监测有益，但是应注意肺动脉破裂的风险。④术中 TEE 有助于探查二尖瓣成形或者置换情况，判断有无反流和瓣周漏，评估心肌收缩力和容量负荷情况。⑤围术期努力避免心室率过快。一般转前维持心室率 60～80 次/分较合适。停机后，心室率维持在 90～110 次/分左右较合适。⑥停机前应充分强心扩血管，增强心肌收缩力，降低后负荷，同时注意输血输液的速度，避免心脏过胀，在维持血流动力学稳定的情况下，使心脏处于相对欠容的状态。停机后注意控制血压，一般维持收缩压 100～120mmHg 为宜。

2.二尖瓣关闭不全

①患者在转机前注意勿让心率过慢，一般维持心室率 90～100 次/分为宜。维持较低的体循环阻力，减少二尖瓣反流，但应维持心室的收缩力。②围术期使用 TEE 评估左室的功能，同时监测心脏的容量负荷，指导液体输注。对于二尖瓣成形或者置换后是否伴有瓣周漏和监测跨瓣的压力梯度有重要的意义。③停机后一般需要使用小剂量的多巴胺与硝酸甘油或硝普钠强心扩血管支持治疗，停机后需要适当补充血容量。但围术期反流的严重程度，左室的射血分数，肺高压的程度和升主动脉的阻断时间是选择血管活性药物需要考虑的因素。

3.主动脉瓣狭窄

①在体外循环转机前应维持心室率勿过慢或过快，以免心室压力过大，加重心内膜下心肌缺血。一般维持 70～90 次/分为宜。②麻醉诱导前，应做好随时因血流动力学的剧烈变化需要紧急转机的准备。麻醉诱导时，应避免使用负性肌力药和血管扩张药，否则会显著减低心脏的前后负荷和心肌收缩力，引起血流动力学剧烈波动，严重者危及生命。③围术期可使用强效的 α 肾上腺素受体激动剂如去氧肾上腺素，处理血压的降低，维持血流动力学的稳定。④使用肺动脉漂浮导管监测肺动脉压，外周阻力，评估心排量和心脏指数的变化，指导治疗。⑤主动脉瓣狭窄患者一般由于左室压力负荷过重，术中需要加强心肌保护，心脏复跳后舒张压不能过低，以保证心脏舒张期灌注。⑥结合 TEE 评估心脏左室的收缩功能，心脏的前后负荷，测量瓣环的大小，术后评估有无瓣周漏和反流量的大小；指导停机前心腔排气，避免大量气体进入冠脉引起心室颤动等恶性心律失常，引起血流动力学的剧烈波动。

4.主动脉瓣关闭不全

①患者在体外循环转机前应注意心率不要过慢，一般心率维持 80～100 次/分为宜。②麻醉诱导后外周阻力适当下降有助于增加有效心排出量，但应注意勿使舒张压过低，降低心脏舒张期供血，必要时应加快输液或使用小量去氧肾上腺素提升舒张压。③使用肺动脉漂浮导管

检测围术期患者的心排量和心脏指数，有助于指导临床用药。停机后有助于指导临床药物治疗和液体输注，维持最佳的前负荷和心肌的收缩功能。④TEE监测技术有助于评估术前左室功能和主动脉瓣反流量的大小，测量瓣环大小和瓣膜置换后监测有无瓣周漏、反流量和跨瓣压力梯度。⑤左室大的患者术后一般需要正性肌力药物支持，必要时使用硝酸甘油类药物扩张冠状动脉，预防心肌缺血。

第三节　心血管疾病介入治疗的麻醉

随着人们物质生活水平的不断提高，心血管疾病的发生率也随之不断增加。介入治疗作为心血管疾病的一种传统手术的微创替代治疗方法，已经广泛应用于临床。随着介入治疗器械的不断研发和更新，介入治疗已基本涵盖所有心血管疾病，并已逐渐替代传统的开胸心脏手术治疗方式。介入治疗的迅速发展不仅是对传统心脏手术方式的一种革新，同时也对相关手术的麻醉提出了新的、更高的要求。常规心血管造影及部分心血管疾病介入治疗通常只需局部麻醉即可。但最新的主动脉腔内隔绝术、非体外循环下经皮导管内心脏瓣膜置换术等心血管疾病微创介入治疗方式不仅需要全身麻醉，同时还需要诱发心室颤动、心脏停搏、食管超声监测等各种麻醉相关的复杂操作，对心血管疾病治疗“新时代”的麻醉提出了更高的要求。

一、心脏导管检查与治疗的麻醉

（一）左、右心导管检查的麻醉

经动脉或静脉放置导管到心脏或大血管可以检查心室功能，瓣膜、心脏及肺血管的解剖，检查心室内的压力和血管的结构。右心导管检查主要用于诊断先天性心脏病，左心导管检查主要用于诊断后天获得性心脏病和大血管病变，多需要同时进行造影检查。此外，在不同部位取血样分析氧饱和度可以判断异常分流的位置。尽管心脏超声检查可以了解很多情况，但对于诊断复杂的心脏解剖异常，心导管检查仍然是“金标准”。由于在检查中要进行多种测量和反复抽取血样，又不可能在同一时间内完成，为了保证对血流动力学和分流计算的准确性，在检查过程中必须保持呼吸和心血管状态的相对稳定，动脉血氧分压和二氧化碳分压必须保持正常，所以麻醉平稳和方法一致就尤为重要，使心脏科医师无需考虑不同麻醉方法对诊断数据的影响。这种一致性的要求使麻醉的处理较为困难。

1.小儿左、右心导管检查

为保证小儿心导管检查诊断的准确性，必须维持呼吸、循环在相对稳定的状态。为避免 PaO_2 过高或者 $PaCO_2$ 过低从而引起肺动脉痉挛，可行机械通气控制呼吸，必要时可使用前列腺素 E_1 预防。儿童能够耐受创伤性操作的镇静深度常容易发生呼吸抑制，所以儿童心导管检查常需全身麻醉并行机械通气。机械通气本身对心导管检查的准确性无明显影响，分钟通气量和呼吸频率可以根据动脉血气分析结果设定，然后根据 $ETCO_2$ 进行调节，机械通气还可以避免 $PaCO_2$ 升高，减少对诊断准确性的影响。

除常规监测外，小儿心导管检查麻醉还应进行血气分析，监测代谢性酸中毒情况，对病情严重的患儿，即使是轻度的代谢性酸中毒也需进行处理，可能还需使用正性肌力药物。术中镇痛、镇静或全身麻醉的深浅必须恰当，既要预防心动过速、高血压和心功能改变，又要避免分流量增大、高碳酸血症和低碳酸血症。过度心肌抑制、前后负荷改变、液体平衡改变或过度刺激均可导致分流量增大影响诊断的准确性。氯胺酮会增加全身氧耗，但不会影响诊断的准确性，婴儿较常使用。

小儿尤其在全身麻醉时常见低体温，操作期间需要注意保温，吸入气体也应加温湿化，可使用保温毯或加温装置，监测直肠温度。新生儿可能会发生低钙血症和低血糖。小儿对失血的耐受性低于成人，应严密监测血细胞比容，并对贫血进行适当的治疗。严重发绀的患者红细胞增多，应充分补充液体，以减少对比剂造成血液高渗和微栓塞的发生。

2.成人左、右心导管检查

成人心导管检查经常同时进行冠状动脉造影。右心导管经过静脉系统到达右心和肺循环，冠状动脉造影经过动脉系统到达冠状动脉时也到达了左心，即体循环。检查通常在局部麻醉下进行，但适当镇静和镇痛对患者有益，为此常用药物有芬太尼和咪达唑仑，有时加用丙泊酚。

由于导管要放置到心腔内，在检查中经常发生室性或室上性心律失常，应监测心律并及时处理心肌缺血和心律失常。一般心律失常持续时间短，无血流动力学的显著改变，但因心肌缺血或应用对比剂后继发的室性心律失常或心室颤动常持续时间较长，影响血流动力学状态，需即刻用药物控制。需备用除颤器和心肺复苏药物、氧源、硝酸甘油、血管活性药物等。

心导管检查中可以给氧，但检查肺循环血流动力学时，必须保持血气在正常范围。

3.左、右心导管检查的常见并发症

左、右心导管检查的并发症包括心律失常、血管穿刺部位出血、导管造成心腔或大血管穿孔、血管断裂或血肿形成以及栓塞。

心律失常是最常见的并发症，常与导管尖端的位置有关，撤回导管心律失常即可消失，偶尔需要静脉用药或电复律终止心律失常。也可见到二至三度房室传导阻滞及窦性心动过缓，需用阿托品治疗。严重的心动过缓影响血流动力学者需安装临时起搏器。

心脏压塞有特征性的血流动力学改变，透视可见下纵隔增宽、心脏运动减弱，心脏超声检查可以确诊，而且能指导心包穿刺。心包穿刺引流导管对心脏的机械刺激会引发室上性或室性心律失常，危重病患者难以耐受，部分患者需要紧急进行外科手术。

（二）冠状动脉造影和支架术的麻醉

1.冠状动脉造影术的麻醉

注射对比剂使冠状动脉在放射条件下显影，从而确定冠状动脉解剖关系和通畅程度，判断是否存在冠状动脉狭窄以及狭窄的位置，是否存在冠状动脉痉挛。术中可经静脉给予心血管药物和镇静、镇痛药物，穿刺前局部阻滞可减少患者痛苦；鼻导管供氧，以保证充分的氧合；发生心肌缺血时，舌下含服或静脉给予硝酸甘油；进行标准监护，换能器可以直接接到动脉导管监测动脉压，严密观察患者，及时发现心绞痛或心力衰竭。

2.冠状动脉介入治疗的麻醉

经皮冠状动脉介入治疗（PCI）是指经冠状动脉造影定位狭窄后，使用头端带有球囊的导管穿过冠状动脉的狭窄处，用球囊扩张狭窄部位，并置入支架使冠状动脉狭窄基本恢复正常解剖和血供的一种微创治疗冠心病的方法。目前,PCI已广泛应用于临床医疗中。在PCI球囊扩张时会发生短暂的冠状动脉阻塞,需要麻醉医师严密监测患者的血流动力学状态。这种短暂的心肌缺血限制了PCI操作中治疗冠状动脉狭窄的数目,一般一次只能治疗一到两支冠状动脉病变。PCI还可以通过冠状动脉导管对粥样斑块进行切削或者使用激光切除粥样斑块。

室性心律失常可发生于缺血期或冠状动脉扩张后再灌注期间。室性期前收缩和阵发性室性心动过速影响血流动力学,应首选利多卡因治疗,更严重的心律失常要在全身麻醉下行心脏电复律;冠状动脉破裂可导致心包内出血和心脏压塞,心脏压塞需紧急行心包穿刺或手术止血。

冠状动脉闭塞是罕见的PCI并发症,是由于冠状动脉撕裂、动脉内栓塞或内皮功能障碍引起冠状动脉痉挛所致。经冠状动脉注射硝酸甘油200μg后常可减轻冠状动脉痉挛;多次操作后可能造成冠状动脉血栓形成,可预先使用肝素防止血栓形成;一旦血栓形成,在冠状动脉内注射溶栓药尿激酶可使血栓溶解,但溶栓治疗后可导致出血。

行急诊手术的患者可能有心绞痛和心律失常,需给予正性肌力药和气管内插管,主动脉内球囊反搏对患者有利,硝酸甘油可增加冠状动脉侧支的血流和减少前负荷,导管若能通过狭窄部分,就可在该部位放置支架,使闭塞血管恢复正常的血液供应。

经皮冠状动脉球囊扩张术(PTCA)和冠状动脉粥样斑块切除术的早期效果非常好,但扩张后冠状动脉的再狭窄率高达30%~40%,部分原因是冠状动脉内皮功能紊乱。现在用冠状动脉内支架保持血管通畅的治疗病例越来越多,在PTCA或冠状动脉粥样斑块切除时将支架放在狭窄部位,特别是药物洗脱支架,使远期再狭窄发生率显著降低。麻醉的处理与PCI时相同。

对急性心肌梗死的患者行溶栓治疗有效,也可在PCI治疗后恢复心肌的血供;而治疗必须在心肌梗死后的6~12小时内进行,但患者循环很不稳定,饱胃患者有误吸的可能,对焦虑、疼痛或呼吸困难而不能耐受局部麻醉手术者可选用全身麻醉。

对于会导致严重心肌缺血的冠状动脉主干狭窄进行PCI治疗时,体外循环能保证血流动力学稳定。体外循环是在全身麻醉和肝素化后,经股动脉和股静脉插管进行,监护与一般体外循环时相同,如病情允许,要尽早拔除气管导管。麻醉方法的选择要保证血流动力学稳定和早期拔管。

(三)球囊瓣膜扩张术

用球囊导管扩张狭窄的心瓣膜或大血管瓣膜,可用于先天性肺动脉瓣狭窄、肺动脉狭窄和主动脉缩窄,还可用来改善三尖瓣、肺动脉瓣、主动脉瓣和二尖瓣的狭窄,常用于外科手术危险性高的患者。进行球囊扩张时,循环被阻断,会导致严重的低血压,由于患者病情比较严重,球囊扩张术后不能立即恢复,可能需要使用正性肌力药和抗心律失常药静脉输液改善前负荷。并发症与心导管检查相同,还可能发生心脏瓣膜功能不全。

在行主动脉瓣扩张术时,需要准备两条静脉通路,其他瓣膜手术一条静脉通路即可。如果患者的血流动力学不稳定,扩张的球囊需立即放气。在球囊充气时,可能会导致对迷走神经的刺激,引起迷走反射,需用阿托品治疗。

二、心脏电生理检查与治疗的麻醉

(一)心脏电生理检查和异常传导通路导管消融术的麻醉

心脏电生理检查是将专用的多电极导管放置到心腔内,诊断异常心律的起源、通路等,并确定最合适的治疗方案。通常选用股动脉和股静脉进行血管穿刺放置导管,在颈内静脉放置另一根导管。使用标准的血管内导管,在右室或左室顶部 His 束附近进行程序刺激,通过特殊的定时脉冲刺激,诱发心律失常,并使用导管电极和体表电极进行心电监测。经过准确定位的导管对异位心律起搏点或附属旁路进行消融,也可将植入式除颤仪的电极准确放置到适当的位置。

麻醉中应注意,使用抗心律失常药物可能影响对异位心律起搏点以及附属旁路监测的准确性,所以检查前及术中不宜使用抗心律失常药。手术常要使用多种导管,持续时间长,为保证患者舒适,常需用镇静、镇痛药。

消融治疗室上性心动过速若不能通过导管超速抑制终止时,则需电复律。电复律系以电击将室上性或室性心律失常转到窦性心律。电复律需要短时间的麻醉和气道管理,多数择期治疗可以进行适当的准备,而急诊则只能应用镇静药使血流动力学稳定。心房颤动或心房扑动是最常用电复律治疗的心律失常,也可治疗顽固性室上性心动过速。电复律前应了解患者详尽的病史和体检、近期健康状况及用药情况(包括肝素、华法林)、胃内容物反流病史、禁食情况、电复律血栓栓塞病史。对慢性心房颤动的患者,在手术前要行心脏超声检查以排除左心房内血栓,血栓脱落前适当抗凝是必要的,操作前还应进行简要的神经系统评估,如中枢神经系统功能障碍及血栓脱落可能会导致脑卒中。插管器械、药物、氧供、通气方法、吸引器及复苏设备均应备齐,必须监测生理状况,常规标准监测血压、心电图和脉搏氧饱和度即可,一般不用有创监测。当电复律的所有工作都准备就绪,患者给氧去氮,然后小剂量逐渐增加麻醉药的剂量,由于循环时间延长及心律失常致心排血量降低,麻醉药起效较慢应防止用药过量,用药后当眼睑反射消失时即可电击。电击前即刻移去面罩,以确认没有任何人与患者接触。有时需要多次电击才能恢复窦性心律,所以要保持患者处于麻醉状态直至复律成功。电复律成功后,密切观察患者心律、呼吸和气道的通畅情况,直至患者完全清醒。急诊电复律应注意患者多为饱胃患者,为了防止麻醉时发生误吸,需要快速诱导气管插管全身麻醉。苯二氮䓬类、硫喷妥钠、依托咪酯和丙泊酚等静脉麻醉药均可安全应用。咪达唑仑恢复时间长,可以用氟马西尼拮抗;依托咪酯血流动力学稳定,但有 45%的患者发生肌阵挛,可干扰 ECG 显示从而影响其在电复律中的应用;丙泊酚快速给药可发生低血压,而用小剂量诱导能缓解血压的下降程度。

(二)置入起搏器或埋藏式电复律除颤器手术的麻醉

在心导管检查室内越来越多地置入永久性心脏起搏器或埋藏式电复律除颤器(ICD),这两种手术都需要通过静脉将电极置入右心房和(或)右心室,然后将起搏器埋于或除颤器放置于皮下。虽然局部麻醉可以减少放置起搏器或除颤器的不适,但全身麻醉气管内插管或喉罩控制通气时手术更便利。对埋藏式电复律除颤器进行测试时一般须对患者进行全身麻醉,对有严重心室功能障碍的患者应该进行直接动脉压监测。

三、主动脉腔内隔绝术的麻醉

主动脉腔内隔绝术是经股动脉通过导管释放带膜支架,封闭主动脉内膜破口或真性动脉瘤体,恢复正常主动脉解剖和血流动力学的一种微创介入治疗方式,是治疗主动脉夹层、大动脉瘤的首选介入治疗方法。

主动脉夹层是指在主动脉壁存在或不存在自身病变的基础上,并在一系列可能的外因(如高血压、外伤等)作用下导致主动脉内膜撕裂,血液由内膜撕裂口进入主动脉中层,造成主动脉中层沿长轴分离,从而使主动脉管腔呈现真假两腔的一种病理状态。临床分为三型:DeBakey Ⅰ型,主动脉夹层内膜破裂口在升主动脉,夹层累及范围自升主动脉到降主动脉甚至到腹主动脉;DeBakeyⅡ型,主动脉夹层内膜破裂口在升主动脉且夹层累及范围仅限于升主动脉;DeBakeyⅢ型,主动脉夹层内膜破裂口在降主动脉,夹层累及降主动脉,如向下未累及腹主动脉者为ⅢA型,向下累及腹主动脉者为ⅢB型。

主动脉瘤是指主动脉局部或者普遍扩张,主动脉直径大于正常直径的50%以上的病理性变化。病因主要为动脉粥样硬化,其他包括创伤、感染、先天性局部发育不良、梅毒、大动脉炎等。主动脉瘤按病理可分为三类:①真性动脉瘤,多继发于动脉粥样硬化,系指主动脉管腔异常扩张,但管壁保留完整,瘤壁包括内膜、中膜、外膜全程。②假性动脉瘤,系多种原因引起的血管壁破裂,在其周围形成的局限性纤维包裹性血肿,与受损伤血管相沟通,瘤壁成分为纤维组织而不是血管壁结构。③主动脉夹层动脉瘤,是由于主动脉内膜撕裂,血液经破口进入主动脉中膜所形成的夹层血肿。

主动脉瘤和主动脉夹层患者多病情较严重,心功能受损程度不等,往往通常合并有外伤、高血压等多种并发症,并且行主动脉腔内隔绝术时需控制性降压、食管超声监测等各种麻醉操作,因此应首选气管插管的全身麻醉。

(一)麻醉方式

1.区域阻滞麻醉

主动脉瘤、主动脉夹层患者通常为高龄,多伴严重心肺功能减退,为避免全身麻醉术后出现心肺并发症,许多医疗中心选择区域阻滞麻醉。一般认为,硬膜外麻醉可降低冠心病患者术中心血管事件的发生率和死亡率,通常选择 $L_2 \sim L_3$ 间隙行硬膜外穿刺置管进行连续硬膜外麻醉。麻醉满意后可在腹股沟处良好切开暴露股动脉,血管鞘和带膜支架输送系统置入股动脉后,常规使用5000U肝素(通常在硬膜外穿刺置管完成后1小时),术毕待最后一次肝素应用后2～4小时拔除硬膜外导管,术后严密监测是否出现硬膜外血肿的临床体征。由于介入医生在术中常使用抗凝剂,临床上对硬膜外麻醉血肿的顾虑大大限制了硬膜外麻醉的广泛临床使用,另外也有使用连续蛛网膜下腔麻醉的报道。

2.全身麻醉

由于主动脉腔内隔绝术存在术中转为开腹手术的可能,更多医疗中心倾向于选择全身麻醉,其实只要麻醉准备充分,一旦有剖腹的需要,麻醉医师可以在很短的时间内完成诱导。另外,若术中使用腺苷诱导心脏停搏,清醒状态下患者往往有胸痛、呼吸困难等不适,术中可能需要使用TEE,术中常规肝素抗凝可能导致硬膜外血肿,这些因素决定了全身麻醉是主动脉腔内隔绝术的首选麻醉方式。

(1)麻醉诱导:选用何种麻醉诱导药物取决于患者的年龄和全身状况,保持诱导过程中血流动力学的稳定是最终目标。通常可以选择"静脉麻醉药物(丙泊酚)+阿片类药物(芬太尼或瑞芬太尼)＋肌肉松弛药”的用药方案。为了减少喉镜置入和气管插管造成的心血管反应，一般主张常规给予短效β受体阻滞药，但哮喘和心功能失代偿的患者慎用。气管插管建议选择带钢丝的螺纹管，因为术中C臂机的使用可能会影响气管导管的连接，柔软的螺纹管增加了安全系数。另外，在释放主动脉带膜支架时，气管内显影良好的螺纹管也可以为主动脉弓上分支血管的定位提供部分参考。

(2)麻醉维持：由于主动脉腔内隔绝术是一种微创的手术操作，麻醉维持的目标主要是制动、镇痛和气管导管的耐受。选择异氟烷、七氟烷或地氟烷三者任一为主的吸入麻醉，或者选择以丙泊酚为主的全凭静脉麻醉，再辅以适当的阿片类药物，均可提供满意的麻醉维持。术毕，可以及时拔除气管导管。

麻醉诱导前和术中都应注意维持有效血容量。一方面，充足的液体是维持血压和保持一定尿量的基础，但同时应注意避免液体相对过多，造成控制性降压困难。维持相对正常的中心静脉压和尿量是重要的术中参考指标。

(二)主动脉腔内移植物释放时的麻醉管理

在向主动脉近心端释放带膜支架时，由于动脉血流的前向冲击，带膜支架会向远心端漂移，导致主动脉夹层破口或主动脉瘤囊不完全隔绝，易发生内漏。目前的方法是使用球囊扩张将带膜支架的近端附着系统固定于其下的血管壁上。但球囊扩张时会造成动脉血流的暂时阻断，从而使心脏面临骤升的后负荷。为了减轻动脉血流对带膜支架的冲击以及降低心脏一过性的后负荷剧烈升高，需要在带膜支架释放时使用控制性降压，以确保带膜支架位置的准确以及减低心脏后负荷。若想进一步降低带膜支架移位的风险，可使用药物诱发一过性的完全性心脏阻滞或者心脏停搏，还可以药物诱发心脏心室颤动，在此后短时间内完成带膜支架的释放和球囊扩张。目前，国外一些血管治疗中心使用大剂量腺苷诱发短暂性心脏停搏，为主动脉腔内隔绝术带膜支架的释放提供了良好的条件，其安全性也得到了临床的证实。国内的治疗中心基本采用控制性降压的方法，从实践中看，也可以保障带膜支架的成功释放和定位。

1.控制性降压

在主动脉腔内隔绝术带膜支架释放前可适当加深麻醉，并持续快速静脉推注硝酸甘油(稀释至50μg/ml)，在1～2分钟内将收缩压迅速降低至60～70mmHg。一旦收缩压降至目标值，即刻释放带膜支架，释放完成后停止注射硝酸甘油，减浅麻醉，必要时静脉推注少量去氧肾上腺素100～300μg。一般情况下使用硝酸甘油3～5mg即可完成带膜支架释放、球囊扩张定位等操作。某些病情复杂患者需要置入多个带膜支架或者反复多次球囊扩张，这时患者可能对硝酸甘油迅速产生耐受，血压不能降低到90mmHg以下，这时可辅用β受体阻滞药或者复合α-β联合受体阻滞药以及钙离子拮抗药，或者改用硝普钠。对大多数患者而言，单次静脉推注硝酸甘油降压后不需要使用升压措施，患者血压会在5分钟内自动回升至90mmHg以上。等主动脉造影证实带膜支架位置良好再调整血压水平，尽量避免频繁交替使用升压药和降压药。

2.腺苷诱导的心脏停搏

为增加带膜支架定位的准确性，Dorros等推荐在释放带膜支架时使用大剂量腺苷诱发短暂性的高度房室传导阻滞和心脏停搏。腺苷的半衰期非常短(<10秒)，是一种内源性的核苷

类似物，具有负性变传导和变时作用，同时作用于窦房结和房室结，既往主要用于终止室上性心动过速。Kanh 等对近 100 例行主动脉腔内隔绝术的患者使用腺苷诱导短暂心脏停搏，证实其疗效均较安全。对所有患者麻醉前均应放置临时胸外起搏器和除颤电极以处理不能自发恢复的房室传导阻滞以及使用腺苷后的房性心率失常，也可经中心静脉放置心室起搏导线以替代胸外起搏电极。带膜支架准备释放前，由中心静脉导管推注 24mg 腺苷，若患者注药后没有出现心脏停搏可逐渐增加腺苷剂量(48mg/60mg/90mg)直至心脏停搏，然后迅速撑开气囊将近端带膜支架贴附于主动脉壁上，带膜支架成功撑开后，若停跳时间超过 15～20 秒则需激活临时起搏器。腺苷诱导的心脏停搏可为减少腔内带膜支架易位发生率提供良好的条件。

（三）主动脉腔内隔绝术中食管超声的使用

近年来，TEE 在围手术期心血管疾病诊断和监测中的价值得到了充分的肯定。TEE 可即时观察主动脉、导丝和带膜支架释放前的定位等。该图像形式也可以评估腔内隔绝术带膜支架的位置，以及是否将病变主动脉与中央血流完全隔绝。术中可以精确观察到远端主动脉弓和降主动脉的病变。此外，TEE 也可以显示大的肋间动脉，因而可以避免带膜支架的误堵。利用多普勒彩色血流成像仪可以简单而清楚地确认带膜支架将血流与主动脉壁隔绝的情况。由于多数夹层动脉瘤患者合并有严重的心脏疾病，TEE 还可以在术中动态观察心脏收缩/舒张功能。

TEE 亦可用于主动脉及其分支的纵轴显像，可提供血管和病变大小以及位置的准确信息，相对单平面血管造影具有明显的优点。此外，如果发生带膜支架不能完全隔绝动脉瘤或者医源性主动脉撕裂，TEE 能简便而迅速地加以诊断，而血管造影可能难以发现。

TEE 的缺点是在使用时需要全身麻醉。由于气管和右支气管位于食管和主动脉之间，升主动脉远端和主动脉弓近端的显像受到一定的限制。

（四）相关并发症的处理

1.低血压

主动脉腔内隔绝术中或术后均可能发生与控制性降压无关的低血压，其原因主要有：①急性主动脉破裂；②对比剂过敏；③术中控制性降压后药物的残留作用；④大动脉阻断时间较长，开放时由于代谢物质进入循环引起血压下降；⑤凝血功能不佳和使用肝素抗凝导致穿刺或切开部位大量失血。

由于存在术中主动脉破裂的可能，麻醉医师应随时做好实施快速大量液体复苏的准备，包括静脉通路、输液装置、动脉测压、中心静脉监测设备以早期监测心脏前负荷的急性改变等。应准备好血管活性药物，同时准备好急性用血的准备。是否需要放置肺动脉导管取决于伴发疾病，尤其是心脏功能的状况。

腺苷可能会导致周围血管扩张，或者由于高度的房室传导阻滞引起低血压。另外，腺苷导致的低血压可能会引起短时间的心肌缺血，继而发生心力衰竭，影响血流动力学的稳定。通常腺苷的影响时间较短(10～40 秒)。

2.肾功能损伤

术前肾功能正常的患者，主动脉腔内隔绝术治疗对肾功能的影响较小，主要是由于手术创伤较小，失血量较少，手术时间较短。术前肾功能异常的患者，术后可能出现肾功能损害，其原因主要包括术中应用对比剂、控制性降压、带膜支架的释放与球囊扩张等影响血流动力学。围手术期的肾功能损害常表现为术中少尿、术中肌酐明显升高等，严重者需要长期透析治疗。术中应尽量减少对比剂的使用，尽可能选用对肾功能影响较小的对比剂。对术前已有肾功能损害且血压偏低的患者，术中可使用小剂量的多巴胺持续静脉维持。如果无低血容量引起的低血压，则出现少尿时可使用小剂量的呋塞米或者甘露醇。

3.脊髓缺血

胸主动脉腔内隔绝术后发生神经损伤的概率与开胸主动脉修补术相同。供应脊髓前部的肋间动脉可能会因为带膜支架隔绝主动脉而造成堵塞。带膜支架的长度和有无腹主动脉修补术史是造成脊髓缺血的危险因素。Greenberg 等报道了 25 例行降主动脉腔内隔绝术的患者，其中 3 例发生神经损伤。长带膜支架是引起术后截瘫的较大危险因素。对易引起术后截瘫的高危患者可在围手术期相对升高血压（增加脊髓血流）、采取脑脊液引流（降低脊髓静脉流出阻力）以及静脉给予激素和甘露醇。

4.腔内隔绝术后综合征

主动脉夹层动脉瘤腔内隔绝术后可观察到发热、C 反应蛋白水平升高、白细胞增多和血小板减少而无微生物感染的证据，统称为腔内隔绝综合征。通常症状较轻，可持续 2～10 天。少数患者可能由于毛细血管通透性过高、渗漏较多引起致命的低血容量，造成呼吸衰竭和 DIC。发生腔内隔绝综合征的机制不明确，可能与对比剂、术中辐射、瘤体内血栓形成以及带膜支架在血管腔内的操作有关。目前认为非甾体抗炎药物治疗有一定的效果。

四、非体外循环下经皮导管内心脏瓣膜置换术的麻醉

心脏瓣膜病变是心脏病中最常见的一种疾病，目前其治疗方式主要依靠外科手术治疗。尽管传统的心脏瓣膜置换手术技术已经相当成熟，但许多伴有严重并发症的老年患者因不能耐受手术而无法得到有效治疗，严重影响其生活质量。非体外循环下经皮导管内心脏瓣膜置换术是一种最新的心脏瓣膜微创手术方式，该手术避免了开胸、体外循环、主动脉夹闭、心脏停搏等创伤性操作，使上述不能耐受手术的老年患者同样能进行换瓣手术治疗，同时还显著缩短住院时间，有效改善其生活质量。非体外循环下经皮导管内心脏瓣膜置换术通过心尖部或股动脉入径，经导管系统将生物瓣膜输送到病变部位，然后利用球囊扩张压迫进行瓣膜置换的一种微创手术。该手术方式可以行三尖瓣、肺动脉瓣、二尖瓣、主动脉瓣的瓣膜置换手术，但目前临床上主要用于主动脉瓣的置换。非体外循环下经皮导管内心脏瓣膜置换术是一种相当复杂的手术，需要麻醉医师、介入医生、手术室护士、心脏超声科医生等跨学科人员的密切配合。

（一）非体外循环下经皮导管内心脏瓣膜置换术的手术方式

非体外循环下经皮导管内心脏瓣膜置换术应于杂交手术室[备有数字减影血管造影设备（DSA）的传统心脏手术室]内进行。手术入径及输送装置的选择取决于股动脉的粗细与迂曲情况、主动脉弓是否有粥样硬化、心尖部是否有动脉瘤、心包是否有病变等。股动脉入径可以避免开胸及左室心尖部操作对血流动力学的影响，心尖部入径则可避免外周血管和主动脉并发症（如动脉夹层等），同时有利于术中瓣膜的定位和准确释放。术前于左侧股动脉插管用于连续监测血流动力学指标，左侧股静脉插管放置右室起搏导线，并连接体外起搏器。股动、静脉分别行左、右心导管检查明确主动脉瓣环直径及倾斜度，必要时经股动、静脉还可行体外循

环。目前应用于临床的导管内置换的心脏瓣膜主要有爱德华公司的 23[#] 和 26[#] 主动脉生物瓣。生物瓣膜直径 23mm/26mm，长 14mm/16mm，3 个瓣叶根部固定于双正弦波的不锈钢支架上，瓣膜沿双正弦波形收拢后贴合于扩装球囊上，球囊连接 24F 或 26F 的瓣膜输送系统。一旦球囊打开，不锈钢支架扩张，主动脉生物瓣将永久性释放于主动脉瓣环处。由于非体外循环下经皮导管内心脏瓣膜置换术使用的爱德华主动脉生物瓣是非自膨胀支架，因此主动脉根部扩张症的患者是非体外循环下经皮导管内主动脉瓣膜置换术的绝对禁忌证。

1.经股动脉非体外循环下经皮导管内心脏瓣膜置换术

于右侧股动脉处穿刺置入 12F 血管鞘，导引钢丝及 20～23mm 尖端球囊导管经血管鞘进入动脉，在 TEE 和 X 线透视的引导下到达主动脉瓣环处后，体外起搏器经右室起搏导线起搏心跳至 200 次/分以上，直至心脏无射血、动脉波形消失，即刻于主动脉瓣环处扩张球囊约 10 秒，同时关闭呼吸机以去除呼吸对心脏显影的影响及减少球囊扩张主动脉瓣时的移位。预扩张完成后，立即终止体外起搏、恢复通气，并恢复血流动力学的稳定。经 TEE 和主动脉根部造影再次测量主动脉瓣环直径及倾斜度。随后，右侧股动脉以 24F 或 26F 鞘置换 12F 鞘，经鞘管将主动脉生物瓣输送系统沿导引钢丝在 X 线透视的引导下输送至主动脉瓣环处，再次快速体外起搏、呼吸暂停、心脏停止射血后，扩张主动脉生物瓣膜球囊 10～15 秒将瓣膜支架紧密贴合于主动脉瓣环处。术毕，即刻恢复呼吸、停止起搏，恢复血流动力学。最后以 TEE 评价主动脉瓣位置是否良好、是否存在主动脉瓣反流及瓣周漏及心室收缩功能是否良好等。

2.经心尖部非体外循环下经皮导管内心脏瓣膜置换术

于左侧第 5 肋间做一 10cm 左右小切口，打开心包，充分暴露左室心尖部。于心室表面放置起搏导线，左室心尖部行荷包缝合。于荷包处置入穿刺针及导引钢丝，在 X 线透视和 TEE 引导下，将导引钢丝通过左心室、主动脉瓣置入降主动脉。沿导引钢丝置入 16F 血管鞘于左室流出道，经鞘管置入尖端球囊导管预扩张后置入主动脉生物瓣，方法同上。

（二）非体外循环下经皮导管内心脏瓣膜置换术的麻醉管理

1.术前准备

完善各项相关生化指标及血流动力学等检查。术前常规行主动脉弓、双侧股动脉及髂动脉血管超声检查，明确有无动脉粥样硬化斑块及血管扭曲；行心脏彩色多普勒超声检查，明确有无室壁瘤及心包病变，有助于手术入径的选择。术前常规给予阿司匹林 300mg 和氯吡格雷 300mg 口服。术前常规准备肝素 5000U，于主动脉生物瓣释放前维持激活凝血时间（ACT）＞250 秒。麻醉诱导前常规留置 16G 静脉针，局部麻醉下行桡动脉穿刺。术中需诱发快速型室性心律失常导致低血压，术前常规准备强心药物、血管活性药物、抗心律失常药物及除颤仪。术前还需充分的水化治疗特别是对已明确肾功能不全的老年患者，以防术中对比剂对肾功能的损害。

2.全身麻醉

由于行非体外循环下经皮导管内心脏瓣膜置换术的患者多数为伴有严重并发症不能耐受传统换瓣手术的老年患者，因此许多国外医疗中心选用局部区域阻滞麻醉联合深度镇静以避免全身麻醉术后的并发症，但往往不能提供良好的手术需求。患者的体动往往造成术中瓣膜释放位置的漂移；由于周围手术环境条件的限制不能及时有效地处理堵塞气道；一旦导管内换瓣手术失败行体外循环，局部区域阻滞麻醉无法满足体外循环的需要；特别是在局部区域阻滞麻醉下，无法行 TEE 监测，而持续 TEE 监测在整个手术过程中至关重要。因此，非体外循环下经皮导管内心脏瓣膜置换术首选气管插管的全身麻醉。全身麻醉诱导和维持同主动脉腔内隔绝术。

手术过程中，球囊预扩张和瓣膜支架扩张前都需要诱发快速型室性心动过速，停止左室射血，以保证球囊预扩张和瓣膜的准确定位、释放，术毕需迅速恢复血流动力学并维持稳定。对于术前心功能严重受损或者心力衰竭的患者往往需要使用强心药物和血管活性药物恢复血压，抗心律失常药物或者电除颤恢复心律，偶有患者需体外循环并行辅助恢复心功能。儿茶酚胺类药物（如肾上腺素等）对于左室肥厚的患者往往会加重其低血压，因此需慎重使用。术中可在 TEE 的指导下使用相关血管活性药物。术后 TEE 多提示主动脉瓣瓣周漏，但主动脉生物瓣会随温度的升高而自行重塑，主动脉瓣瓣周漏会在术后 24～48 小时后自行修复。

3.术后监护

手术完成后即可拔除气管导管，回重症监护室。经股动脉非体外循环下经皮导管内心脏瓣膜置换术的伤口很小，术后口服镇痛药物即可。而经心尖部非体外循环下经皮导管内心脏瓣膜置换术的伤口相对较大，术后肋间神经阻滞复合镇痛泵镇痛即可。

非体外循环下经皮导管内心脏瓣膜置换术麻醉的关键在于：①在麻醉诱导时应尽量降低冠状动脉灌注压及避免心动过速。②在诱导快速型室性心律失常时应尽量维持体循环灌注压。③在行主动脉瓣膜释放时需严格抑制心脏射血防止主动脉瓣漂移，同时防止呼吸伪影影响心脏显影。

4.术中 TEE 监测

所有非体外循环下经皮导管内心脏瓣膜置换术的患者术中均需全程 TEE 监测。麻醉诱导插管后即可放置食管超声探头，术前 TEE 全面评价基础心功能及有无二尖瓣、三尖瓣反流、升主动脉及主动脉弓有无动脉粥样硬化斑块，并明确临床诊断。一旦发现升主动脉或主动脉弓有动脉粥样硬化斑块，应尽量避免粗导管在主动脉中的操作，以防斑块破裂形成动脉夹层，以选择心尖部入径为宜。超声探头于食管中段主动脉长轴面测量主动脉瓣环、左室流出道及主动脉根部直径，明确主动脉生物瓣型号及手术的可行性。主动脉瓣环直径必须在 18～21mm 或 22～25mm，才能使用爱德华 23# 或 26# 生物瓣膜进行导管内主动脉换瓣术。

在诱导快速型室性心动过速过程中，TEE 还能协同动脉波形共同判断心室收缩力是否消失及左室射血是否停止。

主动脉生物瓣的正常功能有赖于瓣膜释放时的正确定位，尽管 X 线透视是主动脉瓣于主动脉瓣环处定位的主要依据，但主动脉瓣长轴切面的 TEE 监测却仍具有重要意义。主动脉瓣释放时，主动脉生物瓣支架近端应在主动脉窦水平左右，支架远端一半以上应当位于心室面，使主动脉生物瓣与主动脉瓣环在同一直线上。但在 X 线透视定位时，TEE 探头应退到食管上段，以免其伪影影响 X 线透视下主动脉瓣的定位。

尽管二尖瓣环与主动脉瓣环之间有瓣环纤维紧密连接，但主动脉瓣环水平的人工生物瓣释放并不影响二尖瓣的生物功能。事实上，通过适当改变释放时主动脉生物瓣的位置能有效降低左室收缩末压力和容积，从而有效改善二尖瓣反流、减轻左室流出道梗阻、增加左室射血分数以及改善心脏充盈。

TEE 监测在非体外循环下经皮导管内心脏瓣膜置换术中具有重要意义，TEE 不仅能实时监测心脏收缩/舒张功能，还能指导术中容量填充和血管活性药物的使用。

第四节　心脏病患者施行非心脏手术的麻醉

心脏病患者施行非心脏手术麻醉有时比心脏手术麻醉更难处理，因为心脏手术一般术前准备比较充分，并且术后纠正了心血管病变，循环功能可获改善，有利于术后恢复。非心脏手术不仅未纠正心血管病变，需要手术的疾病本身还可加重循环负担，损害心功能。因此，心脏病患者施行非心脏手术，麻醉和手术的并发症及死亡率可显著高于无心脏病者。麻醉和手术的危险性及结局，不仅取决于心脏病变本身的性质、程度和心功能状态，而且还取决于非心脏病变对呼吸、循环和肝肾功能的影响，手术创伤的大小，麻醉和手术者的技术水平，术中、术后监测条件，以及对出现各种异常情况及时判断和处理能力。社会人口老龄化已是当今社会的现实问题。据国外统计资料，在未来 30 年，美国超过 65 岁的老人将增加 25%～35%，而此类人群正是手术的主要目标人群。这样，每年在老年人中实施的非心脏外科操作例数将从 600 万增至 1200 万左右，其中 1/4 的手术，包括腹腔内、胸腔内、血管和矫形外科手术，直接受到心血管疾病的影响。在处理此类病例时，麻醉医师必须掌握心脏病变的基本病理生理，有关心脏和循环的代偿情况，术前评估、准备，具有能充分评估并及时处理各项先兆、危象及术中监测、术后管理的能力。心脏病变种类繁多，如冠状动脉粥样硬化等所致心肌缺血性心脏病变、各种先天性畸形、后天性瓣膜损坏病变等。心肌缺血性心脏病在欧美国家发生率颇高，已成为心脏病患者施行非心脏手术的主要对象。相比之下，目前国内缺血性心脏病发生率比欧美国家低，但确有不断增加趋势。无症状性冠状血管病变引起心肌缺血，由此产生未能预料的意外时有耳闻，值得麻醉医师重视。

一、手术前评估

心脏病患者能否承受麻醉与手术，主要取决于心血管病变的严重程度和代偿功能，以及其他器官受累情况和需要手术治疗的疾病等。因此，情况较为复杂，需要对患者作全面了解与评估。患者的病史、体格检查、实验室资料和各项必要的特殊检查应该完全。心功能方面的检查项目可按患者心脏病变情况和具体条件拟订，并结合各项检查所需价格与对患者有否价值全面评估，应避免对病情处理无益的过多检查而花费医疗资源。

（一）手术前评估简史

早在 1950 年就发现围手术期心肌梗死是造成不良结局的重要原因，随着冠心病发病率不断增长，此问题显得更为突出。几十年来的主要研究集中在心脏病严重程度与手术结局的相关性，术前哪些临床和实验检查结果与患者预后有关，以及在围手术期如何设法降低患者的并发症与死亡率。

（二）心功能分级

依据患者活动能力和耐受性评估心脏病的严重程度，从而预计患者对麻醉和手术的耐受情况，在临床实际工作中颇有价值。目前多采用纽约心脏病协会(NYHA)四级分类法，对心脏病患者心功能进行分级：Ⅰ级为体力活动不受限，无症状，日常活动不引起疲乏、心悸和呼吸困难等；Ⅱ级为日常活动轻度受限，且可出现疲劳、心悸、呼吸困难或心绞痛，但休息后感舒适；Ⅲ级为体力活动显著受限，轻度活动即出现症状，但休息后尚感舒适；Ⅳ级为休息时也出现心功能不全症状或心绞痛，任何体力活动将会增加不适感。此是多年来的传统分级，现今仍有实用价值。若患者心功能为Ⅰ～Ⅱ级，进行一般麻醉与手术安全性应有保障。Ⅳ级患者则属高危患者，麻醉和手术的危险性很大。Ⅲ级患者经术前准备与积极治疗，可使心功能获得改善，增加安全性。由于心功能分级差别太大，量化程度不够，许多有关因素无法概括，因此目前采用多因素分析法作为补充。

(三)心脏危险指数

Goldman 等在临床实际工作中把患者术前各项相关危险因素与手术期间发生心脏并发症及结局相互联系起来，依据各项因素对结局影响程度的大小分别用数值表示，从而对心脏病患者尤其是冠心病患者施行非心脏手术提供了术前评估指标，并可用于预示围手术期患者的危险性、心脏并发症和死亡率。虽然有些作者如 Detsky 对此做了更改和补充了心绞痛内容，但原则上仍大同小异。表 3-2 为 Goldman 等提出的多因素心脏危险指数(CRI)，共计 9 项，累计 53 分。此外，传统认为心脏危险因素如吸烟、高血脂、高血压、糖尿病、周围血管病变、心绞痛、心肌梗死时间超过 6 个月等均未包括在内，可能认为这些均是非直接相关因素，以及病例数不足，相当一部分的心肌缺血和心绞痛为无痛性，因此未达到统计上有意义的程度。由于此分类法简单方便，目前仍有临床参考价值。其后，Zeldin 等作了前瞻性研究，证实多因素心脏危险指数的实用价值，阐明了心功能分级和心脏危险因素记分与围手术期心脏并发症和死亡之间的相关性，且二者联合评估可有更大的预示价值。从表 3-3 中可以看出累计分数 13～25 分，相当于临床心功能Ⅲ级，术前若进行充分准备，病情获得改善，心脏代偿功能有所好转，心功能改善成Ⅱ级或早Ⅲ级，麻醉和手术安全性就可提高。若累计值超过 26 分，相当于心功能Ⅳ级，麻醉和手术必然存在较大危险，围手术期死亡的患者中半数以上发生于此组。值得注意的是在总计数值 53 分中有 28 分如第 3、5、6、7 项(表 3-2)通过适当的术前准备或暂缓手术，等待病情获得改善后就可减少麻醉和手术的危险性。

表 3-2 Goldman 多因素心脏危险指数

项目	内容
病史	心肌梗死＜6 个月
	年龄＞70 岁
体检	第三心音、颈静脉怒张等心力衰竭体征主动脉瓣狭窄
心电图	非窦性节律，术前有房性期前收缩
	持续室性期前收缩＞5 次/分
一般内科情况差	PaO_2＜8kPa，$PaCO_2$＞6.7kPa，K^+＜3mmol/L，BUN＞18mmol/L，Cr [illegible] 260mmol/L，SGOT 升高，慢性肝病征及非心脏原因卧床
腹腔内、胸腔内或主动脉外科	

续表

项目	内容
急诊手术	
总计	

表 3-3 心功能分级和心脏危险因素积分与围手术期心脏并发症和心脏原因死亡的关系

心功能分级	总分数	心因死亡(%)	危及生命的并发症*(%)
Ⅰ	0～5	0.2	0.7
Ⅱ	6～12	2.0	5.0
Ⅲ	13～25	2.0	11.0
Ⅳ	≥26	56.0	22.0

*非致命心肌梗死、充血性心力衰竭和室性心动过速。

（四）常规与特殊检查

【心电图】

1.常规心电图

心脏病患者术前常规心电图检查可以正常，如冠心病患者休息时常规心电图至少有15%在正常范围。但多数患者存在不同程度的异常，如节律改变、传导异常和心肌缺血表现等，不仅可作为术前准备与治疗的依据，且有助于术中、术后处理和鉴别因代谢、电解质紊乱以及其他系统病变引起心电图改变的参考。

2.运动试验心电图

可用作判断冠状动脉病变。部分冠心病患者常规心电图虽可以正常，但运动试验心电图就会显示异常。运动增加心率、每搏量、心肌收缩性和血压，共同引起心肌氧需量增加。因此，可作为围手术期患者对应激反应承受能力的估计。最大心率与收缩压乘积(RPP)可粗略反映患者围手术期的耐受程度。Gutler等在血管外科手术患者中发现，术前运动试验心电图阳性者，术后心肌梗死发生率高。在心电图平板运动试验中，若患者不能达到最大预计心率的85%即出现明显ST段压低，围手术期心脏并发症发生率高达24.3%；而患者运动可达预计心率，且无ST段改变者，心脏并发症发生率仅为6.6%。心电图运动试验时出现ST段压低，反映心内膜下心肌缺血，而ST段升高则提示跨壁心肌缺血或原心肌梗死区室壁运动异常。血压下降常表示存在严重心脏病应即终止试验。运动试验心电图阳性定义为ST段压低>1mm伴典型心前区疼痛或ST段压低>2mm，常可帮助临床冠心病的诊断，但试验阴性并不能完全排除冠心病的可能，尤其是存在典型冠心病病史者。若患者存在左心室肥厚、二尖瓣脱垂、预激综合征以及服用洋地黄类药等常会出现假阳性。若患者无法达到预计心率，运动耐受差，血压下降，以及服用β受体阻滞药会引起判断困难和假阴性。运动试验虽然有用，但在危重病患者、血管外科患者由于无法达到必要的运动量而作用受限。

3.动态心电图

连续心电图监测不仅用于术前24小时检查判断是否存在潜在的心肌缺血、心率变化和有否心律失常，且可应用于术中和术后。Raby等对176例外周血管外科手术患者术前作24小时动态心电图检查，发现有静止缺血表现32例中的12例（37.5%）发生术后心脏并发症。相反，术前动态心电图未见静止缺血表现的144例，仅1例发生心脏并发症。表明24小时动态心电图检查无心肌缺血和心律异常发现，围手术期发生心脏并发症概率不大。对于运动受限患者，休息时心电图正常，采用动态心电图检查也有其价值，因为此项检查可了解患者心肌有否静止缺血，一旦存在可及早进行药物处理。一般认为此项检查心肌缺血的敏感性可达92%，特殊性达88%，阴性预示值99%，并且由于是非创伤性检查，可较多采用。

【超声心动图】

1.常规超声心动图

此项技术观察心脏搏动时声波反射，显示心腔二维图形，可了解室壁运动情况、心肌收缩和室壁厚度、有无室壁瘤和收缩时共济失调、瓣膜功能是否良好、跨瓣压差程度以及左心室射血分数等。若左心室射血分数＜35%常提示心功能差，围手术期心肌梗死发生率增高，充血性心力衰竭概率也增大。围手术期采用经食管超声多普勒可动态连续监测上述指标，及早发现心肌缺血、心功能不全，且可评估外科手术效果。虽然价格昂贵，技术要求也高，但近年来在一些医疗中心已作为术中监测项目。

2.超声心动图应激试验

在进行超声心动图检查时，采用药物使患者心脏产生应激，心率增快，观察心室壁是否出现异常或原有心室壁活动异常是否加重，从而判断心肌缺血及其严重程度。常用药物为多巴酚丁胺，每分钟10～40μg/kg，或阿托品0.25～1.0mg静脉注射，使心率增快到预计目标。此项检查适用于不能进行运动耐量试验、休息时ECG正常的患者，其结果对预示围手术期并发症发生有帮助。检查结果若心室壁异常活动范围越大，围手术期发生心脏原因的并发症概率也越大，具有一定的量化价值。

【放射性核素检查及激发试验技术】

在冠心病诊断方面，放射性核素检查是较为常用而且有诊断价值的一种方法。放射性核素是一种对人体无害的示踪剂，检查时仅需将微小的剂量注入静脉后，通过特殊的γ照相技术和图像分析，就可以显示心肌和心脏的功能，其方法简单安全，无创伤.重复性强。目前常用于心血管检查的核素是铊-201。铊-201是一种心肌显像剂，它是阳离子，易被正常心肌细胞所摄取，注入人体内被有功能的正常心肌摄取后会显影，而病变部位则不显影。冠心病时，由于血供障碍，或是心肌梗死的心肌细胞功能受到损伤，核素摄取减少或是无摄取功能，相应部位的心肌就会出现放射性缺损，故又称“冷区”扫描或“冷区”显像。如果休息状态下显示心肌有缺损，运动状态下仍然存在缺损，则诊断为心肌缺血。在患者休息4小时后，铊-201分布可能发生变化。非存活瘢痕引起的分布缺损不发生变化，然而，缺血区铊-201的后期显像则可能表现为最初缺损的消失或缩小。据国外多数学者报道，铊-201对冠心病诊断的灵敏度为77%～92%，特异性为86%～100%，而心电图运动试验灵敏度为65%，特异性为75%，可见铊-201心肌灌注显影技术对冠心病的诊断是一种可取的好方法。

激发试验技术包括运动应激试验和药物激发试验技术。

运动应激试验一般在常规的平板上进行，采用Bruce方案或类似的运动时间表对患者进行监测。如无禁忌证，运动持续至按年龄预定的＞85%的最大运动量，在患者运动顶峰时注射放射性核素。在此水平上鼓励患者持续运动30～60秒以使放射性核素按照运动相关性血流模式进行分布。也可进行重复注射显像,重复注射可常规地用于延迟显像之前(所有患者)或之后(扫描显示持续缺损患者)。在检测有明显的冠状动脉缺血中,运动负荷-再分布铊-201显像要比心电图运动试验具有更高敏感性和特异性,而如果将铊-201显像和运动心电图结果相加则增加冠状动脉疾病的诊断敏感性。

药物激发试验对不能进行运动应激试验而需分析ST段者尤为适用,如应用洋地黄的患者、束支传导阻滞患者或妇女(在正常妇女中最大运动应激试验有约50%为假阳性,原因不明)。药物激发试验也用于不能运动的患者(如肥胖、关节炎或老年因素)。可使用一种冠状动脉扩张剂,如双嘧达莫(潘生丁)。双嘧达莫引起正常冠状动脉、周围血管扩张和血流增加,并反射性引起心动过速。粥样硬化的冠状动脉由于狭窄不能扩张,导致血流降低而发生冠状动脉窃血现象,使相应的心肌血供减少。因此,显像相似于运动后显像。双嘧达莫静脉注射3～5分钟后铊-201显像对冠状动脉疾病的敏感性相同于运动试验。双嘧达莫引起的缺血或其他不良反应(如恶心、呕吐、头痛、支气管痉挛)可以经静脉注射氨茶碱得以缓解。腺苷可作为双嘧达莫替代物经静脉输入。腺苷在血浆中快速降解,通过终止输液可反转其作用。在双嘧达莫或腺苷的相关研究中,氨茶碱和有关黄嘌呤化合物可产生假阴性。因此,在检测前24小时应避免服用咖啡因和含有茶碱的支气管扩张剂。多巴酚丁胺和β1受体激动药也可用作激发剂。

【冠状动脉造影】

冠状动脉造影是判断冠状动脉病变的金标准,可观察到冠状动脉精确的解剖结构,冠状动脉粥样硬化的部位与程度。同样可进行左心室造影,了解左心室收缩功能、射血分数和左心室舒张末充盈压。进行冠状动脉造影的指征有:①药物难以控制的心绞痛或休息时也有严重的心绞痛发作。②近期心绞痛症状加重。③运动试验心电图阳性。④双嘧达莫—铊闪烁照相存在可逆性缺损。⑤超声心动图应激试验有异常,提示缺血。通过冠状动脉造影可判断患者是否需作冠状动脉介入或旁路手术。

(五)术前评估指南

心脏病患者施行非心脏手术,传统的术前评估方法常依据病史、体格检查、临床表现以及各项常规与特殊检查结果进行评估,存在一定的局限性。如许多血管外科手术患者常伴有冠状动脉病变,但仅有少数在围手术期发生心脏原因的并发症。目前各项检查对发现冠状动脉病变的敏感性相对较高,而特异性较低。若试验结果为阴性,一般表示情况良好,预计发生心脏并发症的概率很小。

【心血管危险因素临床评估】

根据病史、体格检查、各项常规和特殊试验结果估计患者围手术期发生心脏原因的并发症的概率,分成高危、中危和低危。

1.高危

①近期心肌梗死病史(心肌梗死后7～30天)伴严重或不稳定型心绞痛。②充血性心力衰竭失代偿。③严重心律失常(高度房室传导阻滞、病理性有症状的心律失常、室上性心动过速心室率未得到控制)。④严重瓣膜病变。

2.中危

①心绞痛不严重。②有心肌梗死病史。③曾有充血性心力衰竭史或目前存在代偿性心力衰竭。④糖尿病(需治疗)。

3.低危

④老年。②心电图异常(左心室肥厚、束支传导阻滞、ST-T 异常)。③非窦性节律(心房颤动)。④有脑血管意外史。⑤高血压未得到控制。

2007 年美国心脏病学会/美国心脏学会(ACC/AHA)非心脏手术患者围手术期心血管评估和处理指南强调患者如果具有特殊心脏情况,则需要在非心脏手术前进行严格评估和治疗,并且针对部分患者既往已有经皮冠状动脉介入治疗(PCI)史,现在需要行非心脏手术,提出临床处理建议。

【体能状态】

患者的体能状态也是很重要的指标,通过对患者日常活动能力的了解,估计患者的最大活动能力。现用代谢当量水平(METs)表示。1MET 是休息时的氧消耗,如 40 岁男性、体重 60kg,分钟氧耗约相当于3.5ml/kg,以此为基础单位,对不同的体力活动计算出不同的 MET。良好的体能状态,体能活动一般可＞7METs;中等体能状态为 4～7METs。若 METs＜4 则提示患者体能状态差。根据 METs 与患者体力活动时氧消耗的密切相关,目前已测试出不同的体力活动的 METs 值(表 3-4)。

表 3-4　不同体力活动时的能量需要(METs)

体力活动	METs
休息	1.00
户内行走	1.75
吃、穿、洗漱	2.75
平地行走 100～200 米	75
轻体力活动,如用吸尘器清洁房间等	3.50
整理园林,如耙草、锄草等	4.50
性生活	5.25
上楼或登山	5.50
参加娱乐活动,如跳舞、打高尔夫球、打保龄球、双打网球、投掷垒球	6.0
参加剧烈体育活动,如游泳、单打网球、踢足球、打篮球	7.5
重体力活动如搬运重家具、擦洗地板	8.0
短跑	8.0

【外科手术危险性】

不同的外科手术会使患者产生不同的应激反应而引起不同的影响。如老年急诊患者行大手术可能伴有大出血或体液丢失,因此属高危。而血管外科手术不仅对患者血流动力学影响大,且常伴有冠心病或术前存在心肌梗死。根据不同类型的非心脏外科手术操作与围手术期发生心脏原因并发症或死亡的概率而分为高、中、低危。

1.高危手术

预计心脏意外危险、心源性死亡发生率>5%。如:①急诊大手术,特别是老年患者;②主动脉或其他大血管手术;③周围血管手术;④预计长时间的外科操作,伴大量液体或(和)血液流失。

2.中危手术

心脏意外危险发生率>1%且<5%。如:①颈动脉内膜剥脱术;②头、颈部手术;③胸、腹腔内手术;④矫形外科手术;⑤前列腺手术。

3.低危手术

心脏意外危险发生率<1%。如:①内镜操作;②体表手术;③白内障手术;④乳房手术;⑤门诊手术。

因此,根据患者的危险因素、体能状态和外科手术的危险性,2007 年 ACC/AHA 对非心脏手术患者围手术期心血管评估和处理提出了临床指南,可作为判断和处理患者的流程。

围手术期心血管评估和处理指南:

自从 2002 年发布了围手术期心血管评估和处理指南以来,许多新的试验和研究提出了修订意见。考虑到这些研究结果,2007 年 ACC/AHA 非心脏手术患者围手术期心血管评估指南编写委员会根据证据的等级和强度制定了实践步骤。

第一步:评估者要考虑该非心脏手术的紧迫性。在许多情况下,患者或手术的特异性因素决定了不允许进一步的心脏评估和治疗(如急诊手术)。在这种情况下,评估者的最佳决定就是推荐在围手术期加强监测和治疗。

第二步:患者是否伴有 1 个或以上的临床危险因素或活动性心脏病。如果没有,进入第三步。对要接受选择性非心脏手术的患者,如果存在不稳定型冠状动脉综合征、失代偿性心力衰竭或严重的心律失常及瓣膜性心脏病时,通常要取消或推迟择期手术,直到心脏问题得到合理的控制和治疗。

第三步:患者是否接受低风险手术?对于这样的患者,基于心血管系统检查所采取的干预措施通常不会导致治疗方案的改变,因此可以进行手术。

第四步:患者是否具有良好的功能储备,有没有临床症状?对于有强大功能储备的患者,任何进一步的心血管检查都不会影响治疗。因此,这种患者适宜手术治疗。对于有心血管疾病或至少 1 个临床危险因素的患者,在围手术期要应用β受体阻滞药来适当地控制心率。

第五步:如果患者的功能储备状况(根据近期运动试验或代谢当量)很差,则要进一步评估患者的临床危险因素。如果患者没有临床危险因素,那么适宜手术治疗,没必要改变治疗方案。如果患者存在 1 个或 2 个临床危险因素,则要么进行择期手术,并在术中应用β受体阻滞药来控制心率;要么进一步检测心血管功能,并更改治疗方案。对于存在 3 个或以上的危险因素的患者,其手术麻醉相关的心脏风险则显著增大,有必要采取进一步的评估、检查和治疗措施。

二、麻醉前准备与用药

(一)调整心血管用药

心脏病患者常规需要药物治疗,术前应对常用的药物品种进行调整。一般来说,抗心律失常药、抗高血压药应继续服用至手术日。突然停用β受体阻滞药、中枢作用的抗高血压药(甲基多巴、可乐定)、硝酸甘油或钙离子通道阻滞药会引起心肌缺血、高血压意外和心律失常。因此,原则上均不能随便停药。而近年来,有人提出对襻利尿剂如呋塞米,手术前根据病情最好能停药,并注意纠正低钾血症。针对血管紧张素转化酶抑制剂(ACEI),由于除了卡托普利,其他均为长效,可能会导致手术麻醉中异常的低血压,部分麻醉医师也倾向于术前停药。

在所有相关药物中,近年来最受重视的是β受体阻滞药。2009年美国心脏病学会基金会(ACCF)与美国心脏学会(AHA)联合更新了β受体阻滞药在非心脏手术患者围手术期的应用指南。因此,本节将重点阐述β受体阻滞药在心脏病患者非心脏手术围手术期的应用。

【β受体阻滞药】

过去十几年,多项前瞻性或回顾性临床试验显示β受体阻滞药在围手术期的应用可以降低心脏不良事件的发病率和死亡率。但随着β受体阻滞药得到不断的认识与发展,其临床应用中存在的问题与争议也是近几年临床研究的热点。2009年美国心脏病学会基金会(ACCF)与美国心脏学会(AHA)联合更新了对非心脏手术患者围手术期心血管事件的评估与预防处理,提出β受体阻滞药在围手术期的应用适应证,包括根据ACCF/AHA推荐术前即需接受β受体阻滞药治疗的患者、有心脏病高危因素并接受血管手术的患者、存在冠状动脉疾病或心脏病高危因素并接受中危手术的患者;但并不推荐用于无冠状动脉疾病患者接受中危手术或存在单一危险因素及无危险因素的血管手术。2009年欧洲心脏病学会将β受体阻滞药作为围手术期Ⅰ级推荐药物用于确诊冠状动脉疾病或心肌缺血,以及施行高危手术的患者。

1.β受体阻滞药在非心脏手术患者中的应用

(1)围手术期生理变化:手术引起的应激反应会导致体内儿茶酚胺分泌增加,引起心率加快、血压升高、血游离脂肪酸增加,从而增加心肌氧耗量。手术创伤以及全身麻醉启动体内炎症级联反应,造成血液的高凝状态,引起急性冠状动脉血栓形成,加之手术引起的创伤性失血、贫血、低温、疼痛、禁食以及持续的交感兴奋,均增加了患者术后心脏相关性疾病的发生率及死亡率。

(2)β受体阻滞药的作用:β受体阻滞药通过降低心率、抑制心肌收缩力来降低心肌氧耗;引起心肌血流重分布,使血流从正常心肌向缺血心肌转移,以改善整个心肌的血液供应;降低心肌机械剪切力起到稳定冠状动脉斑块的作用;抑制内源性儿茶酚胺与β受体的结合而抑制交感神经系统的过度兴奋;某些β受体阻滞药可以直接作用于中枢神经系统而抑制全身交感兴奋。另外,β受体阻滞药能抑制心肌及体循环炎症应答机制的激活,直接影响白细胞趋化、聚集以及金属蛋白酶、单核细胞的活性,显著降低体内IL-10、TNF-α和sTNF-R2水平,起到抗炎及免疫调节作用。β受体阻滞药还具有抗心律失常、抑制脂肪降解而降低循环中游离脂肪酸浓度、促进心房钠尿肽的释放等功能。

(3)临床试验结果:过去20余年,一些小样本临床试验显示β受体阻滞药在围手术期使用可以降低心脏不良事件的发生率。Mangano等进行了随机、双盲、安慰剂对照试验,200位现患冠心病、有心脏相关疾病既往史或有心脏病高危因素、择期行非心脏病手术的患者被纳入试验。根据血压、心率确定阿替洛尔或安慰剂用量,研究发现干预组术后2年总死亡率降低55%(P=0.019)、心源性死亡率降低65%(P=0.033)。该试验还说明围手术期短期应用阿替洛尔显著降低心脏不良事件发生率及死亡率的作用主要体现在术后6～8个月，并持续2年。随后，Poldermans等以112名小剂量多巴酚丁胺超声心动图激发实验阳性并择期进行血管手术的冠心病高危患者为研究对象，手术前至少1周开始接受比索洛尔治疗，术后维持治疗30天。结果显示比索洛尔可使短期心脏不良事件的发生率和死亡率降低10倍，且远期心源性死亡率和心肌梗死发生率下降3倍。这两项研究表明，β受体阻滞药可以降低心脏病高危患者术后心脏不良事件的发生率，并改善短期及远期死亡率。而针对中危患者β受体阻滞药的应用进行评估时，Dunkelgrun等将6460名择期非心血管手术的中危患者进行随机、开放、对照临床试验后得出，术前1个月开始比索洛尔治疗，并控制围手术期心率在50～70次/分，可以使围手术期心脏相关性死亡率或心肌梗死发生率降低67%（HR 0.34，P＝0.002），却不增加总死亡率和非心脏疾病的发生率。

然而，Mangano等的试验在最后统计分析时未纳入住院期间的死亡病例，而且两组人群既往应用β受体阻滞药史的基线不一致（干预组18%有长期应用史，而对照组仅8%）；Poldermans等试验的未设盲及样本量偏小等缺陷，引起对此类药物临床研究结果的质疑。Homer Yang等对496名择期行血管外科手术的病例进行了研究［一半以上病例RevisedCardiac Risk Index（RCRI）评分为1分］，患者术前2小时根据体重给予相应剂量的美托洛尔，干预组30天及6个月主要不良事件的发生率与对照组相比没有统计学差异，而心动过缓、低血压等不良反应发生率却远高于对照组。对β受体阻滞药在围手术期的广泛应用提出质疑颇具说服力的RCT是POISE，该研究将具有冠状动脉粥样硬化既往史或其高危因素的8351名患者作为试验对象，美托洛尔持续干预30天，结果提示干预组1个月主要终点事件（心血管疾病相关性死亡、非致命性心肌梗死、非致命性心脏停搏）发生率低于对照组（P＝0.0399），其中心肌梗死发生率明显低于对照组（危险度0.73，P＝0.0017）。然而，与对照组相比，干预组总死亡率却增加（相对危险度1.33，P＝0.0317），脑卒中、心动过缓和低血压的发生率也显著升高。

诸多临床试验或观察性研究因药物选择的不同、用药时间及方式的各异、研究对象的基线差别，以及来自实验设计方面的偏倚等原因，使得一直以来β受体阻滞药在围手术期非心脏手术患者中应用时的利与弊成为临床医生争议与讨论的焦点。近期的荟萃分析认为，β受体阻滞药并不能降低术后30天总死亡率、心血管相关性死亡率或心力衰竭发生率，但可使非致死性心肌梗死的发生率降低35%、心肌缺血的发生率降低64%，然而非致命性脑卒中的发生率却升高了114%。目前对于β受体阻滞药有益作用的认识可能更多来自那些设计不良、高偏倚可能的试验，如Polderman等的研究对象52%既往有心肌梗死病史、几乎所有病例负荷试验阳性，这部分患者无论手术与否，作为二级预防药物，均需接受β受体阻滞药的干预。

除了RCT提示β受体阻滞药在围手术期的应用并不适用于所有人群外，Lindenauer等对全美663635例病例进行回顾性分层研究后发现RCRI评分为3或≥4分的患者预防性应用β受体阻滞药可明显降低住院死亡率（OR值分别为0.71和0.58），RCRI评分为2分的患者β受体阻滞药的应用与住院死亡率之间没有相关性，而对于RCRI为0或1分的患者，预防性治疗甚至增加住院死亡率（OR＞1）。该回顾性分析研究虽然存在诸多偏倚，很有可能低估了β受体阻滞药在低危患者中（RCRI≤1分）的保护作用，然而从侧面进一步说明β受体阻滞药在围手术期非心脏手术患者应用适应证可能仅针对高危患者。

2.β受体阻滞药的临床应用

(1)使用药物:临床试验常用的药物有阿替洛尔、美托洛尔缓释片、比索洛尔、艾司洛尔等。有报道称美托洛尔缓释片200mg(每天1次),降低心率和收缩压的作用强于阿替洛尔100mg(每天1次),抗心绞痛作用强于美托洛尔100mg(每天2次)。MaVS、POSIE研究均使用长效美托洛尔缓释片,其低血压、心动过缓发生率明显高于对照组,增加了干预组死亡率,其原因可能是美托洛尔的长效β受体拮抗作用。最近的荟萃分析提示超短效选择性β受体阻滞药艾司洛尔具有半衰期短(2分钟)、起效快、安全性高等特征,成为β受体阻滞药在高危患者围手术期应用中的首选药物。

(2)开始治疗时机及维持时间:β受体阻滞药的给药时机和维持治疗时间在已发表的研究中没有统一的实施方案。首次给药从麻醉诱导前30分钟至术前30天不等,术后维持时间亦从出院至术后30天不等。尚无严格的临床试验来证实β受体阻滞药最佳起始治疗时机及维持时间,但设计方案、研究对象、治疗参数(心率、血压、缺血阈值相关的心率)等的不同使得一个方案不能适用于所有患者。有研究说明,β受体阻滞药发挥其抗炎、稳定斑块的作用需要持续给药几周,因此延长其术前治疗时间可以降低心肌及全身循环的炎性反应、延缓冠状动脉粥样硬化进程。除此之外,术后也不能过早停止干预,有报道称过早撤药可能增加术后1年死亡率。然而Bangalore的荟萃分析交互作用检验提示在干预组患者中,β受体阻滞药应用持续时间≤1天的患者,其术后发生心肌缺血的风险更低(55% vs 84%)。Poldermans等提到β受体阻滞药在临床具体应用时应参考患者的血流动力学情况,其目标即维持术前心率<70次/分、术后心率<80次/分。

(3)使用剂量:众所周知,药物的不同剂量直接影响其有效性及不良反应发生率。大部分临床试验都注重血流动力学的变化,并根据血流动力学调整药物剂量。如Mangano及Wallace等均要求心率≥65次/分、收缩压≥100mmHg时,予以100mg阿替洛尔;心率<65次/分,但≥55次/分、收缩压≥100mmHg时,予以50mg阿替洛尔;心率<55次/分或者收缩压<100mmHg时,暂停用药。MaVS同时也强调了患者体重对药物剂量的影响:体重≥75kg时予以美托洛尔100mg,体重在40~75kg时50mg美托洛尔,体重≤40kg时美托洛尔25mg。总之,治疗剂量应因人而异,患者的个体化特征(心率、体重、危险分层、手术类型、麻醉方式等)决定β受体阻滞药的使用剂量,并随着患者不同时段的临床特征及时调整,且起始阶段应采取逐渐增加剂量以达到治疗量的策略,以维持血流动力学及机体内环境的相对稳定。

(4)在外科急性贫血患者中的应用:如前所述,β受体阻滞药通过降低心率、心肌收缩力来降低心肌氧耗,从而改善心肌缺血状态。外科手术造成急性失血、贫血,当血红蛋白降至90~100g/L时,心脏依靠每搏量的增加来保证循环血量的能力已达到极限,此时如血红蛋白进一步降低至<90g/L,则心排血量的维持只能依靠增加心率来实现。长期快心室率会增加心肌耗氧量,加重心肌缺血。此时,即使大剂量β受体阻滞药也不能降低心率,却因抑制血容量不足继发的心血管反应,反而增加心血管不良事件发生率及死亡率。因此,在外科手术存在大量出血导致急性重度贫血时,应避免使用此类药物。

(5)在糖尿病患者中的应用:美国ACC/AHA认为糖尿病患者施行非心脏手术时与冠心病患者具有相同的风险,因此,β受体阻滞药可能会改善其预后。Mangano等对合并糖尿病的亚组进行了多变量相关分析，发现围手术期β受体阻滞药的应用可以显著改善其2年生存率(RR＝0.25，P＝0.03)。然而，Juul等进行了一项大样本(共纳入921名病例，其中496例满足Mangano等的入选标准)、多中心、随机、双盲对照试验(DIPOM)，结果显示预防性应用美托洛尔对于改善糖尿病患者非心脏手术后的短期及长期主要不良事件(总死亡率、急性心肌梗死、不稳定型心绞痛、充血性心力衰竭等)和次要不良事件(心源性和非心源性死亡率、心脏相关性并发症等)发生率均无显著影响，且DIPOM还显示，即使术前用常规胰岛素治疗也不能改善其预后。

总之，患者基线状态的不一致、手术风险的高低、β受体阻滞药应用方式的不同导致了各临床试验对β受体阻滞药在非心脏手术患者中的心脏保护进行评估时产生偏差。在过去20多年的临床研究中可以确定的是，存在冠心病高危因素或施行高风险手术的患者是围手术期使用β受体阻滞药的最理想人群。最近的欧洲心脏病学会及美国心脏病学会提倡术前30天至1周开始使用β受体阻滞药，且维持心率在60～70次/分、收缩期血压＞100mmHg。未来仍有需要进行大样本、设计严谨的临床试验来指导β受体阻滞药的最佳首次治疗时机、术后维持时间以及剂量调整。

【洋地黄类药】

这类药用于充血性心力衰竭、心房颤动或心房扑动等，以改善心功能不全和控制心室率，目前多用地高辛。洋地黄类药由于治疗窗小，逾量会引起心律失常如室性期前收缩、不同程度的房室传导阻滞、房性心动过速甚至心室颤动。术前可按需测定地高辛血药浓度以便结合临床实际情况调整药量。低钾会加重洋地黄引起心律失常的作用，因此要注意血钾水平，尤其是急性低钾影响更大。目前一般主张在术前1天或手术当天停止服用地高辛，然后术中、术后按具体情况经静脉用药。

【利尿剂】

常用吩噻嗪类药治疗心功能不全、充血性心力衰竭，纠正体液过度负荷。因为利尿剂缓解心力衰竭症状最为迅速而确切，所有有症状的心力衰竭患者均需应用。但较长时间应用会引起低钾。通常用药2周以上，即使血钾在正常范围，体内总钾量常会下降30％～50％，应重视术前补钾并维持血钾在3.5mmol/L以上。此外，血容量不足也不能忽视，显著利尿会使血容量减少，心排血量降低，组织灌注不足，造成麻醉期间低血压，因此应适当纠正容量。目前，已有大量证据表明，神经内分泌的激活在慢性心力衰竭的发生、发展中起关键作用。国际心力衰竭治疗指南的综合意见是：全部心力衰竭患者均需应用ACEI，并建议与利尿剂合用。ACEI可抑制利尿剂引起的神经内分泌激活，而利尿剂可加强ACEI缓解心力衰竭症状的作用。轻度心力衰竭选择吩噻嗪类，中度以上一般均需应用襻利尿剂，必要时可合用，二者有协同作用。此外，保钾利尿剂纠正低钾血症，优于补充钾盐。螺内酯是醛固酮受体拮抗剂，对抑制心肌间质纤维化可能有作用，因而，优于其他的保钾利尿剂。小剂量螺内酯(25mg/d)与ACEI以及襻利尿剂合用，可作为严重充血性心力衰竭患者的术前准备。

【钙离子通道阻滞药】

由于钙离子通道阻滞药对交感肾上腺素系统无抑制作用，一般对麻醉与外科引起的伤害性刺激无保护作用。遇有患者用β受体阻滞药治疗效果欠佳，则联合应用钙离子通道阻滞药，如硝苯地平、尼卡地平可有效地控制顽固性胸痛。由于硝苯地平对心脏传导、节律和心肌收缩的抑制作用不及维拉帕米显著，因此在心功能正常或左心室功能轻度抑制的患者，硝苯地平与β受体阻滞药联合应用仍属安全。但要注意硝苯地平的降压作用会被β受体阻滞药加强而造成不良结果。在所有的钙离子通道阻滞药中，维拉帕米一般不主张与β受体阻滞药联合应用，尤其是存在传导异常或左心室功能受损者。

【其他抗高血压药】

高血压患者术前应用抗高血压药控制血压于适当水平，否则术中、术后心肌缺血的概率增大。目前，对高血压患者术前血压应控制于何水平、控制多长时间才能手术尚无定论，但理想的血压应控制在140/90mmHg以下。Prys-Roberts等发现若舒张压＞110mmHg，围手术期心肌缺血、心肌梗死、心律失常、神经并发症和肾功能不全概率明显增大；而舒张压低于110mmHg，其结果与非高血压患者相似。抗高血压药物有中枢肾上腺能神经阻滞药、神经节阻滞药、肾上腺素受体阻滞药、扩血管药、ACEI、钙离子通道阻滞药和利尿药等，种类繁多。但目前仍以β受体阻滞药和吩噻嗪类利尿药为一线药物，然后按需选用ACEI、钙离子通道阻滞药和α受体阻滞药等。若患者有心功能不全，使用ACEI显然优于β受体阻滞药。

（二）麻醉前用药

麻醉前用药的主要目的是解除患者对手术的焦虑、紧张情绪，同时应做好术前对患者的解释工作。术前用药应做到个体化。由于苯二氮䓬类药对呼吸循环影响较小，可予咪达唑仑7.5mg术前2小时口服。阿托品宜选择性应用或弃用，冠心病、高血压以及心房颤动的患者原则上不使用。按需加用小剂量β受体阻滞药如普萘洛尔10mg或美托洛尔12.5～25mg，术前2小时口服。

（三）术前准备和监测

心脏病患者施行非心脏手术，术中和术后应该依据心脏病变状况、手术类型、创伤大小及时间、急诊或择期手术、监测设备、技术水平、有否SICU供术后监测治疗以及价格和效果分析而采取不同的监测项目。一般心脏病患者心功能良好，进行中、低危择期手术，常规监测可采用非创伤性血压、脉搏、血氧饱和度监测。听诊器听心音、呼吸音以及连续心电图（必要时同时使用Ⅱ导联和V_5导联）监测心率、心律。较重患者或一般心脏病患者施行大手术，术中预计血流动力学波动较大时，除上述监测外应作动脉和中心静脉置管直接连续监测动脉压和中心静脉压，并插入导尿管监测尿量和进行体温监测。严重心功能不全或心脏病变严重，特别是左、右心功能可能不一致时，除上述监测外，还应作肺动脉压、肺毛细血管楔压和心排血量的监测，从而对血流动力学的评判具有较全面的依据，有利于调整麻醉和指导临床治疗用药。所有患者均应随时按需作血气、血液生化和电解质测定。备好各种抢救药物及设备，建立良好的静脉通路。通过很好的训练，经食管超声心动图（TEE）监测是一个比较有用的监测技术，可监测心室大小改变、收缩效能、新旧心肌异常活动区和急性、慢性瓣膜病变。目前认为，用TEE可较ECG和血压监测更早地发现心肌缺血。

三、麻醉原则与选择

无论先天性或后天性心脏病，麻醉时首先应该避免心肌缺氧，保持心肌氧供需之间的平衡。

在明确上述关系的基础上，麻醉实施时应特别注意以下问题：①心动过速不仅增加心肌对氧需要，且使心肌氧供减少，对有病变的心脏甚为不利，应力求预防和积极针对病因处理。②避免心律失常，心律失常可使心排血量降低，并使心肌氧需增加。③保持适当的前负荷是维持血流动力学和血压稳定的基础。血压显著升高或下降均应避免。因此，升压药与降压药的应用要及时，并注意适应证和用法用量。④避免缺氧和二氧化碳蓄积，或 $PaCO_2$ 长时间低于30mmHg。⑤及时纠正电解质和酸碱紊乱。⑥避免输血、输液过多引起心脏前负荷增加，造成氧供需失平衡和肺间质体液潴留过多影响气体交换，同时也要防止输血、输液不足造成低循环动力。⑦加强监测，及早处理循环功能不全的先兆和各种并发症。⑧尽可能缩短手术时间并减少手术创伤。

心脏病患者手术麻醉选择应依据手术部位、类型、手术大小以及对血流动力学影响等全面考虑。选用何种麻醉方式虽不会影响患者结局，但均应达到：①镇痛完善。②不明显影响心血管系统的代偿能力。③对心肌收缩力无明显的抑制。④保持循环稳定，各重要脏器，如心、肺、脑、肝、肾的血流量不低于正常生理限度。⑤不促使心律失常和增加心肌氧耗量。

（一）局部麻醉-神经阻滞

适合上述要求的局部麻醉-神经阻滞，仅能完成体表和肢体小手术。注意局部麻醉药的用量和用法，局部麻醉药中加入肾上腺素可使局部麻醉药安全性增加，但应避免逾量而引起心动过速。为提高局部麻醉效果，可辅助静脉注射哌替啶0.5～1mg/kg和氟哌利多2.5mg，并按需给予芬太尼0.025～0.1mg。当然，心脏病患者手术期间若不适当地选用局部麻醉而使完成手术有困难时，会陡增心脏负担和危险性。

（二）椎管内阻滞

心脏病患者施行非心脏手术，椎管内阻滞是否优于全身麻醉一直有争论。有人认为椎管内阻滞麻醉过程中，患者可基本保持清醒，遇有胸、颈、腭等部位疼痛常是心绞痛发作，提示心肌缺血。但最近证明术中心肌缺血70%以上为无痛、静止型，因此认为心肌缺血指标的可靠性很差。但有证明，曾发生过心肌梗死的患者在蛛网膜下腔阻滞下手术，再次心肌梗死发生率<1%，而全身麻醉下手术为2%～8%，并且也在全髋置换患者中得到同样证明。究其原因可能为此种麻醉使术中出血减少，降低了血栓形成和栓塞机会，对肺功能影响较小以及术后镇痛良好。

骶管麻醉对血流动力学无显著影响，阻滞完全可适应肛门、会阴区手术和膀胱镜检查等。蛛网膜下腔阻滞，若阻滞平面控制欠妥，对血流动力学影响较大，会引起血压急剧下降，用于心脏病患者有一定危险。因此仅适用于会阴、肛门、下肢或部分下腹部手术，且平面必须严格控制；但蛛网膜下腔阻滞用药量小、阻滞完全是其优点。连续硬膜外阻滞可分次小量经导管注入局部麻醉药液，阻滞范围可以适当控制，对血压影响也较缓和，只要患者心功能良好，即使是上腹部手术也可选用。术中加强管理，适当补充液体，维持血流动力学相对稳定并不困难。术后可保留导管进行镇痛，效果确切，尤其对危重病患者有利，对减少心、肺并发症有利。复旦大学附属中山医院曾在643例心脏病患者施行非心脏手术中79%选用或联合应用了连续硬膜外阻滞，术中、术后管理并不困难。

（三）全身麻醉

心脏病患者施行非心脏手术，全身麻醉是经常采用的麻醉方法。对病情严重、心功能储备差、手术复杂、术中会引起显著的血流动力学不稳定以及预计手术时间冗长的患者均主张采用气管内插管全身麻醉，可维持呼吸道畅通，有效地给氧和通气，术中遇有意外事件发生，抢救复苏均较方便。全身麻醉诱导应充分给氧，理想的全身麻醉诱导应该是迅速、平稳而无兴奋，使患者从清醒状态进入适当的麻醉深度，对交感和副交感神经系统不发生过分的兴奋或抑制，尽量减小对血流动力学影响。因此，要注意由于气管插管所造成强烈应激反应的不良后果，常用的静脉诱导药如丙泊酚、咪达唑仑、硫喷妥钠、依托咪酯和氯胺酮均各有利弊，优劣也是相对而言，重要在于麻醉者能根据患者不同情况灵活掌握，达到扬长避短。为了缓和气管插管时的应激反应，在使用适量的阿片类药如芬太尼 2～5μg/kg 的同时，还可以按需加用小量β受体阻滞药艾司洛尔 0.25～0.5mg/kg 或拉贝洛尔 2.5～5mg 以及利多卡因 1mg/kg。麻醉维持用吸入全身麻醉药或全静脉麻醉（TIVA）均可。所有强效吸入全身麻醉药当吸入浓度超过 1.0MAC 均会抑制心肌、扩张动静脉血管和抑制交感活动，使心肌氧耗减少，对患者有益。然而，问题是这些药同样会抑制心血管功能，特别是心血管功能储备有限的患者，往往在未达到适当的麻醉深度之前就引起心血管系统的抑制。芬太尼镇静、镇痛作用强，对血流动力学影响小，无组胺释放，作用时效相对较短，易于掌握。芬太尼可使心率缓慢，减少心肌氧耗，与肌肉松弛药泮库溴铵合用既可调整心率，同时可避免胸壁僵直，一度曾被认为是心脏病患者手术麻醉较理想的麻醉方式与药物。但芬太尼用量即使高达 40～50μg/kg，术中遇有强烈刺激，仍会引起血流动力学波动，进一步追加用量也未必完全有效，少数患者麻醉期间意识并不能保证完全消失，且用量大，在心脏病患者施行非心脏手术，术后发生长时间呼吸抑制而需机械通气机会多，陡增术后呼吸管理的麻烦。为此，当前通常将芬太尼用量控制在 8～12μg/kg，术中按麻醉深浅、血流动力学变化情况随时加用吸入或静脉全身麻醉药调整，显然较单纯采用大剂量芬太尼全麻更为理想。近年来，舒芬太尼和瑞芬太尼也逐渐运用于心脏病患者非心脏手术。与芬太尼相比，舒芬太尼镇痛作用更强，心血管状态更稳定，持续时间也更长，并且较少残留呼吸抑制不良反应；瑞芬太尼起效迅速、清除速率快、与持续输注时间无关、容易控制，但会导致恢复期痛觉过敏。以往曾对异氟烷引起冠状动脉窃血的问题有争论，但至今临床尚无可信赖的证据。事实上异氟烷用于血管外科或心脏外科患者麻醉，围手术期心脏并发症或心肌缺血意外发生率并无增加。曾认为氧化亚氮用于心脏病患者特别在心力衰竭患者可增加肺血管阻力和局部心肌缺血，目前看来并不重要。

（四）联合麻醉

在硬膜外阻滞基础上加用全身麻醉而形成的联合麻醉于 20 世纪 80 年代中期在复旦大学附属中山医院开展，近年来已广泛应用于临床。硬膜外阻滞复合全身麻醉用于上腹部手术、大血管手术和胸科手术在欧洲同样获得了普遍采用，美国使用则比较少，但最近也有增加的趋势。由于此种联合麻醉技术会增加手术期间处理的复杂性，因此要求麻醉医师有一定的技术与经验。心脏病患者施行胸腹部手术，包括胸腹主动脉瘤手术，采用联合麻醉只要配合恰当，用药合理，并注意容量调整，确有优点可取。对缓和术中应激反应，稳定心率和血流动力学有益，麻醉操作并不困难，术后可保留硬膜外导管供术后镇痛，可降低危重病患者术后呼吸和循环系统并发症。已知支配心脏的交感神经激活引起冠状血管收缩是引起心肌缺血的主要因素。硬膜外阻滞,尤其是高位硬膜外阻滞,不仅可消除外科手术带来的伤害性刺激引起的交感肾上腺系统应激反应,且可不同程度地阻滞支配心脏的交感活动,消除冠状动脉反射性的血管收缩。在高血压和冠心病患者采用联合麻醉,虽然麻醉和手术期间低血压机会增多,但血压波动尤其是高血压少见,只要及时补充、调整容量,采用血管活性药预防和处理,麻醉管理一般并不困难。文献报道,在清醒、有严重冠状动脉病变患者行冠状动脉造影,硬膜外阻滞可增加狭窄段冠状动脉内径,而对非狭窄区冠状动脉则无影响,同时不改变冠状动脉灌注压、心肌血流、氧消耗和乳酸摄取。同样研究证明,在血管外科手术患者,硬膜外阻滞联合全身麻醉与单纯全身麻醉(芬太尼、咪达唑仑、N_2O)相比,前者对心室收缩时室壁活动异常并无增加。Yeager 等在高危患者术中、术后采用硬膜外阻滞比单纯全身麻醉术后用阿片类药静脉镇痛,围手术期并发症显著降低。联合麻醉,术后采用硬膜外镇痛,患者苏醒质量好,可早期拔管,心肌缺血、心律失常和高血压概率也小。Liem 等在冠状动脉旁路移植手术患者进行了随机研究,胸部硬膜外阻滞联合麻醉与舒芬太尼、咪达唑仑、N_2O 全身麻醉比较,术中、术后血流动力学不稳定和心肌缺血机会明显减少。当然联合麻醉对患者结局并无多大影响,是否有广泛采用价值,仍需更多的临床实践验证。

四、各种心脏病麻醉的特点

心脏病患者由于病变种类和性质不同,引起病理生理和血流动力学改变也各异,因此麻醉医师应依据病史、体检和有关各项检查结果,对心肺功能做出正确的判断和评估。

(一)先天性心脏病

先天性心脏病非心脏手术的麻醉处理需了解心肺功能受损导致较大危险性的临界指标,并对先天性心脏病患者的心肺功能进行评估。心肺功能受损导致有较大危险性的临界指标包括:①慢性缺氧(SaO_2<75%)。②肺循环/体循环血流比>2.0。③左或右室流出道压力差>50mmHg。④重度肺动脉高压。⑤红细胞增多,Hct>0.60。

通常先天性心脏病临床症状较轻和心功能良好的患者,手术能顺利进行,但应重视:①肺动脉高压。②严重的主动脉瓣或瓣下狭窄及未根治的法洛四联症。③注意近期有无充血性心力衰竭、心律失常、晕厥和运动量减少等。

先天性心脏病患者若已经进行过手术纠治,术后心功能良好,则与常人无异。若未作纠治而需施行非心脏手术,则可根据肺血流特点将先天性心脏病简单地分为①肺血流增多性疾病,即房间隔缺损、室间隔缺损和动脉导管未闭等。肺血流增多通常由于存在左向右分流引起,为了维持正常的体循环血流,需增加心排血量,导致心室容量负荷增加和心脏储备下降。肺血流增加引起肺血管增粗以及扩大的左心房可压迫大小气道和左总支气管。肺血流增加后期可因肺血管的渐进性病变导致肺动脉高压。②肺血流减少性疾病,导致氧合不足:如法洛四联症、肺动脉瓣闭锁、三尖瓣闭锁、Ebstein 畸形等。这些患者由于心内右向左分流或完全性动静脉血混合(大动脉转位)都存在发绀。③流出道阻塞性疾病:如主动脉瓣狭窄、肺动脉瓣狭窄、主动脉缩窄、向心性间隔肥厚等。心脏做功增加、心室肥厚和缺血、心肌氧供需不稳定,麻醉和手术期间容易发生心律失常。一般而言,发绀型比非发绀型麻醉和手术危险性大。左向右分流的动脉导管、室间隔或房间隔缺损,心功能良好、无严重肺动脉高压,麻醉处理和正常人类似。

麻醉期间外周血管阻力适当降低(如硬膜外阻滞或较深全身麻醉),血压适度下降反可缓和左向右分流,改善肺淤血。右向左分流的法洛四联症等增加肺血管阻力,增加右向左分流,加重发绀,因此行气管内全身麻醉时,气道压力不宜持续过高。外周阻力降低、血压下降同样增加右向左分流,因此在选用椎管内麻醉时要特别注意预防血压下降。全身麻醉期间可酌情选用氯胺酮。遇有血压过度下降可选用去氧肾上腺素(苯肾上腺素)0.1～0.2mg 或甲氧明 2～3mg 静脉注射。增加吸入氧浓度一般并不能明显改善发绀。由于右向左分流,肺血流量减少,理论上吸入麻醉药作用缓慢,而静脉麻醉药效应增强并起效增快,但临床上并未发现有明显的改变。阻塞性先天性心脏病应注意左室流出道梗阻患者,麻醉期间应保持冠状动脉灌注压和心脏的正性肌力状态,在主、肺动脉狭窄,心脏射血能力(每搏量)主要依靠心室充盈和变力状态,过分的心脏抑制、低血容量和缺乏合适的心房收缩时间都应避免,应维持心肌氧供需平衡,维持外周血管阻力以保持足够的冠状动脉灌注压。

(二)瓣膜性心脏病

麻醉和手术危险性取决于充血性心力衰竭、肺动脉高压、瓣膜病变性质和程度以及有无心律失常和风湿活动存在。在处理瓣膜患者时,必须牢记两个重要原则,首先,"要求过高反难成功",大多数瓣膜病变不可能单凭药物彻底治愈,处理的目标是血流动力学的稳定,而不是"正常";其次,多个瓣膜病变时麻醉管理的目标往往有相互矛盾之处,应优先考虑主动脉瓣狭窄。

二尖瓣狭窄阻碍血流从左房进入左室,左室充盈不足,左房压升高引起肺静脉和肺动脉压升高,可导致肺水肿和右心负荷增加而衰竭。严重二尖瓣狭窄患者心功能差大多伴有心房颤动,在情绪紧张、手术刺激强烈及麻醉深度不恰当时可引起心动过速、外周血管收缩和静脉回流增加,极易发生肺水肿,对这类患者在未做二尖瓣扩张术或瓣膜置换术前不宜施行一般择期手术。瓣膜性心脏病患者进行非心脏手术麻醉时应注意患者术前用利尿药情况,由于血容量不足,麻醉诱导会发生严重的低血压。心房颤动患者,术前洋地黄用量不足,麻醉前心室率过速可加用地高辛 0.125～0.25mg 或去乙酰毛花苷 0.2mg 静脉注射。血压正常可试用普萘洛尔 0.25～0.5mg、美托洛尔 6.25～12.5mg 或维拉帕米 2.5mg 控制心室率于 70～80 次/分。若用维拉帕米后心室率获得控制并转为窦性节律,可按需输注维拉帕米 0.6～1.2μg/(kg·min),维持疗效。麻醉前即刻若患者出现肺水肿先兆,常与患者过度焦虑、紧张有关,伴心室率增快、外周血管收缩,除加用适量的洋地黄类药外,应立即静脉注射吗啡 5～10mg、面罩加压供氧,必要时可采用硝酸甘油和上述治疗药物。待情况稍稳定立即开始全身麻醉诱导。术中注意调整输血、补液量,预防术后肺水肿。对于肺动脉高压的患者,高碳酸血症和低温可使已经增高的肺循环阻力更趋恶化,应予避免。有几种治疗这些患者的手段可供选择,二尖瓣球囊扩张术和电复律治疗心房颤动都是有用的治疗措施,另有一些新的药物可用于治疗顽固性的、严重肺动脉高压,如吸入前列腺素和一氧化氮。

二尖瓣关闭不全麻醉的危险性比二尖瓣狭窄小。患者左室容量负荷过重,一般心脏做功增加有限。麻醉手术期间应该避免心率缓慢,以免反流量增加,因此宜控制心率在 80～90 次/分,以减少反流量。

主动脉瓣狭窄或关闭不全,血流动力学变化大致与二尖瓣狭窄或关闭不全类似,但往往比后者严重。主动脉瓣狭窄之所以成为最重要的瓣膜病变,是因为其猝死的潜在发生率(15%～

20%)和心脏停搏时胸外心脏按压时难以得到有效的体循环灌注。主动脉狭窄从病因学上主要分为三类,即先天性病变、退行性钙化和风湿性疾病。正常主动脉瓣口的面积为 2～3cm^2,当瓣口发生狭窄时,产生了对血流的阻力并形成跨瓣压,跨瓣压导致左心室的压力负荷增加。为了保持正常的室壁张力产生代偿性的向心性肥厚,但其他的异常变化仍然存在,如氧需增加、氧供减少、舒张功能和顺应性减退。当瓣口面积<1cm^2 时患者开始出现心绞痛、充血性心力衰竭、晕厥和猝死等症状。术前评价始于超声心动图诊断的收缩期喷射样杂音,如果症状和超声心动图提示该病变,将进行心导管检查。心导管检查时测定的重要指标包括主动脉跨瓣压、主动脉瓣口面积、左室舒张末压和左室射血分数。麻醉管理的主要目标在于维持窦性心律,补充足够的血容量和维持适当的体血管阻力。除了常规药物治疗,还有另外两项措施可以考虑,一是术前放置主动脉球囊反搏来改善冠状动脉灌注。对于不准备行主动脉瓣置换术的患者,另一项选择为非心脏手术前的主动脉瓣球囊扩张术以降低狭窄的程度。

(三)慢性缩窄性心包炎

本病的患者心脏活动受限,心排血量常降低、血压偏低,脉压窄,常有呼吸困难、静脉压升高、肝大、胸腔积液、腹腔积液等。病情严重者应先解决心包缩窄才能进行常规择期手术。慢性缩窄性心包炎患者麻醉的主要危险是动脉压下降、心率减慢和心肌抑制,特别是麻醉诱导期。如果行心包剥脱术,在解除缩窄后应注意容量负荷过大和心脏后负荷的增加,这会引起刚解除缩窄的心肌负荷过重而发生心功能不全和肺水肿。

(四)冠状动脉粥样硬化性心脏病

在美国有 700 万冠心病患者,这些患者行非心脏手术是非常常见的。对这些患者正确的术前评估便于紧急区分急性心肌梗死或不稳定型心绞痛。术前应依据心脏危险因素评估患者属高危、中危或低危,由不同手术类型的危险性以及患者的体能情况和心肺功能的代偿情况判断手术的危险性和决定麻醉的取舍。

冠心病患者进行非心脏手术死亡率为一般患者的 2～3 倍,最常见的原因是围手术期心肌梗死,其次是严重的心律失常和心力衰竭,平静时心电图正常并不能否定此病存在。冠状动脉造影证实三支血管阻塞程度达 50%的患者中,平静时心电图正常者可达 15%。术前曾有过心肌梗死,若无并发症(低危),1 年内自然死亡率为 2%;若广泛心肌梗死(高危)、射血分数<35%,1 年内自然死亡率>25%。以往认为心肌梗死后 6 个月内不宜进行非心脏手术,主要是因为围手术期心肌再梗死机会多,且一旦再发后死亡率高达 50%。但近年来临床资料发现非心脏手术患者,即使以往或 6 个月内有过心肌梗死史,围手术期心脏并发症与死亡率未必显著增加。一般认为心肌梗死后有下列情况者问题较严重:①多次心肌梗死。②有心力衰竭症状与体征。③左心室舒张末压>18mmHg。④心脏指数<2.2L/(min·m^2)。⑤左心室射血分数<40%。⑥左心室造影显示多部位心室运动障碍。⑦体能差。由于目前对急性心肌梗死已可进行紧急溶栓治疗和冠状血管成形术,因此,以往提出再梗死的危险性同样可能不再适用于无上述严重问题的大多数患者。为此,心肌梗死后普通外科择期手术可延迟至梗死后 6 个月;急诊手术病情危及生命当需进行,应采用全面血流动力学监测,尽量维持循环动力稳定、缓和应激反应和保持心肌氧供需平衡;恶性肿瘤估计可切除,如患者属低危,一般梗死后 4～6 周就可考虑进行外科手术;如患者属高危,则在心导管、超声心动图或放射性核素检查后再做出是

否需要预先行经皮冠状动脉介入手术或冠状动脉旁路移植术的决定。

麻醉的主要目的是避免血压急剧波动和心动过速。目前认为,常用的麻醉药与麻醉方法并不影响这类患者手术的最终结局。关键问题是如何应用、合理掌握,对临床随时可发生的问题有能力及时正确的判断与处理。由于心肌缺血可以发生在血流动力学没有明显变化时,因此,必须严密监测。相比较慢性稳定型缺血心脏病,术前有活动性心肌缺血的患者,麻醉监测和处理须更加积极,除了多导联心电图,还应包括直接动脉压、肺动脉导管和经食管超声心动图的监测。在药物治疗方面除了硝酸甘油、β受体阻滞药、钙离子通道阻滞药外,抗凝治疗可能是一种有用的方式。主动脉球囊反搏也有所帮助。非急诊的不稳定型心绞痛患者可考虑先行心肌血管再通手术。必须指出,冠状动脉内放置支架后2周内行非心脏手术往往会引起灾难性的结果,因为介入手术操作后冠状动脉的修复是需要时间的。近年复旦大学附属中山医院为数十例近期心肌梗死患者进行肺、食管或直肠癌根治术,采用硬膜外阻滞或硬膜外加全身麻醉,并采用全面的创伤性血流动力学监测,术后经硬膜外良好镇痛,患者均顺利地度过了手术。

总之,冠状动脉病变患者围手术期处理应该力争达到以下目标。

1.预防交感神经系统活动增加

手术前解除焦虑,适当用阿片类药物。术中麻醉药和β受体阻滞药能够预防应激反应和儿茶酚胺释放。若患者手术前应用β受体阻滞药,则术中应继续使用并维持至术后。

2.降低心率

可增加缺血心肌的氧供和氧需,β受体阻滞药对于减少和缓和由于心率增加产生的有害作用是最有效的方式。

3.维持冠状动脉灌注压

对于冠状动脉狭窄,当舒张压降低,将引起冠状动脉血流进一步降低。可采用输液、去氧肾上腺素或降低麻醉药用量等维持灌注压。

4.降低心肌收缩性

可达到降低心肌需氧,可用β受体阻滞药或(和)麻醉药达到目的。

5.预处理心肌

防止心肌顿抑或梗死:采用有激发ATP依赖钾离子通道作用的制剂,如吸入麻醉药或阿片δ_1受体激动药。

(五)梗阻性肥厚型心肌病

梗阻性肥厚型心肌病和主动脉瓣狭窄很相像,可以导致猝死。当然,还有独特的动态生理学和不同寻常的治疗。梗阻性肥厚型心肌病导致左室流出道梗阻,和主动脉瓣狭窄一样也使左室的压力负荷增加,文丘里效应使二尖瓣产生收缩期前移导致二尖瓣反流。血容量不足、心动过速、体循环血管扩张和收缩力的增加均可加重梗阻,其临床表现为心绞痛、充血性心力衰竭、晕厥和猝死。术前评价包括基础值和诱发性(Valsalva或硝酸盐)超声心动图检查,重要的测定指标有左室流出道直径、流出道压力阶差和二尖瓣反流的严重程度。麻醉管理的目标是维持正常的窦性心律、血容量、体循环血管阻力和避免高的心肌收缩状态。围手术期急性阶段的治疗措施主要局限于药物控制,而梗阻性肥厚型心肌病慢性的治疗手段为同步收缩模式起搏。

（六）心脏传导阻滞

不论何种原因引起完全性房室传导阻滞伴有心动过缓症状，严重窦性心动过缓、充血性心力衰竭及心律失常需药物治疗，而此类药物又会抑制心脏基本节律，当停搏期＞3.0 秒或基本节律＜40 次/分时，是安装心脏起搏器指征。此外，房室结功能不全、心动过缓已引起临床症状，急性心肌梗死后持续进行性二度房室传导阻滞或完全性传导阻滞，以及Ⅱ度房室传导阻滞伴有临床症状和有症状的双束支传导阻滞等亦应考虑术前安装起搏器，以保证术中安全。一般认为单纯双束支传导阻滞，患者无任何症状，麻醉期间很少会发展到完全性传导阻滞。曾有作者综述了 8 篇报道共计 339 例慢性双束支传导阻滞患者，仅 1 例在围手术期发展成完全性房室传导阻滞，出现于气管插管时，且为暂时性。因此，术前对这类患者一般不必装临时起搏器，麻醉选择与处理并无困难。

（七）预激和预激综合征

预激是一种房室传导异常现象，冲动经附加通道下传，提早兴奋心室的一部分或全部，引起部分心室肌提前激动。有预激现象者称为预激综合征或 WPW 综合征，常合并室上性阵发性心动过速发作。预激综合征患者大多无器质性心脏病，也可见于某些先天性或后天性心脏病。预激诊断主要靠心电图，其心电图特征有：①PR 间期缩短至 0.12 秒以下，大多为 0.10 秒。②QRS 时限延长达 0.11 秒以上。③QRS 波群起始部粗钝，与其余部分形成顿挫，及所谓的预激波或 6 波。④继发性 ST-T 波改变。不同旁路的预激综合征患者心电图可仅表现为部分上述特征。

治疗：预激本身不需特殊治疗，并发阵发性室上性心动过速时，治疗同一般阵发性室上性心动过速。可以采用：①刺激迷走神经，手术前一般不用阿托品。②维拉帕米、普萘洛尔、普鲁卡因胺或胺碘酮缓慢静脉注射。③可用普萘洛尔或其他 J3 受体阻滞药长期口服预防阵发性室上性心动过速发作。④药物不能控制，心脏电生理检查确定旁路不应期短或心房颤动发作时心室率达 200 次/分左右者，可用电、射频、激光或冷冻法消融，亦可手术切断旁路。

五、麻醉和手术期间常见并发症处理

（一）低血压

麻醉与手术期间多见低血压，主要原因有：①失血，血容量绝对或相对不足。②全身麻醉过深或麻醉药对心血管的抑制作用。③心律失常。④体位改变。⑤缺氧和（或）二氧化碳蓄积。⑥椎管内麻醉阻滞平面过高。⑦心力衰竭或心肌梗死等。原则上应以预防为主，然后针对原因加以纠正。参照中心静脉压或 PCWP 补足血容量、调整麻醉深度和维持良好通气。至于由外周血管阻力降低（全身麻醉药的血管扩张作用、脊麻、硬膜外阻滞）所引起的低血压，可在积极扩容的基础上应用 α 受体激动药，如去氧肾上腺素 0.1～0.2mg 或甲氧明 2～3mg 静脉注射，以维持血压于安全水平，由于剂量小、作用时效短，可按需重复使用。若同时伴有心率减慢可加用阿托品 0.15～0.2mg 或麻黄碱 5～8mg 静脉注射，疗效不够理想可改用多巴胺 1.0～1.5mg 静脉注射。低血压因心功能不全引起时，常伴有血管阻力增加、心排血量低，除强心外，合理调整血容量后，应及早使用血管扩张药。

（二）高血压

高血压的原因：①患者精神紧张、术前用药量不足、入手术室时血压增高，尤其是高血压患者术前降压治疗不满意。②全身麻醉深度不够或局部麻醉止痛不全。③气管插管或外科操作引起强烈的交感应激反应。④早期缺氧、二氧化碳蓄积。⑤输血、输液过量等。对高血压的处理：①针对原因，预防为主。②调整麻醉深度，保证完全止痛。全静脉麻醉时，常有麻醉深度不足，止痛不全，理应及时加用吸入全身麻醉药。局部阻滞不完善时，应按需辅以镇痛药。③保持良好的通气，使动脉血气 pH 在正常范围。④经上述处理血压仍高且伴心率快速时可静脉注射普萘洛尔 0.25～0.5mg，需要时可重复，总量一般不宜超过 2mg；或静脉注射拉贝洛尔 5mg，效果不明显时可追加 10mg；亦可用短效|3 受体阻滞药艾司洛尔 0.25～0.5mg/kg 并可按需重复使用，尤适用于交感肾上腺能应激引起的血压增高。如果舒张压升高为主则可采用肼屈嗪或双氢肼屈嗪静脉注射，初量 5mg，必要时可追加 10mg，此药起效较缓，持续时间较长，由于具有直接血管扩张作用可降低外周血管阻力。乌拉地尔具有外周和中枢双重的作用机制，在外周阻断突触后 α 受体，扩张血管；同时作用于中枢 5-HT_{1A}受体，降低延髓心血管中枢的反馈调节而起降压作用。此药降压作用缓和，降低血压的同时对心率影响甚小，自限性降压，极少将血压降至较低水平，无血压反跳，使用相对比较安全，静脉注射初量 25mg，需要时 5 分钟重复，或以 9～30mg/h 静脉滴注维持。

（三）心功能不全

心功能不全主要指左心衰竭和心排血量减少伴急性肺水肿，常见于严重高血压、冠心病患者。至于右心衰竭相对少见，以中心静脉压升高为主要表现，但临床症状与体征常不够明确而容易被忽略。心脏病患者进行非心脏手术，若麻醉处理得当一般发生机会不多。治疗原则以改善心肌收缩力、降低心室射血阻力、减轻肺充血，改善氧合和预防严重的心律失常。一般采用强心、利尿和改善心脏负荷等措施。具体步骤：①建立良好的通气，充分供氧，使用气道持续正压或呼气末正压，一般为 5～10cmH_2O。②静脉注射吗啡 10mg（非全身麻醉患者）。③心率快呈室上性心动过速或快速心房颤动等可应用洋地黄类药，如近期未服用过此类药时采用地高辛 0.5mg 静脉注射，以后隔 2～4 小时追加 0.25mg；或用去乙酰毛花苷 C 0.4～0.6mg，以后隔 1～2 小时追加 0.2mg。④肺水肿伴可疑容量过负荷时静脉注射呋塞米（速尿）10～20mg。⑤应用增强心肌收缩力的药物，异丙肾上腺素适用于心率过缓、心排血量低下的患者，每 100ml 液体内加 0.1～0.2mg，开始以 1～2.5μg/min 静脉滴注，依据效应及是否出现室性期前收缩而调节用量。肾上腺素同样可增加心肌收缩力和心率，小量时扩张外周血管（β 受体作用），较大量时收缩血管（α 受体作用），适用于心功能损害、动脉压降低和心排血量不足患者，常用 1～5μg/min 试探，依据效应调节用量。多巴胺除增加心肌收缩力和心率外，小剂量 2～4μg/（kg·min）使肾血管阻力降低、肾小球滤过率增加、外周血管阻力降低或不变；用量超过 10μg/（kg·min）时外周 α 受体作用占优势，引起外周和肺血管阻力均增高。⑥应用血管扩张药减轻心脏前、后负荷和心肌耗氧量。硝普钠可使动、静脉血管均扩张，作用迅速，效果确切，开始 20～50μg/min，依据效应逐渐调节直至达到理想的血流动力学状态，逾量会发生血压显著下降，尤其在血容量不足的患者。硝酸甘油扩张静脉、降低心脏前负荷为主，由于较少引起动脉舒张压下降，特别适用于冠心病患者，可舌下含 0.3～0.6mg，2～3 分钟显效，持续约 30 分钟；或每分钟 0.2～1.0μg/kg 静脉滴注；硝酸甘油贴片则可起预防和维持治疗作用。酚妥拉明以扩张动脉为主，能兴奋心脏β受体，出现正性肌力作用和心率加速，常以每分钟 1.5～2.0μg/kg 静脉滴注，超量会引起心动过速及低血压。临床上心功能不全常属多种因素的综合表现，应按具体情况选用或联合选用上述各种方法与药物。低血容量常常也是循环功能不全的重要原因，治疗时必须注意血管内容量是否足够，特别是对外科手术患者，不得忽视。

（四）心律失常

心律失常是麻醉期间常见并发症。手术前有心律失常者，麻醉和手术期间常易再发。反之，经过适当的麻醉处理也常可使之消失。

1.窦性心动过速

心率达 120～160 次/分，主要不是心脏本身异常，常反映其他病因。首先应纠治病因如低血容量、发热、焦虑、低氧血症、充血性心力衰竭、全身麻醉过浅、局部麻醉止痛不全或范围不够等。因此，药物治疗直接减慢心率常非恰当之举，应该纠正病因。当窦性心动过速发生心肌缺血、损害心脏功能时，则在心电图和动脉压监测下缓慢静脉注射普萘洛尔 0.25～0.5mg，可渐增至总量达 5mg；或拉贝洛尔 5mg；短效艾司洛尔 0.25～0.5mg/kg 静脉注射，必要时行连续静脉滴注，效果确切。

2.窦性心动过缓

首先解除原因，循环良好、心率在 50 次/分以上可不必处理；若心率慢伴血压下降，可用阿托品 0.2～0.3mg 静脉注射，并加用麻黄碱 5～6mg 静脉注射；或用多巴胺 0.5～1.0mg 静脉注射。对窦房结功能低下伴有症状者，术前应考虑装起搏器。

3.室上性心动过速

使用各种方法刺激迷走神经常可终止室上性心动过速，或用去氧肾上腺素 0.1～0.2mg 静脉注射使血压升高，亦可酌用洋地黄类药，尤其是联合应用地高辛和β受体阻滞药可显著降低术中和术后室上性心律失常。钙离子通道阻滞药如维拉帕米、地尔硫䓬（硫氮䓬酮）亦有效，若同时用β受体阻滞药会增加心肌抑制作用。若患者血压低、升压药作用不显著、上述药物作用效果不良时可采用电复律或超速心脏起搏。

4.室性期前收缩

偶然发生可不必治疗，若每分钟期前收缩超过 4～5 次、多源性、连续 3 次以上或期前收缩发生在前一个 QRS 综合波接近 T 波峰值时则应处理。室性期前收缩由于洋地黄类药逾量引起，可用苯妥英钠 100mg 静脉注射，必要时可每 5 分钟一次重复使用，直至期前收缩消失。通常室性期前收缩首选利多卡因 50～75mg 静脉注射，隔 20 分钟可重复一次，维持用 1～4mg/min。普鲁卡因胺作用类似于利多卡因，首次静脉注射 100mg，每 4～5 分钟重复，直至控制室性期前收缩或总量 15mg/kg，维持用 2～6mg/min。β受体阻滞药艾司洛尔单独应用并不一定有效，但在围手术期由于交感肾上腺活动增加而引起室性期前收缩则特别有效。溴苄胺静脉注射负荷量 5mg/kg，然后用 1～10mg/min 静脉滴注维持，特别当室性期前收缩对利多卡因或普鲁卡因胺无效时可能有效，但伴低血压患者应慎用或禁用。对室性期前收缩患者除注意血钾外，血镁也要注意，低镁使钠钾泵活动受限而增加钠钙交换，细胞内钙升高，降低细胞内钾。慢性缺镁常见于用利尿药、嗜酒、胃肠道吸收差等情况，此时血镁并不反映细胞内镁。因此，临床上对洋地黄中毒心律失常、顽固性室性心律失常，用利多卡因和普鲁卡因胺无效时，即使血镁正常，仍可试用镁治疗。可用硫酸镁每 2～3 分钟静脉注射 2g，然后 10g/10h 静脉滴注；控制良好则再以 10g/5 小时维持，以恢复细胞内镁；常见不良反应为低血压，用小量钙即可逆转。

六、手术后处理

心脏病患者进行非心脏手术，虽手术完成但麻醉药的作用并未消失，机体的各项代偿功能并未恢复，因此麻醉医师应对具体情况作全面评估。重点应注意：

1.依据病情与手术情况，选择适当的拔管时间。若患者情况良好，手术创伤不大，术后可早期拔管，拮抗残余肌肉松弛药作用可用新斯的明 30μg/kg，静脉注射后 15 秒再注阿托品 15μg/kg 以减少拮抗药对心率的影响。若病情较重，手术范围广，创伤大，术中血流动力学不稳定以及出血、体液丧失较多，患者则应带气管导管入 PACU 或 SICU 进行数小时机械通气，待患者完全清醒、血流动力学稳定、氧合良好才拔除气管导管。拔管前若需进行气道吸引，则应在血压、心率稳定的条件下进行，避免强烈的应激反应发生。

2.对疑有术中阿片类药用量过多、术后通气功能恢复不全的患者，均不主张用纳洛酮拮抗阿片类药物的作用，以防引起患者剧痛、循环亢进、心率和血压骤然上升甚至心力衰竭等不良后果。

3.椎管内阻滞术后原则上应待阻滞平面开始消退、血流动力学稳定才能搬动。否则直立性低血压的危险依然存在，应注意预防和有相应的对策。

4.术后注意对血容量及体液容量调整，保持血流动力学稳定，并按需及时应用血管活性药和正性肌力药，保持足够的尿量与电解质平衡。

5.提供良好的镇痛，尤其是硬膜外阿片类药与低浓度的局部麻醉药联合镇痛对重症患者有帮助。

6.维持体温于正常范围。手术后低体温常引起患者寒战，机体氧耗可增加 2～3 倍，造成氧供需失衡，尤其对冠心病患者不利，常由此引起心肌缺血。若体温＜35℃，ECG 显示心肌缺血的机会增加 3 倍。并有证据证明中度低温(34。C)会引起心脏收缩与舒张功能异常。

7.加强监测及早发现病情变化，以便及时处理。连续监测 ECG 不仅可了解心率与节律的变化，对发现心肌缺血仍是目前临床上最方便且有用的手段。冠心病患者术后心肌缺血常是心肌梗死的先兆，因此在术后 12 小时及 1～3 天应每日做 12 导联心电图检查、记录，对及早预防心肌梗死有帮助。

8.加强呼吸管理，注意肺水肿发生的先兆。术后和拔除气管导管后 2～3 小时常是肺充血和肺水肿的好发时期。可由于麻醉与手术期间输血、输液过量，尤其是伴有肾功能不全、患者气道不畅、术后镇痛不全、外周血管收缩、血压升高、心率增快、心肌缺血、引起左房压、肺动脉压和肺血管滤过压增加，以及术中出血而过多地输注晶体液造成胶体渗透压下降。早期临床表现为呼吸频率增加、呼吸困难和肺底部啰音，并常伴有动脉低氧血症。处理原则首先应及时发现，解除病因。对症处理使患者镇静，并静脉注射呋塞米 10～20mg，但必须注意血清钾浓度。按需应用血管扩张药如硝酸甘油、硝普钠、血管紧张素转换酶抑制剂和(或)正性肌力药物如小剂量多巴胺、多巴酚丁胺，同时予面罩吸氧、正压气道通气。经采用上述措施 1～2 小时后，病情未得到控制与改善，则应进一步作创伤性血流动力学监测，并考虑行正压机械通气。

第四章　腹部和泌尿外科手术的麻醉

第一节　腹部手术的概述

一、腹部手术的病理生理

（一）胃肠手术的病理生理

胃肠道疾病引起严重病理生理改变的为胃肠道梗阻或穿孔。如幽门梗阻时反复呕吐不能进食，造成脱水及营养障碍，且丢失大量胃酸，可导致碱中毒。肠梗阻时由于呕吐及大量体液向肠腔渗出，造成严重的水和电解质丧失，血容量减少及血液浓缩等改变。因肠壁通透性增加，肠腔内细菌容易进入门脉及腹腔，造成弥漫性腹膜炎，如休克降低网状内皮系统功能，更容易引起败血症性休克及代谢性酸中毒，均要求迅速手术以解除病因。同样，胃肠道穿孔或损伤，胃肠内容物进入腹腔，因化学性刺激和细菌感染可引起腹膜炎；溃疡病穿透血管壁还可发生严重出血，导致低血容量休克，均要求急诊手术及进行麻醉处理。诱导过程中极易发生呕吐或反流造成误吸意外。

（二）胆管手术的病理生理

胆管系统的梗阻、感染或出血均需手术处理。如胆总管或肝管梗阻时，胆汁逆流进入血液，能刺激神经系统，使机体出现一系列中毒症状，如皮肤瘙痒，抑郁疲倦、血压下降、心动过缓，甚至昏迷。胆汁淤积还使肝脏受累，呈弥漫性增大，功能损害时将导致凝血机制障碍及低蛋白血症等。由于胆管梗阻，胆管内压力升高，胆管扩张，可出现心律失常，血压下降。如胆管内压力超过 300mmH_2O 时胆汁分泌就要停止。若感染并发化脓性阻塞性胆管炎，极易导致严重感染性休克。此时切开胆总管降低胆总管内压力，血压常很快恢复。胆囊或胆管穿孔或损伤，胆汁进入腹腔可造成化学性或感染性腹膜炎，大量体液（主要来自血浆）渗入腹腔内，严重者可达全身血容量的 30%，使病情急剧恶化。此时需大量输血、血浆代用品及液体。

胆管出血常由感染、肿瘤或损伤引起，病情复杂，既有大量出血，又并发黄疸或感染，且止血困难。如正出血时开刀，容易发现病变部位进行止血，但患者处于低血容量状态，又难以忍受肝叶或肝部分切除术，增加处理的困难。此外，胆管有丰富的自主神经分布，牵拉胆囊或胆管可引起反射性冠状动脉痉挛导致心肌缺血缺氧，甚至心搏骤停。

（三）门脉高压症手术的病理生理

门脉高压症多并有严重肝机能障碍，并导致严重贫血、低蛋白血症和腹水，同时多并发凝血因子的合成障碍，毛细血管脆性增加及血小板减少等因素造成的出血倾向，均增加手术的危险性。术前必须进行系统治疗，包括休息、高糖、高蛋白及高维生素饮食，输少量新鲜血、血浆或人体白蛋白液，以改善贫血和低蛋白血症，使血红蛋白达到 8g/dl 以上，血浆总蛋白和白蛋白分别达到 6.0g/dL 和 3.0g/dL 以上，同时输新鲜血还可纠正出血倾向。肝硬化腹水的患者常伴有水钠潴留而限制钠盐摄入，及反复抽吸腹水皆可导致水及电解质紊乱，术前也需纠正。一旦并发大出血需急诊手术时，更要同时补充血容量及电解质，并保护肝脏功能。

（四）肝脏手术的病理生理

肝脏疾病中主要是肝癌和损伤，行肝叶或肝部分切除术中主要问题是出血。需要阻断肝脏循环时，常温下不得超过20分钟，低温麻醉可延长肝脏对缺氧的耐受时间。肝移植术或肝大部分切除术则非常复杂，术中分离病肝时失血量极大，应经上肢快速输血。因肝脏不能代谢枸橼酸，需同时补充碳酸氢钠及氯化钙。阻断门静脉及下腔静脉时，血流动力急剧改变，同时体温及血糖剧降，凝血因子减少，急需补充25%～50%葡萄糖液维持血糖在150～300mg/dL及新鲜血液，并需电热毯保温。肝移植开放门脉时可出现高血钾症及pH下降，有可能导致心室纤颤，应大量输血及碳酸氢钠。移植肝血流恢复后应限制输血、纠正酸中毒、保护肾功能及纠正凝血机制障碍，同时血糖、血钾开始下降。

（五）胰腺手术的病理生理

胰头癌和十二指肠壶腹癌常要行胰十二指肠切除术。术前皆有严重梗阻性黄疸，体质衰弱及营养不良，并伴有肝功能障碍。手术侵袭范围广、时间冗长，术野渗出较多及血浆和细胞外液丢失严重，容易导致循环血容量减少，血液浓缩。必须输血输液，维持循环稳定，保护肝肾功能。部分胰腺切除，应给与阿托品抑制胰腺外分泌及20万U抑肽酶静滴抑制蛋白分解酶的分泌。全胰腺切除还应根据血糖给予胰岛素。合并糖尿病者，应避免使用乙醚等使血糖升高的麻醉药，术中可用果糖、山梨糖醇或木糖醇补充糖液，并测试血糖及酮体，使血糖维持在150～200mg/dL，必要时给胰岛素。

急性坏死型胰腺炎引起呕吐、肠麻痹、胰腺出血和腹腔内大量渗出。而脂肪组织分解形成的脂肪酸与血中钙离子起皂化作用引起血清钙偏低，要补充一定量的钙剂。另外，脂肪组织分解还可释放出一种低分子肽类物质，称心肌抑制因子(MDF)，有抑制心肌收缩力的作用，使休克加重。由于腹膜炎限制膈肌运动，及血浆蛋白丢失使血浆胶体渗透压降低容易导致间质性肺水肿的发生，均使呼吸功能减退，甚至出现呼吸窘迫综合征。肾功能障碍也是常见并发症，可用甘露醇或呋塞米进行预防。

（六）体液改变

腹部手术的患者，尤其是急诊手术的患者，术前常有严重的血容量丢失，除了禁食及不感蒸发失水外，还有术前清洁洗肠、呕吐、腹泻、发热、腹腔内或、肠腔内渗出及失血等。如肠梗阻时体液潴留在肠腔内有时达几升，胆囊穿孔腹膜炎，体液渗出严重者可达全身血容量的30%，急性坏死型胰腺炎的患者体液丢失更为惊人，发病后2h血浆损失可达33.3%左右，6h后可达39%。另外，手术创伤及受侵袭的脏器表面水肿等也使大量功能性细胞外液进入第三间隙。所以腹内手术时体液和血液的丢失常造成血容量显著减少。均需要根据血压、脉搏、尿量、血细胞比容及中心静脉压，及时补充液体并纠正电解质及酸碱平衡紊乱。

二、腹部手术的特点和要求

1.腹部外科主要为腹腔内脏器质性疾病的手术，腹腔内脏器官的主要生理功能是消化、吸收、代谢；清除有毒物质和致病微生物；参与机体免疫功能；分泌多种激素调节消化系统和全身生理机能。因此，消化器官疾病必然导致相应的生理功能紊乱及全身营养状态恶化。为保证手术麻醉的安全性,减少术后并发症,麻醉前应根据患者病理生理改变以及伴随疾病的不同,积极调整治疗,以改善全身状况,提高对手术和麻醉的耐受性。

2.胃肠道每日分泌大量含有相当数量电解质的消化液,一旦发生肠道蠕动异常或肠梗阻,消化液将在胃肠道内潴留;或因呕吐、腹泻等,必然导致大量体液丢失,细胞内、外液的水和电解质锐减,酸碱平衡紊乱及肾功能损害。纠正上述紊乱是消化道手术麻醉前准备的重要内容之一。

3.消化道肿瘤、溃疡或食管胃底静脉曲张,可继发大出血,除表现呕血、便血外,胃肠道可潴留大量血液,失血量难以估计。麻醉前应根据血红蛋白、血细胞比积、尿量、尿比重、血压、脉率、脉压、中心静脉压等指标补充血容量和细胞外液量,并做好大量输血的准备。

4.胆管疾病多伴有感染,阻塞性黄疸和肝损害。麻醉时应注意肝肾功能的维护,出凝血异常及自主神经功能紊乱的防治。

5.腹部外科以急腹症为多见,如胃肠道穿孔,腹膜炎,急性胆囊炎,化脓性阻塞性肝胆管炎,胆汁性腹膜炎及肝、脾、肠破裂等,病情危重,需急诊手术。麻醉前往往无充裕时间进行综合性治疗。急腹症手术麻醉的危险性、意外以及并发症的发生率,均比择期手术为高。因此,麻醉医师应尽可能在术前短时间内对病情做出全面估计和准备,选择适合于患者的麻醉方法和麻醉前用药,以保证患者生命安全和手术顺利进行,这是急腹症麻醉的关键所在。

6.肥胖,严重腹胀,大量腹水,巨大腹内肿瘤患者,当术中排出大量腹水,搬动和摘除巨大肿瘤时,腹内压容易骤然下降而发生血流动力学及呼吸的明显变化。因此,麻醉医师应依据病情做好防治,并避免发生缺氧、二氧化碳蓄积和休克。

7.腹内手术中牵拉内脏容易发生腹肌紧张、鼓肠、恶心、呕吐和膈肌抽动,不仅影响手术操作,且易导致血流动力学剧变和患者痛苦。因此,良好的肌肉松弛是腹部手术麻醉不可忽视的问题。

8.呕吐误吸或反流误吸是腹部手术麻醉常见的死亡原因。胃液、血液、胆汁、肠内容物都有被误吸的可能。一旦发生,可导致急性呼吸道梗阻、吸入性肺炎或肺不张等严重后果,麻醉时应采取有效的预防措施。

9.腹腔内脏器官受交感神经和副交感神经双重支配,内脏牵拉反应与此类神经有密切关系。①交感神经的低级中枢位于脊髓 $C_8 \sim L_3$ 节段的灰质侧角,节前神经纤维起自侧角细胞。其周围部分包括椎旁节、椎前节及由神经节发出的分支和神经丛。交感神经干位于脊椎两侧,由神经节和节间支相互连接组成。交感神经节总数为 22～25 个。神经节内为多极细胞,节后纤维起自该细胞。②内脏大神经起自脊髓 $T_{4\sim10}$ 节段,终止于腹腔动脉根部的腹腔节,有一小部分纤维终止于主动脉肾节和肾上腺髓质。内脏小神经起自脊髓 $T_{10\sim12}$ 节段,有节前纤维穿过膈角终止于主动脉肾节。内脏最小神经起自 T_{12} 节段,与交感神经干一并进入腹腔,终止于主动脉肾节。由腹腔神经节,主动脉肾节等发出的节后纤维分布至肝、胆、胰、脾、肾等实质器官及结肠左曲以上的肠管。腰交感干由 4～5 对腰节组成,左右交感干之间以横的交通支相连。节上的分支有腰内脏神经,起自腰段侧角的节前纤维,穿过腰节后终止于腹主动脉丛及肠系膜丛等处,其节后纤维分布于结肠左曲以下的肠管和盆腔脏器,部分纤维随血管分布至下肢。盆腔神经丛来自 $S_{2\sim3}$ 骶节和尾节所发出的节后纤维。③副交感神经的低级中枢位干脑干

的副交感神经核及 $S_{2\sim4}$ 节段灰质副交感核。节前纤维起自延髓迷走神经背核和骶部副交感神经核。迷走神经后干的腹腔支参与肝丛、胃丛、脾丛、胰丛、肾丛及肠系膜上下丛的组成，各丛分别沿同名血管分支达相应脏器。结肠左曲以下肠管和盆腔脏器受 $S_{2\sim4}$ 副交感节前纤维分支组成的直肠丛、膀胱丛、前列腺丛、子宫阴道丛等支配。④重要腹腔内脏的神经支配详见表4-1。

表 4-1　重要腹腔内脏的神经支配

器官	神经	沿内脏神经的传入径路	节前纤维
胃、小肠、结肠左曲以上	交感	腹腔丛→内脏大、小神经→胸 6～腰 1，脊髓后角	胸 6～腰 1，脊髓侧角
	副交感	迷走神经→延髓束核	迷走神经背核
降结肠、直肠	交感	腰内脏神经和交感干骶部分支，到达腰 1～3 脊髓后角	胸 12～腰 3 脊髓侧角
	副交感	肠系膜下丛、盆丛→盆内脏神经→骶 2～4 脊髓后角	骶 2～4 副交感核
肝、胆、胰	交感	腹腔丛→内脏大小神经→胸(4～10)脊髓后角	胸 4～10 脊髓侧角
	副交感	迷走神经-延髓束核	迷走神经背核

左曲以上肠管和肝、胆、胰、脾等脏器手术时，椎管内麻醉要阻滞内脏神经交感神经支时，阻滞平面应达 T_4～L_1，但迷走神经支不可能被阻滞。而结肠左曲以下肠管和盆腔脏器的手术，阻滞平面达 T_8～S_4 时，交感神经和副交感神经可同时被阻滞。为消除牵拉结肠左曲以上肠胃等内脏的反应，可辅用内脏神经局麻药封闭或应用镇痛镇静药。

第二节　腹部手术常用的麻醉方法

腹部手术患者具有年龄范围广，病情轻重不一及并存疾病不同等特点，故对麻醉方法与麻醉药物的选择，需根据患者全身状况，重要脏器损害程度，手术部位和时间长短，麻醉设备条件以及麻醉医师技术的熟练程度作综合考虑。

一、局部麻醉

适用于短小手术及严重休克患者。可用的局麻方法有局部浸润麻醉，区域阻滞麻醉和肋间神经阻滞麻醉。腹腔内手术中还应常规施行肠系膜根部和腹腔神经丛封闭。本法安全，对机体生理影响小，但阻滞不易完善，肌松不满意，术野显露差，故使用上有局限性。

二、脊麻

适用于下腹部及肛门会阴部手术。脊麻后头痛及尿潴留发生率较高，且禁忌证较多，故基本已被硬膜外阻滞所取代。

三、连续硬膜外阻滞

为腹部手术常用的麻醉方法之一。该法痛觉阻滞完善;腹肌松弛满意;对呼吸、循环、肝、肾功能影响小;因交感神经被部分阻滞,肠管收缩,手术野显露较好;麻醉作用不受手术时间限制,并可用于术后止痛,故是较理想的麻醉方法,但内脏牵拉反应较重,为其不足。

四、全身麻醉

随着麻醉设备条件的改善,全身麻醉在腹部手术的选用日益增加,特别是某些上腹部手术,如全胃切除,选择性迷走神经切断术,右半肝切除术,胸腹联合切口手术以及休克患者手术,均适于选用全身麻醉。由于患者情况不同,重要器官损害程度及代偿能力的差异,麻醉药物选择与组合应因人而异。目前常用方法有:静吸复合全麻;神经安定镇痛复合麻醉;硬膜外阻滞与全麻复合;普鲁卡因静脉复合麻醉等。麻醉诱导方式需根据患者有无饱胃及气管插管难易程度而定。急症饱胃者(如进食、上消化道出血、肠梗阻等),为防止胃内容误吸,可选用清醒表麻插管。有肝损害者或三个月内曾用过氟烷麻醉者,应禁用氟烷。胆管疾患术前慎用吗啡类镇痛药。

第三节　常见腹部手术的麻醉

一、胃肠道手术的麻醉

(一)麻醉前准备

1.胃肠道疾病,特别是恶性肿瘤患者,术前多有营养不良、贫血、低蛋白血症、浮肿、电解质异常和肾功能损害。麻醉前应尽力予以调整,以提高患者对手术、麻醉的耐受性,减少术后并发症。

2.消化道溃疡和肿瘤出血患者多并存贫血,如为择期手术,血红蛋白应纠正到100g/L以上,血浆总蛋白到60g/L以上,必要时应予小量多次输血或补以白蛋白。

3.消化道疾病发生呕吐、腹泻或肠内容物潴留,最易发生水、电解质及酸碱平衡紊乱,出现脱水、血液浓缩、低钾血症,上消化道疾病易出现低氯血症及代谢性碱中毒;下消化道疾病可并发低钾血症及代谢性酸中毒等。长期呕吐伴有手足抽搐者,术前术中应适当补钙和镁。

4.为避免麻醉中呕吐、误吸及有利于术后肠功能恢复,对幽门梗阻的患者术前应常规洗胃;胃肠道手术宜常规行胃肠减压。

5.麻醉前用药需根据麻醉方式和病情而定。对饱胃及可能呕吐者,应避免用药量过大,以保持患者的意识和反射。

(二)麻醉处理

1.胃、十二指肠手术

硬膜外阻滞可经 $T_{8\sim9}$ 或 T_{10} 间隙穿刺,向头侧置管,阻滞平面以 $T_4\sim L_1$ 为宜。为清除内脏牵拉反应,进腹前可适量给予氟芬或杜氟合剂,或哌替啶及东莨菪碱。上腹部手术的阻滞平面不宜超过胸，否则胸式呼吸被抑制，膈肌代偿性活动增强，可影响手术操作。此时，如再使用较大量镇痛镇静药，可显著影响呼吸功能而发生缺氧和二氧化碳蓄积，甚至发生意外。因此，麻醉中除应严格控制阻滞平面外，应加强呼吸监测和管理。腹部手术选用全麻时，宜选择麻醉诱导快，肌松良好，清醒快的麻醉药物。肌松药的选择及用药时间应合理掌握，需保证进腹探查，深部操作，冲洗腹腔及缝合腹膜时有足够的肌肉松弛，注意药物间的相互协同作用，加强呼吸、循环、尿量、体液等变化和维护水、电解质，酸碱平衡的管理。

2.结肠手术

右半结肠切除术选用连续硬膜外阻滞时，可选 $T_{11\sim12}$ 间隙穿刺，向头侧置管，阻滞平面控制在 $T_6\sim L_2$。左半结肠切除术可选 $T_{12}\sim L_1$ 间隙穿刺，向头侧置管，阻滞平面需达 $T_6\sim S_4$。进腹探查前宜先给予适量辅助药，以控制内脏牵拉反应。选择全麻使用肌松药时，应注意与链霉素、新霉素、卡那霉素或多黏菌素等的协同不良反应(如呼吸延迟恢复)。结肠手术前常需多次清洁洗肠，故应注意血容量和血钾的变化。严重低钾血症可导致心律失常，术前数小时应复查血钾，麻醉中需有心电图监测。

3.直肠癌根治术的麻醉

手术需取截石位，经腹会阴联合切口，选用连续硬膜外阻滞时宜用双管法。一点取 $T_{12}\sim L_1$ 间隙穿刺，向头置管；另一点经 $L_{3\sim4}$ 间隙穿刺，向尾置管。先经低位管给药以阻滞骶神经，再经高位管给药，使阻滞平面达 $T_6\sim S_4$，麻醉中适量应用辅助药即可满足手术要求。麻醉中应注意体位改变对呼吸、循环的影响，游离乙状结肠时多需采用头低位，以利于显露盆腔，此时应注意呼吸通气情况，并常规面罩吸氧。术中出血可能较多，要随时计算出血量，并给予及时补偿。

（三）麻醉后注意事项

1.腹部手术结束，需待患者各项生命体征稳定后方可送回术后恢复室或病房；麻醉医师须亲自检查呼吸、血压、脉搏、四肢末梢温度颜色及苏醒程度，向主管手术医师和值班护士交代清楚后，方可离开患者。

2.患者尚未完全清醒或循环、呼吸功能尚未稳定时，应加强对呼吸、血压、中心静脉压、脉搏、尿量、体温、意识、皮肤颜色温度等监测，并给予相应处理。术后应常规给予氧治疗，以预防术后低氧血症。

3.麻醉手术后应立即进行血常规、血细胞比积、电解质、血气分析等检查，并依检查结果给予相应处理。

4.持续静脉补液，手术当天的输液量(包括术中量)，成人为 3500～4000mL，如术中有额外出血和体液丢失，应依出量予以补充调整。热量供应于成人大手术后为 209.2kJ/(kg·d)[50kcal/(kg·d)]；小手术后为 167.4kJ/(kg·d)[40kcal/(kg·d)]。术前营养差的患者，术后应给予肠道外高营养治疗。

5.术后可能发生出血、呕吐、呃逆、尿潴留和肺部并发症，须予以重视和防治。

二、胆囊、胆管疾病手术的麻醉

（一）麻醉前准备

1.重点应检查心、肺、肝、肾功能。对并存疾病特别是高血压病、冠心病、肺部感染、肝功能损害、糖尿病等应给予全面的内科治疗。

2.胆囊、胆管疾病多伴有感染;胆管梗阻多有阻塞性黄疸及肝功能损害,麻醉前都要给予消炎、利胆和保肝治疗。阻塞性黄疸可导致胆盐、胆固醇代谢异常,维生素K吸收障碍,致使VitK参与合成的凝血因子减少,发生出凝血异常,凝血酶原时间延长。麻醉前应给维生素K治疗,使凝血酶原时间恢复正常。

3.黄疸指数高达100U以上者,术后肝肾综合征的发生率较高,术前宜先行经皮胆囊穿刺引流,使黄疸指数降至50U以下再行手术。

4.阻塞性黄疸的患者,自主神经功能失调,表现为迷走神经张力增高,心动过缓。麻醉手术时更易发生心律失常和低血压,麻醉前应常规给予阿托品。

5.胆囊、胆管疾病患者常有水、电解质,酸碱平衡紊乱,营养不良,贫血,低蛋白血症等继发性病理生理改变,麻醉前均应做全面纠正。

(二)麻醉选择及处理

胆囊、胆管手术,可选择全身麻醉、硬膜外阻滞或全麻加硬膜外阻滞下进行。硬膜外阻滞可经$T_{8\sim9}$或T_{10}间隙穿刺,向头侧置管,阻滞平面控制在$T_{4\sim12}$,胆囊、胆管部位迷走神经分布密集,且有膈神经分支参与,在游离胆囊床、胆囊颈和探查胆总管时,可发生胆-心反射和迷走-迷走反射。患者不仅出现牵拉痛,而且可引起反射性冠状动脉痉挛,心肌缺血导致心律失常,血压下降。应采取预防措施,如局部神经封闭,应用哌替啶及阿托品或依诺伐等。吗啡、芬太尼可引起胆总管括约肌和十二指肠乳头部痉挛,而促使胆管内压上升达2.94kPa(300mmH_2O)或更高,持续15～30min,且不能被阿托品解除,故麻醉前应禁用。阿托品可使胆囊、胆总管括约肌松弛,麻醉前可使用。胆管手术可促使纤维蛋白溶酶活性增强,纤维蛋白溶解而发生异常出血。术中应观察出凝血变化,遇有异常渗血,应及时检查纤维蛋白原、血小板,并给予抗纤溶药物或纤维蛋白原处理。

阻塞性黄疸常伴肝损害,应禁用对肝肾有损害的药物,如氟烷、甲氧氟烷、大剂量吗啡等。安氟醚、异氟醚、七氟醚或地氟烷亦有一过性肝损害的报道。麻醉手术中因凝血因子合成障碍,毛细血管脆性增加,也促使术中渗血增多。但据临床观察,同麻醉方法对肝功能正常组与异常组的凝血因子,未见有异常变化。

胆管外科患者,病情与体质差异极大,伴肥胖体型者逐年增多,麻醉选择与处理的难度也各异。国内曾报道胆管手术麻醉中,心搏骤停的发生率为1∶162,而非胆管手术麻醉为1∶497,二者差3.07倍,且前者的复苏率较低,应引起高度重视和警惕。

(三)麻醉后注意事项

1.术后应密切监测血压、脉搏、呼吸、尿量、尿比重,持续鼻管吸氧,直至病情稳定。按时检查血红蛋白,血细胞比积及电解质,动脉血气分析,根据检查结果给予调整治疗。

2.术后继续保肝、保肾治疗,预防肝肾综合征。

3.对老年人、肥胖患者及并存气管、肺部疾病者,尤应防治肺部并发症。

4.胆总管引流的患者,应计算每日胆汁引流量,注意水、电解质补充及酸碱平衡。

5.危重患者和感染中毒性休克未脱离危险期者,麻醉后应送术后恢复室或ICU进行严密监护治疗,直至脱离危险期。

三、脾脏手术的麻醉

(一)麻醉前准备

1.脾脏是人体血液储存和调节器官,有清除和调节血细胞的功能,及产生自身免疫的抗体。原发性或继发性脾功能亢进需行手术者,多有脾肿大,红细胞、白细胞、血小板减少和骨髓造血细胞增生。麻醉医师应在麻醉前全面了解病史、体检及各种检查结果,估计可能出现的问题,做好相应准备。

2.严重贫血,尤其是溶血性贫血者,应输新鲜血。有肝损害、低蛋白血症者,应给予保肝及多种氨基酸治疗。有血小板减少、出凝血时间及凝血酶原时间延长者,应小量多次输新鲜血或浓缩血小板,并辅以维生素 K 治疗。待贫血基本纠正、肝功能改善、出血时间及凝血酶原时间恢复正常后再行手术。

3.原发性脾功能亢进者除有严重出血倾向外,大都已长期服用肾上腺皮质激素和 ACTH。麻醉前除应继续服用外,尚需检查肾上腺皮质功能代偿情况。

4.有粒细胞缺乏症者常有反复感染史,术前应积极防治。

5.外伤性脾破裂除应积极治疗出血性休克外,应注意有无肋骨骨折、胸部挫伤、左肾破裂及颅脑损伤等并存损伤,以防因漏诊而发生意外。

(二)麻醉选择与处理

1.无明显出血倾向及出凝血时间、凝血酶原时间已恢复正常者,可选用连续硬膜外阻滞。麻醉操作应轻柔,避免硬膜外间隙出血。凡有明显出血者,应弃用硬膜外阻滞。选择全麻时需根据有无肝损害而定,可用静脉复合或吸入麻醉。气管插管操作要轻巧,防止因咽喉及气管黏膜损伤而导致血肿或出血。

2.麻醉手术处理的难度主要取决于脾周围粘连的严重程度。游离脾脏、搬动脾脏、结扎脾蒂等操作,手术刺激较大,有发生意外大出血的可能,麻醉医师应提前防治内脏牵拉反应并做好大量输血准备。巨大脾脏内储血较多,有时可达全身血容量的 20%,故麻醉中禁忌脾内注射肾上腺素,以免发生回心血量骤增而导致心力衰竭危险。应用氟烷麻醉中使用肾上腺素,可导致心肌应激性增高而有发生室性心律失常的危险。乙醚可使脾脏收缩,但在使用电器设备的场合下禁用。

3.麻醉处理中要密切注意出血、渗血情况,维持有效循环血量。渗血较多时,应输新鲜血及使用止血药。

4.麻醉前曾服用激素的患者,围术期应继续给维持量,以防肾上腺皮质功能急性不全。

(三)麻醉后注意事项

1.麻醉后当天应严密监测血压、脉搏、呼吸和血红蛋白、血细胞比积的变化,严防内出血和大量渗血,注意观察膈下引流管出血量,继续补充血容量。

2.加强抗感染治疗。已服用激素者,应继续给维持量。

四、门脉高压症手术的麻醉

(一)门脉高压症主要病理生理特点

门静脉系统是腹腔脏器与肝脏毛细血管网之间的静脉系统。当门静脉的压力因各种病因而高于2.45kPa(25cmH_2O)时,可表现一系列临床症状,统称门脉高压症。其主要病理生理改变为:①肝硬化及肝损害;②高动力型血流动力学改变:容量负荷及心脏负荷增加,动静脉血氧分压差降低,肺内动静脉短路和门、肺静脉间分流;③出凝血机能改变:有出血倾向和凝血障碍,原因为纤维蛋白原缺乏、血小板减少、凝血酶原时间延长、第Ⅴ因子缺乏、血浆溶纤维蛋白活性增强;④低蛋白血症:腹水、电解质紊乱、钠和水潴留、低钾血症;⑤脾功能亢进;⑥氮质血症、少尿、稀释性低钠、代谢性酸中毒和肝肾综合征。

(二)手术适应证的选择

门脉高压症手术麻醉的适应证,主要取决于肝损害程度、腹水程度、食管静脉曲张及有无出血或出血倾向。为做好手术前准备和估计,降低死亡率,可将门脉高压症的肝功能情况归纳为三级,见表4-2。Ⅲ级肝功能者不适于手术麻醉应力求纠正到Ⅰ或Ⅱ级。Ⅰ、Ⅱ级术后死亡率约为5%,Ⅲ级者死亡率极高。

表4-2 门脉高压症肝功能分级

肝功能分级	Ⅰ级	Ⅱ级	Ⅲ级
胆红素(μmol/L)	<20.5	20.5~34.2	>34.2
人血白蛋白(g/L)	≥35	26~34	≤25
凝血酶原时间(分钟)	1~3	4~6	>6
转氨酶	<100	100~200	>200
金氏法(u)			
赖氏法(u)	<40	40~80	>80
腹水	(-)	少量,易控制	大量,不易控制
肝性脑病	(-)	(-)	(+)

高桥成辅指出,门脉高压症麻醉危险性增加的界限为:黄疸指数大于40U;血清胆红素大于20.5μmol/L;血浆总蛋白量小于50g/L;白蛋白小于25g/L;A/G小于0.8;GPT、GOT大于100U;磺溴酞钠(BSP)潴留试验大于15%;吲哚氰绿(ICG)消失率小于0.08。为探讨肝细胞功能的储备能力,糖耐量曲线试验有一定价值,90~120min值如高于60min值者,提示肝细胞储备力明显低下,麻醉手术死亡率极高。

近年来,多以综合性检查结果来判断门脉高压症的预后,详见表4-3。这种分类为麻醉临床提供科学依据。

表4-3 门脉高压症的预后判断分类

预后分类	Ⅰ	Ⅱ	Ⅲ	Ⅳ
有效肝血流量(mL/min)	>600	600~400	400~300	<300
肝内短路率(%)	<15	30~40	30~40	>40
肝静脉血氨法(μg/dL)	<65	65~80	80~100	>100
BSP潴留率(%)	<10	10~30	30~35	>35

续表

预后分类	Ⅰ	Ⅱ	Ⅲ	Ⅳ
ICG 消失率	>0.10	0.1～0.08	0.08～0.04	<0.04
术后生存率(%)	91.5	79.4	51	14.3

(三)麻醉前准备

门脉高压症多有不同程度的肝损害。肝脏为三大代谢和多种药物代谢、解毒的器官,麻醉前应重点针对其主要病理生理改变,做好改善肝功能、出血倾向及全身状态的准备。

1.增加肝糖原,修复肝功能,减少蛋白分解代谢:给高糖、高热量、适量蛋白质及低脂肪饮食,总热量应为125.5～146.4kJ(30～35kcal/kg)。必要时可静脉滴注葡萄糖胰岛素溶液。对无肝性脑病者可静脉滴注相当于0.18g/(kg·d)蛋白的合成氨基酸。脂肪应限量在50g/d以内。为改善肝细胞功能,还需用多种维生素,如每日复合维生素B 6～12片口服或4mg肌内注射;维生素B_6 50～100mg;维生素B_{12} 50～100μg;维生素C 3g肌内注射。

2.有出血倾向者可给予维生素K等止血药,以纠正出凝血时间和凝血酶原时间。如系肝细胞合成第Ⅴ因子功能低下所致,麻醉前应输新鲜血或血浆。

3.腹水直接反映肝损害的严重程度,大量腹水还直接影响呼吸、循环和肾功能,应在纠正低蛋白血症的基础上,采用利尿、补钾措施,并限制入水量。有大量腹水的患者,麻醉前应多次小量放出腹水,并输用新鲜血或血浆,但禁忌一次大量放腹水,以防发生休克及低盐综合征或肝昏迷。

4.凡伴有水、电解质、酸碱平衡紊乱者,麻醉前应逐步纠正。

(四)麻醉选择与处理

肝脏是多种麻醉药代谢的主要场所,而多数麻醉药都可使肝血流量减少。麻醉选择与处理的主要原则是选用其最小有效剂量,使血压维持在10.7kPa(80mmHg)以上,否则肝脏将丧失自动调节能力,并可加重肝细胞损害。

1.麻醉前用药:大量应用阿托品或东莨菪碱可使肝血流量减少,一般剂量时则无影响。镇静镇痛药均在肝内代谢,门脉高压症时分解代谢延迟,可导致药效增强、作用时间延长,故应减量或避用。

2.麻醉药:氧化亚氮在无缺氧的情况下,对肝脏无直接影响。氟烷使肝血流量下降约30%,部分患者术后可有GPT与BSP一过性升高,因此,原有肝损害或疑有肝炎者宜禁用。安氟醚是否存在肝损害,尚未定论,但用药后一周内GPT可上升至100U以上,故最好避用。异氟醚在体内降解少,对肝功能影响轻微,可考虑选用。

肝损害时血浆蛋白量减少,应用巴比妥类药时,因分解代谢减缓,使血内游离成分增加,药效增强,但睡眠量巴比妥类对肝脏尚无影响。氟哌利多、芬太尼虽在肝内代谢,但麻醉通用量也不致发生肝损害,可用于门脉高压症手术的麻醉,但对严重肝损害者应酌情减量。氯胺酮、地西泮、哌替啶、喷他佐辛则均可选用。

3.肝硬化患者的胆碱酯酶活性减弱,使用琥珀胆碱时,其作用可增强,易发生呼吸延迟恢复;使用筒箭毒碱时,其作用则减弱;应用泮库溴铵时可无影响。正常人筒箭毒碱可经肾和胆汁排泄,门脉高压症患者经胆汁排出减少,故禁忌大量使用箭毒类药。

4.酯类局麻药由血浆胆碱酯酶分解,酰胺类局麻药都在肝内代谢。由于血浆内胆碱酯酶均来自肝脏,肝硬化患者应用局麻药可因其分解延缓,容易蓄积,故禁忌大量使用。

综合上述特点,门脉高压症分流手术的麻醉可选用下列方法之一:①硬膜外阻滞辅以依诺伐;②依诺伐、氧化亚氮、氧、肌松药复合麻醉;③氯胺酮、地西泮、氧化亚氮、氧、肌松药复合麻醉;④安氟醚(或异氟醚)、芬太尼、氧化亚氮、氧、肌松药复合麻醉。

(五)麻醉处理要点

1.维持有效循环血量

通过血压、脉搏、中心静脉压、尿量等监测,维持出入量平衡,避免血容量不足或过多,预防低血压和右心功能不全,维护肾功能。输液时不可大量使用乳酸钠林格氏溶液或生理盐水,否则钠负荷增加可导致间质性肺水肿;伴肾功能损害者尤需避免。此外,麻醉中还宜通过血气分析和电解质检查,及时纠正水、电解质和酸碱失衡;如有可能,宜测定血浆及尿渗透浓度,有指导价值。

2.保持血浆蛋白量

低蛋白血症患者麻醉时应将白蛋白提高到 25g/L 以上,不足时应补充白蛋白,以维持血浆胶体渗透压和预防间质水肿。

3.维护血液氧输送能力

须保持血容量、每搏量、血细胞比积、血红蛋白及氧离解曲线的正常。心功能正常者,为保持有效循环血量,宜使血细胞比积保持在 30%左右,以降低血液黏滞度,保证最佳组织灌流。为确保氧的输送能力,对贫血者可输浓缩红细胞。

4.补充凝血因子

麻醉前有出血倾向者,应输用新鲜血或血小板。缺乏由维生素 K 合成的凝血因子者,可输给新鲜血浆。麻醉中一旦发生异常出血,应即查各项凝血功能,做针对性处理。

5.处理大量出血

门脉高压分流术中,出血量在 2000mL 以上者,并非少见,以输全血最佳,适量给予血浆代用品。输血、输液时应注意补充细胞外液、纠正代谢性酸中毒、充分供氧及适量补钙。

6.保证镇痛完善,避免应激反应。

五、急腹症患者的麻醉

急症手术中以急腹症最常见。据北京友谊医院统计,急诊麻醉中急腹症约占 82.6%。其特点是发病急、病情重、饱胃患者比例大,继发感染或出血性休克者多,麻醉前准备时间紧,难以做到全面检查和充分准备。麻醉危险性、意外发生率及麻醉手术后并发症均较高。

(一)麻醉前准备

1.麻醉医师必须抓紧时间进行术前访视,重点掌握全身状况、神智、体温、循环、呼吸、肝及肾功能;追问既往病史,麻醉手术史、药物过敏史、进食或禁饮时间。根据检查,选定麻醉方法和药物,做好意外防治措施。

2.对并存血容量不足、脱水、血液浓缩、电解质及酸碱失衡或伴严重合并疾病以及继发病理生理改变者，根据血常规、血细胞比积、出凝血时间、血型、心电图，X线片、血气分析、血清电解质、尿常规、尿糖、尿酮体等检查结果，进行重点处理或纠正。

3.对休克患者必须施行综合治疗，待休克改善后再麻醉，但有时由于病情发展迅速，应考虑在治疗休克的同时进行紧急麻醉和手术。治疗休克应重点针对脱水、血浓缩或血容量不足进行纠正，以改善微循环和维持血压。术前要备足全血，以便于麻醉中进一步补足血容量，纠正电解质与酸碱失衡。维持血压10.6kPa(80mmHg)以上，血细胞比积在30%以上，重要脏器的血流灌注和肾功能尚可维持。对大量出血患者，应尽快手术以免延误手术时机。

4.胃、肠梗阻、消化道穿孔、出血或弥漫性腹膜炎患者，麻醉前必须进行有效的胃肠减压。

5.剧烈疼痛、恐惧和躁动不安必然促使儿茶酚胺大量释放，加重微循环障碍，促进休克发展，故麻醉前应给一定的术前药，但剂量应以不影响呼吸、循环，保持意识存在为准。

（二）麻醉选择及处理

1.胃、十二指肠溃疡穿孔

除应激性溃疡穿孔外，多有长期溃疡病史及营养不良等的变化。腹膜炎患者常伴剧烈腹痛和脱水，部分患者可继发中毒性休克。在综合治疗休克取得初步纠正的基础上，可慎用硬膜外阻滞，但需小量分次用药，严格控制阻滞平面。麻醉中继续纠正脱水、血浓缩和代谢性酸中毒，防治内脏牵拉反应。对严重营养不良、低蛋白血症或贫血者，术前宜适量补全血或血浆。麻醉后重点预防肺并发症。

2.上消化道大出血

食管静脉曲张破裂、胃肠肿瘤或溃疡及出血性胃炎，经内科治疗48h仍难以控制出血者，常需紧急手术。麻醉前多有程度不同的出血性休克，严重贫血，低蛋白血症，肝功能不全及代谢性酸中毒等。术前均需抗休克综合治疗，待休克初步纠正后可选用连续硬膜外阻滞。麻醉中应密切根据血压、脉搏、脉压、尿量、中心静脉压、血气分析、心电图等监测情况，维护有效循环血量，保持血压在12kPa(90mmHg)以上，维持呼吸交换，避免缺氧和二氧化碳蓄积，纠正酸碱失衡，使尿量在30mL/h以上。

对出血性休克或继续严重出血的患者，宜选用气管内插管浅全麻。为预防误吸，应施行清醒气管内插管。维持麻醉可用对心肌和循环抑制轻的γ-羟丁酸钠、氯胺酮、地西泮、芬太尼、氧化亚氮及肌松药。有肝、肾损害者注意维护肝、肾功能。

3.急性肠梗阻或肠坏死

无继发中毒性休克的患者，可选用连续硬膜外阻滞。有严重脱水、电解质、酸碱失衡、腹胀、呼吸急促、血压下降、心率增快的休克患者，以选择气管内插管全麻较安全。麻醉诱导及维持过程中应强调预防呕吐物反流误吸，继续进行抗休克综合治疗，维护心、肺、肾功能，预防呼吸困难综合征、心力衰竭和肾衰竭。输血输液时，应掌握剂量与速度，胶体与晶体比例，以维持合理的血红蛋白与血细胞比积。麻醉后需待患者完全清醒，呼吸交换正常、循环稳定、血气分析正常，才停止呼吸治疗。

4.急性坏死性胰腺炎

循环呼吸功能稳定者，可选用连续硬膜外阻滞。已发生休克经综合治疗无效者，应选用对心血管系统和肝肾功能无损害的全身麻醉。麻醉中应针对病理生理特点进行处理：

(1)因呕吐、肠麻痹、出血、体液外渗往往并存严重血容量不足，水、电解质紊乱，应加以纠正。

(2)胰腺酶可将脂肪分解成脂肪酸，与血中钙离子起皂化作用，因此，患者可发生低钙血症，需加以治疗。

(3)胰腺在缺血、缺氧情况下可分泌心肌抑制因子(如低分子肽类物质)，因此抑制心肌收缩力，甚至循环衰竭，应注意预防。

(4)胰腺炎继发腹膜炎，致有大量蛋白液渗入腹腔，不仅影响膈肌活动，且使血浆渗透压降低，容易诱发肺间质水肿，呼吸功能减退，甚至发生急性呼吸困难综合征(ARDS)。麻醉中应在血流动力学指标监测下，输入血浆代用品、血浆和全血以恢复有效循环血量，纠正电解质紊乱及低钙血症，同时给予激素和抗生素治疗。此外，应注意呼吸管理、维护肝功能，防治 ARDS 和肾功能不全。

第四节　泌尿外科手术的麻醉

一、泌尿外科手术的病情特点和麻醉要求

(一)病情特点

1.泌尿外科手术多数为老年患者，应了解老年术前生理变化及其与麻醉的关系。

2.老年患者并存症较多，如高血压、冠心病、糖尿病、COPD 等，尤其应注意围术期呼吸和循环功能变化。

3.伴有血尿和贫血，以及术前全身情况较差患者，应给纠正贫血和低蛋白血症。

4.尿路梗阻并有感染，需应用抗生素治疗。

5.有肾功能损害，围术期应保护和改善肾脏功能。

(二)泌尿生殖系统神经支配

泌尿生殖器官位于腹腔、盆腔、腹膜后和会阴部，受交感神经和副交感神经支配，而一般手术的感觉神经，则来自 T_6 至 S_5 脊神经。

1.肾与肾上腺

肾脏的交感神经来自 $T_{10\sim12}$ 脊神经，肾上腺则来自 $T_5 \sim L_1$ 脊神经。两者的副交感神经均为迷走神经分支，这些神经与输尿管和其他的内脏神经都有联系。肾区手术可引起内脏牵引痛，也能刺激膈神经使肩部酸痛不适。

2.输尿管

交感神经支配与肾区相同。迷走神经分布到输尿管上、中段，而下端由来自骶脊神经的副交感神经支配。输尿管中、下端神经与精索、附睾的神经有联系。

3.膀胱

交感神经来自 T_{12} 和 $L_{1\sim2}$ 脊神经，通过腹下神经丛至膀胱。副交感神经来自 $S_{2\sim4}$ 脊神经。

4.睾丸、附睾、精索

交感神经来自 T_{10}～L_2 脊神经，睾丸的副交感神经来自迷走神经，而附睾则来自 $S_{2\sim4}$ 脊神经。

5.阴茎和阴囊的感觉神经，由骶脊神经支配。

（三）麻醉对肾功能的影响

1.椎管内麻醉

椎管内麻醉阻滞平面不超过 T_6，一般低血压发生率较低，对肾功能无明显影响。当阻滞平面达 $T_{1\sim2}$ 时，肾血流量约减少 18%；若收缩压下降 20%以上，尿量减少。肾耐受低血压的极限是平均动脉压 60mmHg，时限为 30 分钟，因此，椎管内麻醉时收缩压不应低于原水平的 20%。

2.全身麻醉

（1）全身麻醉：由于目前作用的静脉或吸入全麻药对肾血流和肾功能的影响较小，因此，全身麻醉可以安全地用于急性肾衰竭患者的麻醉。全麻要点为正确选择全麻诱导和维持药物，及主要不从肾排泄的肌松药；避免缺氧和 CO_2 滞留，避免高血压和低血压，维持血流动力学稳定。

（2）麻醉药选择：麻醉用药原则：①不宜选用全部经肾脏以原型排出的药。②部分以原型经肾脏排泄的药物要减量。③药物经肝脏代谢，但其代谢产物要经过肾脏排泄，而代谢产物有严重不良反应时不宜选用，如氯琥珀胆碱。④禁用肾毒性药物，如氨基苷类抗生素。⑤注意药物间的相互作用，如长期服用巴比妥类药物的患者，由于肝药酶的诱导作用，可促进和增加恩氟烷的代谢，使血中的无机氟增加。⑥注意低蛋白血症、体液和电解质紊乱、酸碱失衡等对药物作用强度和作用时间的影响，如低蛋白血症和代谢性酸中毒可增强非去极化肌松药的作用。

二、麻醉选择

（一）尿道局部麻醉

适用于尿道扩张术或膀胱镜检查等。用 4%利多卡因或 0.5%～1%丁卡因 4～5ml，注入尿道内夹住尿道口，10 分钟后产生麻醉作用，由于尿道黏膜下的静脉都极为丰实，容易被器械损伤，使局麻药吸收加快，可致局麻药中毒，因此，注意控制局麻药剂量。

（二）局部浸润和神经阻滞

使用于耻骨上膀胱造瘘引流术、睾丸、精索和阴茎手术，分层浸润麻醉可完成手术，阴茎手术和包皮手术用阴茎阻滞法。

（三）蛛网膜下腔阻滞

膀胱、外生殖器、前列腺电切术的手术，用中、低位蛛网膜下腔阻滞较为合适，麻醉效果满意，但需控制好麻醉平面，注意术中血压和呼吸变化以及术后头痛等并发症。

（四）硬膜外阻滞

是泌尿外科手术常用的麻醉方法，手术部位与选择穿刺脊椎间隙见表 4-4。

（五）骶麻或鞍麻

适用于作外生殖器手术或膀胱镜检查。

表 4-4 手术部位与穿刺间隙的选择

手术名称	穿刺间隙及导管插入方向	麻醉范围
肾和肾上腺手术	胸 10～11↑	胸 6～腰 1
输尿管中段手术	胸 11～12↑	胸 8～腰 1
异位肾脏移植手术	胸 12～腰 1↑和腰 2～3↓	胸 8～骶 5
膀胱和前列腺手术	腰 1～2↓或 2～3↓	胸 10～骶 5
阴囊和睾丸手术	腰 3～4↓	胸 10～骶 5
尿道手术和膀胱镜检查	骶裂孔	骶 1～骶 5

表中箭头表示导管插入方向，↑示向上，↓示向下

（六）全身麻醉

适用于硬膜外阻滞禁忌证，手术范围过宽过广，患者不合作，或患者要求以及其他严重疾病的患者。应选择循环抑制小且对肾血流无影响全麻药，肾功能不全时避免使用直接损害肾功能、依赖肾脏代谢、排泄的麻醉药。

三、术中管理

（一）加强呼吸管理

低位硬膜外阻滞，因麻醉平面不超过胸 8，一般对通气功能无明显影响，如 COPD 患者，有慢性呼吸功能不全，则应估计其代偿能力，术前做血气分析，轻度低氧及 $PaCO_2$ 在正常范围高值，手术范围较小，时间短，出血少等，则尚能在连续硬膜外阻滞下完成手术。否则，应在全麻下手术，而且术后可并发呼吸衰竭，需行机械通气支持呼吸。

（二）维护循环稳定

因心脏病、贫血和血容量不足、水电解质和酸碱失衡，以及老年体衰等情况，麻醉和术中发生低血压的机会较多，应注意防治，尤其是术中失血，必须补足血容量，维持循环稳定。

（三）防治体位并发症

1.神经损伤

主要见于体位不当和长时间压迫，受累神经包括：①臂丛神经：侧卧位时，上肢向头过度伸展，或腰枕压迫神经所致。②腓总神经：大腿支架于腓骨头处压迫腓总神经。③胫神经：胫骨、髁处压迫引起。④坐骨神经：腿过度外展或髋关节过度伸展。⑤闭孔神经及股神经：腹股沟部过度屈曲，牵拉股神经均可导致神经损伤。故截石位患者应做好保护，预防神经损伤的措施。

2.血容量改变

当双下肢抬高或放低时，血管内血容量重新分布。椎管内麻醉时下肢血管扩张更易发生变化，尤其在术毕放低双下肢前，必须补充血容量，且在一侧下肢放下后，观察几分钟再放另一侧下肢。

四、常见泌尿外科手术的麻醉

（一）内镜检查麻醉

内镜检查用于诊断或治疗泌尿道疾病，如血尿、结石、损伤、梗阻、肿瘤等，内镜手术主要治疗前列腺增生肥大及膀胱肿瘤等。

1.表面麻醉

大多数患者可在2%～4%利多卡因或0.5%～1%丁卡因表面麻醉行检查术。

2.椎管内麻醉

应用小剂量低平面蛛网膜下腔阻滞，不但能满足手术和体位的要求，而且对生理功能影响轻微。

(二)经尿道前列腺增生电切术麻醉

1.麻醉要求

(1)TURP大多为老年患者，应按老年患者麻醉要求处理。

(2)TURP的麻醉要求是术时无痛和尿道、膀胱松弛。低位椎管内麻醉能完全满足其要求，使膀胱松弛容积增大，防止膀胱痉挛，改善手术视野，同时清醒患者能及时发现TURP综合征的症状和体征。全麻患者常用喉罩通气，必须有适当深度麻醉，以避免咳嗽或体动造成膀胱或前列腺穿孔。

2.并发症及其防治

(1)TURP综合征：大量非电解质灌洗液吸收时使血容量剧增，导致左心衰竭，血液稀释引起低钠血症，使渗透压下降致肺水肿。当血钠<125mmol/L时，水分进入脑细胞出现不同程度的脑水肿。膀胱持续灌洗以达到尿道扩张和清除膀胱内积血保持术野清晰。理想的灌洗液是：视线满意，与血浆等渗，不产生溶血反应，无离子化导电作用，吸收后无毒性，代谢排泄快等。常用的灌洗液有：①4%～5%葡萄糖；②5%甘露醇或3%山梨醇；③1.5%甘氨酸；④Cytol溶液(0.54%甘露醇+2.7%山梨醇)；⑤蒸馏水。灌洗液进入体循环的三个途径：①前列腺创面上开放的静脉系统；②切除前列腺组织的包膜层；③前列腺包膜或膀胱穿孔处。灌洗液吸收量达10～30ml/min。影响灌洗液进入体循环的速度主要有下列因素：①静脉系统开放的数量，尤其是静脉丛被切开时以及包膜穿孔时；②膀胱灌洗的压力，液柱高度不应高出患者70cm；③手术时切除前列腺组织的量；④外科医师经验和技术。

临床表现为清醒患者头痛、头晕和呼吸短促，继而可出现吐白色或粉红色泡沫痰，颈外静脉怒张，双肺湿啰音、恶心呕吐、视力障碍或意识模糊，进一步发展为昏睡、昏迷、抽搐、心血管虚脱甚至死亡。全麻患者症状不明显，如出现无法解释的血压升高或降低，严重心动过缓，心电图改变有QRS波群增宽，ST段抬高，室性期前收缩或室性心动过速。

预防和监测包括：①低压持续灌洗，尽量缩短手术时间；②术中必须加强监测。除常规监测BP、ECG、SpO_2、CVP外，对手术时间长的患者，定时监测电解质、血浆渗透压、血糖、血细胞比容、体温、凝血功能。CVP监测可早期发现血容量增加；③术中每30分钟监测电解质，及时补充Na^+；④用5%葡萄糖液作灌洗液，术中定时监测血糖，当血糖升高时提示灌洗液吸收，可早期诊断TURP综合征；⑤密切观察患者，注意胸闷、咳嗽、呼吸以及颈外静脉充盈等，预防性应用利尿剂。

治疗原则：①告知手术医师；②尽快停止手术操作；③充分供氧维持呼吸；④利尿、强心；⑤纠正低钠血症，常用5% NaCl 5ml/kg；⑥纠正酸碱平衡；⑦预防脑水肿，应用渗透性利尿剂和激素。

(2)TURP出血：由于应用大量灌洗液而导致术中出血量难于估计。出血量取决于：①前列腺大小;②前列腺组织内血管损伤的程度;③手术时间长短;④外科医师技术;⑤术中促使前列腺组织释放尿激酶,活化纤维蛋白溶酶,而发生纤溶。⑥肾功能不全可伴发血小板功能异常。因此整个手术过程要严密观察其出血情况,并予相应处理,如输液、输血,应用止血药、抗纤溶药和输血小板。必要时监测DIC指标。

(3)膀胱穿孔:手术中有可能致膀胱穿孔,一旦膀胱穿孔,灌洗液可通过穿孔处外溢。常见有三个部位:①腹腔,临床特征出现肩胛部疼痛及腹痛;②腹膜外,出现恶心,腹肌紧张,腹痛;⑧前列腺周围,系由于前列腺包膜穿破,有耻骨上疼痛及下腹紧张。大穿孔使大量低电解质液进入腹腔,会导致心动过速、低血压及休克症状。全麻时患者无主诉,应随时观察腹部体征,做出早期诊断。

处理:穿孔较小,且液体吸收不多,多不伴有严重出血,故不做特殊处理,但应尽快完成手术,严密止血,注意灌注压力不宜过大。大穿孔时停止手术,并严密止血,置入导尿管,用气囊牵拉、压迫。适当应用利尿剂预防TURP综合征。

(4)低温:原因:①老年患者体温调节功能低下;②环境温度低,尤其在冬天;③应用大量室温灌洗液。低温对老年患者生理影响大。应做好保温措施:①室温保持在22～24℃;②术中常规监测体温;③灌洗液加温;④缩短手术时间。

3.TURP外科新技术

(1)双极TURP:双极电凝TURP术在切除患者前列腺增生组织是形成一个循环的电流圈,由于这种设备的内镜上含有流入和流出两个电极,电流流动在两个电极之间,因此可防止电流通过患者机体。该系统的优点是可以使用含电解质的溶液如生理盐水作为膀胱灌洗液。其发生低钠血症以及TURP综合征的概率较单极TURP低。

(2)激光TURP:激光TURP术在前列腺的组织切除中形成一个薄层凝血区域,其可防止过量出血和膀胱灌洗液吸收入血。因薄层区域可封闭打开的前列腺静脉,因此,膀胱灌洗吸收入血的量和出血可降至最低。在服用抗凝治疗的患者,激光TURP更适合。

(三)经尿道前列腺电汽化术麻醉

经尿道前列腺电汽化术(TVP)是治疗前列腺增生的新手术,在TURP的基础上改良为滚动汽化电极接触前列腺组织迅速加热致汽化温度(＞100℃),致使组织汽化。同时产生汽化层下凝固层,阻止灌洗液吸收。TVP手术已在国内广泛应用,与TURP比较有以下优点:①手术时间短;②术中术后出血少;③灌洗液吸收少且很少发生TURP综合征;④留置导尿管时间短;⑤术后不需膀胱冲洗,住院时间短,费用低。

TVP手术在理论上限制灌洗液的吸收,不发生TURP综合征,但仍有可能发生TURP综合征。其原因为:①灌洗液冲洗压力过高和过大;②汽化凝固层仍不能完全阻止灌洗液吸收;③前列腺过大时与电切术联合应用;④可能经前列腺周围组织和腹膜后间隙吸收入血液循环;⑤前列腺包膜破裂时可大量吸收灌洗液。因此麻醉处理原则应与TURP相同。

(四)经尿道膀胱肿瘤电切术麻醉

膀胱肿瘤电切术的麻醉方法同TURP手术,但如肿瘤生长在膀胱侧面,由于电切时刺激大腿内收肌引起强力收缩,可造成膀胱穿孔,因此要作闭孔神经阻滞。

阻滞方法:闭孔神经来自$L_{2\sim4}$脊神经的腹支,腰丛的一个组成部分,在骶髂关节水平上,处于腰大肌的内侧缘。穿刺时摸清耻骨结节，在结节的外侧1cm和下1cm为穿刺点，患者平卧，双腿分开，消毒后用长8cm穿刺针与皮肤垂直缓慢进针，直至针尖接触到耻骨下支的上部骨板，然后改变针的穿刺方向，向外侧，微向上及向后的方向，与皮肤呈80°角，与耻骨上支平行，缓慢推进，保持针尖始终与耻骨上支的内下面接触，直至针尖与骨板脱离接触，此时针尖已进入闭孔管。不一定有麻电样的异感，抽吸试验阴性，即可注射局麻药1.5%～2%利多卡因10ml。阻滞成功的表现是大腿内收作用减弱，大腿外旋功能消失，不能和另一腿交叉，以及大腿内侧一小区域的皮肤麻木。注射时注意局麻药进入血管或膀胱。

（五）经腹前列腺切除术麻醉

1.经腹前列腺切除术的指征为前列腺肥大＞60g或前列腺癌。

2.老年患者合并多种夹杂症，少数患者肾功能不全甚至发生尿毒症，麻醉前认真评估和准备。

3.近年来由于前列腺手术技术改进，术中大量出血已罕见，失血应采取以下措施：①术前应检查凝血功能和纠正贫血；②术中正确估计出血量，并注意及时补充；③血红蛋白在100g/L、人血白蛋白在30g/L及血细胞比容在30%以上者，可应用自体输血和血液稀释；④输鲜血和给予止血药物。

4.注意保暖，输液输血加温。

（六）肾脏切除术麻醉

1.肾良恶性肿瘤、多囊肾、多发性结石、肾损伤和肾严重感染等患者需行肾切除术。

2.手术常取侧卧位(侧后腹膜经路)，侧卧位时使用腰桥，可引起：①腔静脉压迫致低血压；②膈肌活动受限，影响呼吸功能。

3.麻醉方法，硬膜外阻滞，全麻或二者联合应用。

4.维持正常动脉血压和肾灌注压，确保健侧肾血流量，可用多巴胺1～3μg/(kg·min)。及时补液输血维持有效血容量和尿量，避免缺氧。

5.胸膜损伤，手术分离肾上腺时可造成胸膜损伤，发生气胸，清醒患者有咳嗽、胸闷、呼吸困难、SpO_2下降，严重者循环功能障碍，全麻患者气道压升高，SpO_2降低。紧急处理于吸气相作胸膜修补术，严重者须放胸腔引流管。

6.癌栓脱落：肾癌切除应警惕癌栓脱落引起肺栓塞。尤其是肿瘤侵蚀肾静脉，甚至下腔静脉，静脉内血栓形成，手术操作致使血栓脱落而造成栓塞。术前已知有肾静脉血栓形成，应提高警惕。如累及下腔静脉需切开下腔静脉取栓时，应在低温体外循环下进行，必要时实施深低温停循环(15℃)，以保护脑及重要脏器功能。

（七）膀胱全切除回肠/结肠代膀胱术麻醉

1.老年患者居多，晚期膀胱癌常伴有贫血，应予以纠正。

2.麻醉可选择连续硬膜外阻滞、全麻或二者联合应用。

3.加强术中监测，包括ECG、NIBP或IBP(重危患者)、CVP，SpO_2，$P_{ET}CO_2$及血气分析和电解质测定。

4.手术时间长、创伤大、失血多，应及时输血、补液，维持血流动力学稳定，以及水电解质和酸碱平衡。

5.应注意保暖和升温,尤其是老年患者,防止体温过低。

6.术中维持尿量,必要时可应用小剂量多巴胺1～3μg/min(kg·min)和(或)利尿药。

7.加强麻醉恢复期监测处理,做好术后镇痛。

(八)腹膜后腹腔镜手术的麻醉

1.腹膜后腔CO_2气腹的生理影响

(1)对循环的影响:腹内压(IAP)＜5mmHg时生理学变化很小,IAP＞15mmHg时则产生较重的反应。腹内压的增高正向传导到心包膜引起心脏充盈压升高,MAP增高,气腹压迫腹腔动脉使血供及静脉回流减少,心脏后负荷增加,CI减小,心肌耗氧量增加;长时间的CO_2气腹仍会有高碳酸血症形成,高碳酸血症可引起交感神经兴奋,儿茶酚胺释放增加。预防高碳酸血症和呼吸性酸中毒的发生。在低气腹压下完成手术,以减轻CO_2气腹对患者的生理干扰。相对于腹腔镜手术,腹膜后腔镜手术CO_2充气对腹内压、胸膜腔内压、腹膜刺激和儿茶酚胺释放的影响较小,从而对血流动力学的影响较轻。

(2)对呼吸的影响:腹膜后腔CO_2气腹对呼吸系统的影响主要表现在血pH值、$PaCO_2$及肺通气等方面。腹腔内压增高使膈肌上升,使肺的顺应性下降,潮气和功能残气量减少,气道峰压和气道的平台压均增高,肺泡的无效腔增大,从而导致了通气/血流比率失调。大量CO_2经过腹膜吸收可发生高碳酸血症和酸中毒,随着气腹时间的延长,需要麻醉医师注意调高VT和f,加大预设的MV,在较高MV下建立新的平衡,以保持$P_{ET}CO_2$相对缓慢升高。

2.麻醉管理

(1)除严重心肺功能障碍者,均适合行腹膜后腔镜手术,术前准备同常规泌尿外科手术。

(2)全身麻醉应维持氧合与足够的通气量,避免$P_{ET}CO_2$升高和呼吸性酸中毒。同时应维持血流动力学稳定。

(3)并发症:肾脏手术等并发症与相应手术类同。

第五章 妇产科手术麻醉

第一节 妇科手术的特殊性

妇科最常见手术是生殖器官肿瘤切除，这些肿瘤发生部位多在卵巢、子宫、宫颈、阴道、外阴等处。一般良性肿瘤手术涉及范围较小，如卵巢囊肿切除术，子宫肌瘤剜除术等，将肿物局部切除即可。然而生殖器官之恶性肿瘤常需根治性切除，手术范围除子宫及附属器官外，还可涉及直肠、膀胱、输尿管、尿道、大网膜、淋巴结等几乎所有盆腔内组织器官，因此，手术时间长，创伤大，出血多，对机体也有较大生理干扰，故不可轻视，加之部分病人经过围手术期化疗、放疗也影响麻醉的处理。晚期肿瘤病人常伴有恶病质、胸腹腔积液、贫血，更增加了麻醉处理的难度。

妇科手术多属于择期手术，加之妇科病人以中老年为多，常合并心血管疾病、糖尿病等，麻醉手术前应做好充分的准备。妇科与内分泌的关系常表现为月经异常，病人多有贫血，长期慢性贫血可使机体重要器官因缺氧产生继发病变，甚至累及肾功能。异位妊娠破裂及卵巢囊肿扭转是妇科常见急腹症，尤其前者可合并失血性休克，使病情十分凶险，需即时进行抗休克等急救处理，按急症手术对待。继发性子宫内膜异位症手术也可累及直肠及盆腔内其他组织，手术范围术前难以确定，术野广泛，位置深且常有粘连，要求病人术中安静并提供良好的肌肉松弛。

与生育相关的手术最多的是输卵管绝育术，如输卵管局部缝扎或切断缝合，此类手术局麻下即可完成。近年来试管婴儿的开展，手术摘取卵子等作为整个程序的一部分，也属妇科新的手术范围，可能需要无痛技术支持。

妇科手术入路主要包括经腹、经阴道、会阴和腹腔镜手术。根据手术部位、体位、手术技术和使用的器械而定。卵巢、子宫、输卵管手术均可经下腹部切口完成。生殖器官深埋于小骨盆内，为了方便盆腔深部手术，要求麻醉有充分的镇痛和肌肉松弛。经阴道的手术，如阴式子宫切除、子宫脱垂悬吊修补术等，手术视野较小，为了便于手术操作需要盆底组织松弛。由于盆腔内脏器、会阴、外生殖器官神经支配复杂，内脏自主神经系统与局部神经解剖特殊，脊神经支配区不在同一脊髓水平，所以对麻醉提出了很高的要求。近年越来越多妇科手术可以在腹腔镜下进行，其具有创伤小，恢复快等优点，但由于腹腔镜手术需要人工气腹条件，大量的气体本身及腹压的增高，对麻醉和围手术期管理有一定的特殊要求。

妇科手术的体位特殊，常在膀胱截石位或头低足高仰卧位下进行。妇科手术中体位不当导致的神经损伤，包括腓总神经麻痹、大腿侧面表皮神经麻痹、闭孔神经损伤和隐神经损伤。术中应注意对病人的保护和了解特殊体位对呼吸、循环及血流动力学以及麻醉方式和麻醉药的影响，并注意长时间压迫周围神经和肌肉损伤而由此引发的并发症。

妇科手术的特殊性:选择性手术宜在月经间期进行,然而妇科疾病又常使经期紊乱甚至难以掌握。有些出血性疾病症状,每当经期则使症状加重,因此,应灵活机动,抓紧时间进行手术前调整,不可拘泥死板而失去最佳手术时机。

第二节 妇科手术的麻醉特点

妇科手术主要经由下腹、阴道或在外阴操作,生殖器官在盆腔内位置深邃,手术视野狭小,而增大的子宫和卵巢又影响手术操作,因此要达到手术野显露良好,需要极佳的肌肉松弛和置病人于特殊的体位。加之有的手术较复杂,内脏牵拉反应较重。这些都是对麻醉要求的特点。另外某些妇科疾病术前可引起病人比较严重的循环和呼吸障碍,如长时间子宫出血可引起贫血,宫外孕破裂可引起失血性休克,巨大卵巢肿瘤可引起循环和呼吸功能不全等。

妇科手术,尤其是妇科肿瘤手术以中老年病人为主,高龄病人常伴有心血管疾病,如高血压、冠心病、糖尿病及慢性呼吸道感染等全身性疾病,术前应仔细评估病人一般情况,适当治疗并发症,选择合适的手术时机,并针对麻醉和手术的风险做好充分准备。

一、经腹手术的麻醉特点

起始于第1～4腰神经根的交感神经,支配子宫基底部、子宫颈和阴道。髂内下神经丛的子宫阴道支支配子宫、阴道、阴蒂和前庭球。支配盆腔器官的副交感神经起源于第2～4骶神经。T_{10}～L_1水平和腹腔神经丛发出的伤害性感受神经也参与盆腔脏器的神经支配。因此,妇科手术的麻醉要求同时阻滞胸段脊神经和骶神经、盆腔内自主神经,才能达到充分镇痛、满意的肌松和抑制牵拉反应。子宫和附件手术多数可在椎管内麻醉下完成,为避免开腹后脏器牵拉反应,麻醉平面上界应达T_6,而子宫下段牵拉反应的预防要求麻醉平面下界应至S_5。蛛网膜下隙阻滞操作简单,麻醉效果确切,肌松好,但对手术时间有一定限制,对血流动力学影响较大,不适于长时间手术和高龄及有并发症病人。连续硬膜外麻醉不受手术时间限制,对血流动力学影响相对较小,经L_1～L_2或L_2～L_3单管阻滞时需药量较大且常有骶区阻滞不全,可采用双管法,即分别在T_{12}～L_1和L_4～L_5放入硬膜外导管,分别注药使麻醉平面满足手术需要,还可根据手术进展情况,先由上管注药阻滞下胸段脊神经以满足开腹手术需要,然后下管注药阻滞骶神经防止宫颈牵拉不适。腰麻-硬膜外联合应用于妇科手术亦获得满意效果。

椎管内麻醉注入局麻药同时加注少量麻醉性镇痛药,如硬膜外注入芬太尼0.025mg,可明显减轻脏器牵拉反应并加强椎管内麻醉的镇痛效果。椎管内麻醉还可与小量镇静药物合用,如静脉注射咪达唑仑,在刺激较强的操作时可使病人进入浅睡状态,减轻病人焦虑,增加病人对麻醉的满意程度,但年老体弱、过度肥胖病人入睡后应注意保持呼吸道通畅。

手术过程中可能出现严重的失血。手术范围较大如恶性肿瘤清扫术、子宫内膜异位根治术,预计术中失血较多,加之经腹手术蒸发性失液较多,围手术期应加强生命体征监护,注意体液平衡,可选择全身麻醉。病人一般情况较差或精神极度紧张的病人可选择全身麻醉,气道内插管,控制呼吸,可为手术医生提供良好的手术条件。浅全麻还可与连续硬膜外麻醉联合应用,保证完好镇痛同时令病人安静入睡,减轻病人术中应激反应,术毕保留硬膜外导管还可作术后镇痛。

二、经阴道手术的麻醉特点

椎管内麻醉是经阴道手术的首选麻醉方法。短小手术可应用骶管阻滞或低位腰麻鞍区阻滞,麻醉范围局限,生理干扰小,有利于病人术后迅速康复。经阴道手术需要盆底组织松弛,过度牵拉或打开腹膜切除子宫时可发生反射性喉痉挛或呃逆,气管内全麻可避免上述有害反射,还可对抗因垂头仰卧截石位对病人呼吸功能的不利影响。经阴道手术常伴有大量不显性失血,应密切观察及时补充,维持体内血容量平衡。

经阴道手术一般在截石位下进行,有时还合并头低位,椎管内麻醉一般均可满足手术需要,但宜在阻滞平面固定后再安置病人至头低位,避免麻醉平面意外上升,影响麻醉安全。头低位和截石位还可使病人中心静脉压升高、颅内压升高、心脏做功增加、肺静脉压升高、肺顺应性下降及功能残气量下降。长时间处于此种体位的手术最好应用全麻气管内插管。控制呼吸应调节潮气量和通气频率,提供足够分钟通气量而又不造成过度膈肌移位,以免将腹内脏器推向手术野影响操作。术毕恢复平卧位时宜缓慢进行并密切监测血压、心率。如发现有头面部水肿宜改为轻度头高位,待一般情况改善后再拔除气管内导管。病人恢复正常体位初期因双腿静脉回流减少,体内血容量再分布可合并短时低血压。安全的方法是分期逐步恢复正常体位,如在双腿放平前先置轻度头低位,然后慢慢恢复平卧位,如血容量不太低,血管张力逐渐恢复,可维持正常血压。经阴道手术的实际失血量常常超过估计失血量,恢复体位时其血容量不足作用明显化,还应适量予以补充液体。

长时间截石位手术还应注意保护病人肢体,下肢应加垫后妥为固定,避免神经、肌肉受压损伤,上肢可外展以便输液和测量血压。

三、腔镜手术的麻醉特点

1.腹腔镜手术的麻醉特点

腹腔镜技术在妇科手术中的应用越来越广泛,其优点包括住院时间短,疼痛易于控制,康复更快,皮肤表面创口小等,常用于粘连分离,活检,卵巢肿瘤,子宫切除等,大大提高了临床诊断治疗水平。

腹腔镜手术的特点是需在腹腔内注入其他气体形成人工气腹,目前最常用的气体为CO_2。人工气腹建立后,产生腹内高压,对人体多个系统产生影响。气腹使膈肌上抬,肺顺应性降低,气道压力上升,功能残气量下降,潮气量及肺泡通气量减少,影响通气功能,导致低氧和高二氧化碳血症。腹内压增高,压迫周围血管,改变静脉回流和心脏功能。CO_2吸收入血,可直接抑制心肌,扩张末梢血管,对于并存心血管疾病的病人可能诱发心肌缺血、心肌梗死和心力衰竭。二氧化碳栓塞或腹腔的过分牵张可导致心动过缓和心脏停搏。另外,腹内压的升高可引起腹腔内脏器血流动力学及功能改变,对肝、肾、脑、胃肠等产生不良影响。气腹使肾灌注减少,术中尿量减少。胃内压升高引起胃液反流。

腹腔镜手术常需特殊体位,妇科腹腔镜手术中,常采用头低脚高位,使回心血量增高。腹腔内脏器官对肺部产生压迫,使功能残气量进一步减少,通气/血流比例进一步失调。

腹腔镜手术麻醉选择包括气管内插管控制呼吸或使用置入喉罩控制通气,可保持呼吸道通畅和维持有效通气,术中静、吸复合维持全身麻醉是最常用而安全的麻醉方法。硬膜外麻醉或腰麻-硬膜外联合阻滞可用于某些妇科腹腔镜手术，一般平面应控制在 $T_6 \sim S_4$ 水平，术中常需辅助麻醉性镇痛药，但有发生严重呼吸抑制的可能。病人神志清醒，CO_2 气腹可致病人感觉腹胀不适。全身麻醉复合硬膜外麻醉可有效地维持呼吸保证呼吸道通畅，术毕苏醒快，复合硬膜外麻醉，有利于术后镇痛，维持腹腔内脏器的血流，减轻气腹影响。腹腔镜手术并非无创手术，术后病人可有不同程度疼痛，包括内脏性疼痛和 CO_2 气腹牵拉膈肌引起的颈肩部疼痛等，应给予适度术后镇痛。妇科腹腔镜手术是术后恶心呕吐的高危因素，目前认为预防措施应联合应用止吐药，研究表明有效的联合药物包括5-羟色胺拮抗剂和甲氧氯普胺、5-羟色胺拮抗剂和地塞米松。

2.宫腔镜手术的麻醉特点

宫腔镜是妇科较为常用的检查手段，具有创伤小、恢复快、住院时间短等特点。宫腔镜手术需要使用膨宫介质，目前常用的膨宫介质包括：①CO_2：显示图像好，但有气栓的危险；②低黏度液体：林格液，生理盐水，5%GS液，长时间有可能出现容量高负荷；③高黏度液体：32%右旋糖酐，清晰度高，可能的不良反应有过敏、肺水肿和出血性紫癜。

宫腔镜麻醉可选择静脉麻醉，术中应注意保持呼吸道通畅，也可选择置入喉罩全身麻醉，适于大于30分钟的宫腔镜手术，硬膜外麻醉平面控制不高于 T_8，可满足手术需要，对于全身影响较小，但不适于门诊手术。术中应注意迷走神经紧张综合征，主要表现为恶心、出汗、低血压、心动过缓、严重心脏停搏等，尤其宫颈狭窄心动过缓者。术中要维持有效膨宫压力13.3～16.0kPa（100～200mmHg），缩短手术时间。术中应记录并计算膨宫液入量、静脉输液入量、膨宫液排出量、尿量等，确定实际的液体量。注意有无液体过量容量综合征，必要时给予呋塞米20mg。当液量差为1500～2000ml或疑有早期静脉淤血征象时，应终止手术。治疗措施包括吸氧、利尿、支持、辅助呼吸、纠正电解质紊乱，必要时静脉注射高渗盐水（3%NaCl），补钾盐。宫腔镜手术体位常选择截石位，术中应预防神经损伤、背部腰肌损伤、软组织损伤，另外，应注意长时间压迫腓肠肌引起术后肌痛和有无深静脉血栓形成。

四、妇科手术麻醉的特殊问题

1.贫血

常见妇科病如功能性子宫出血、子宫肌瘤等可因长时间失血而引起不同程度的贫血。红细胞数和血红蛋白减少，血液携氧能力降低，全身各脏器因慢性缺氧而逐渐发生代偿性变化，其中心血管系统变化尤为明显。由于麻醉、手术和输血补液都能给心脏带来额外负担，有可能诱发心力衰竭，因此麻醉前宜酌情纠正病人一般情况。如病人血红蛋白低于80g/L且有明显代偿性症状，如皮肤苍白、窦性心动过速、运动耐力下降等，可分次输注小量红细胞悬液或全血，由于慢性贫血病人血红蛋白低但血容量不一定少，因此输注浓缩红细胞液较全血更适宜。原有贫血病人术中再有失血时应等量补充。麻醉期间保证充分供氧，麻醉方法选择宜根据手术要求和病人情况综合分析后决定。

2.老年病人

妇科病人以中老年为多，常合并高血压、心脏病、糖尿病和慢性阻塞性肺疾病等。麻醉前应详尽而正确地评估病情并做好充分的准备，包括病人的状态、用药、疾病控制水平等。围手术期应继续抗高血压治疗，有糖尿病的病人应避免低血糖，并准确评估糖尿病的慢性并发症。

合并心血管疾病的病人在接受手术时要求麻醉平稳，循环状态稳定，通气适度，保持心肌供氧和需氧之间的平衡。蛛网膜下隙阻滞应控制平面，避免血压的急剧下降。连续硬膜外阻滞可较安全的用于妇科手术中，可减轻心脏的前后负荷，改善心衰。对于心功能差，病情严重的病人，以全身麻醉为宜。

3.妇科手术中的心理因素

认识和理解妇科病人接受麻醉时的情绪因素，制定围手术期的麻醉方案很重要。术前焦虑症是普遍存在的问题。焦虑与自主功能紊乱、心律不齐、高血压、胃肠道功能下降和术中麻醉药物用量增加有关。术前访视和术前用药有助于减轻焦虑症及建立良好的医患关系。另外，精神性疾病存在性别差异，可能与激素水平不同有关。大约5%的月经期女性会患有经前期焦虑症，择期手术一般选择在月经间期进行。绝经期雌激素水平下降，老年女性应注意术后认知功能障碍。不定陈诉综合征以青年女性和更年期女性发病率较高。精神心理因素如对手术恐慌、机体对环境条件的失调等，内分泌功能紊乱和卵巢功能减退、卵巢切除等，均可成为致病因素。这些原因可导致病人出现以自主神经功能失调，尤其是交感神经紧张性增高为主的各种临床表现。术中应考虑适当镇静，尤其是行椎管内阻滞的病人。

4.巨大卵巢肿瘤

巨大卵巢肿瘤或大量腹腔积液可限制膈肌活动，使病人胸廓容积明显缩小，有效通气量减少，可使病人处于慢性缺氧和 CO_2 潴留状态。呼吸活动受限易发肺部感染，高龄合并慢性支气管炎病人更易发生。此外，病人因活动不便，胃纳欠佳，常消瘦衰弱，对麻醉和手术耐受力明显降低。巨大肿瘤还可产生类似妊娠晚期的子宫压迫综合征表现，静脉回流减少，心排血量降低，仰卧位症状加重，病人长期处于不稳定的低血压中。

脐以下中等大小的肿瘤，一般可应用硬膜外麻醉，但须控制麻醉平面，应用低浓度局麻药减轻运动神经阻滞程度，有助于减轻麻醉后血流动力学变化。麻醉后平卧时应密切观察病人，警惕发生仰卧位低血压综合征。经上肢静脉输血补液可避免下腔静脉阻塞的影响。巨大卵巢肿瘤如为良性囊肿，可在搬出腹腔前先行穿刺放液，使腹压逐渐减低，切除肿瘤后立即行腹腔加压，防止腹内压骤降，内脏血管扩张引起的回心血量降低，出现严重的低血压。

巨大肿瘤兼有心肺功能不全者宜选择全麻较为安全。气管插管，控制呼吸，充分供氧，术中预防肿瘤搬动引起的严重低血压，在搬动之前适度扩容，必要时使用血管活性药物调整血压。术毕待呼吸功能恢复正常，循环状态稳定后再拔除气管导管。

5.失血性休克

宫外孕破裂腹腔内出血是妇科常见急症，诊断成立后应尽早手术。麻醉危险性与失血量密切相关。休克前期，估计失血量在600ml左右；轻度休克，失血量为800～1200ml；中度休克失血量约为1200～1600ml；重度休克时约为2000ml。早期休克表现为面色苍白、四肢冰冷、脉搏细速、尿量减少；而病人皮肤黏膜发绀、四肢厥冷、神志不清等则已进入休克晚期，应毫不迟疑地开始容量扩充，积极准备手术。失血量在1000ml以内可先用明胶类500～1000ml与等量电解质溶液同时输入，失血超过1000ml应加输全血或红细胞以保证血液的携氧能力。切开腹膜后将腹腔内积血回收，应用血液回收机洗涤离心，将浓缩红细胞回输给病人可迅速提高病人血红蛋白含量，减少库血输入，降低输血并发症。

麻醉选择应参考病人全身情况，心率稍快，血压尚可维持正常，可应用小剂量硬膜外阻滞配合及时输血输液，也可硬膜外置管后先在局麻或小量氯胺酮麻醉下开腹止血，待出血部位得到控制，血压稳定后再开始硬膜外阻滞。血压不稳定的紧急病人，选择全身麻醉，气管内插管控制呼吸更为安全。对于饱食的病人可选择清醒气管插管。宫外孕破裂出血病人大多病情紧急，但由于病人年轻，身体条件良好，预后较好。在有活动性出血情况下如坐等输血输液改善周身情况后再安排手术，则常因休克时间延长，程度加重，增加了抢救难度，麻醉和手术医生应密切配合，抓住有利抢救时机，尽早手术止血，病人多可顺利康复。

第三节　异位妊娠及破裂

孕卵于子宫体腔以外的器官或组织中着床发育称为异位妊娠，亦称宫外孕。异位妊娠是妇产科常见的急腹症之一，是导致早期妊娠女性死亡的首要原因，发达国家由于异位妊娠而死亡的女性占妊娠总死亡人数的4.9％。异位妊娠包括输卵管妊娠、卵巢妊娠、腹腔妊娠、阔韧带妊娠、宫颈妊娠及残角子宫妊娠等，其中95％～97％为输卵管妊娠。

一、术前准备

异位妊娠分为两种类型。一种是急诊型，其主要表现为剧烈腹痛，腹腔出血量大，可伴有不同程度休克，此类型多见于输卵管狭部，间质部妊娠破裂。另一种相对稳定型，其表现多样，如腹部隐痛，常伴有盆腔包块等，此多为腹腔妊娠或输卵管妊娠尚未破裂等。对急诊型病人在临床上有以下几个方面特点麻醉科医生术前访视应特别注意，麻醉前要对病人的失血量和全身状态进行迅速判断，并做好大量输血准备，以便抢救出血性休克。

1.病情紧急

麻醉科医生接到手术通知后，由于病情严重，术前没有充足的时间了解病人详细情况和术前准备，应抓紧时机，可边接运病人边了解情况，并备好应急手术麻醉和抢救措施。

2.判断出血量

急性血容量的丢失，常出现失血性休克，同时麻醉方法的选择也取决于失血量的多少，所以要迅速判断病人的失血量及全身情况。异位妊娠破裂大出血，导致血容量急剧下降，有效循环血容量不足，一般症状比较明显，出现直立性低血压时，其出血量约占全身血容量的20％～30％；如果出现心动过速、呼吸急促、少尿、中心静脉压下降、大静脉萎陷等表现时，出血量一般均超过全身血容量的40％；血红蛋白含量、红细胞计数能反映出血情况，血细胞比容(Hct)小于0.3反映红细胞丧失情况已达到需要及时纠正的程度，严重时出现休克。休克病人还可以用休克指数(脉率/收缩压)来估计休克的程度，如指数为0.5提示血容量大致正常，指数为1时，大约有20％～30％的血容量丧失，指数大于1时，则提示有30％～50％的血容量丢失。术前估计急性失血非常重要，不仅可以避免和防范意外的发生，甚至可以转危为安。

3.饱胃

急诊型病人因疼痛、恐惧、休克等因素，可以使胃排空时间延长，特别是进食距发病时间短的病人，都应视为饱胃病人，因此防止呕吐误吸更为重要。保持神志清醒和完整的反射是减少误吸发生的重要方法，术前可插入胃管引流，经静脉应用抗组胺药、甲氧氯普胺(胃复安)、枸橼酸合剂等。

4.麻醉前用药

对急诊型病人，任何影响呼吸及循环的药物都应被视为禁忌。术前出血量大者应给予积极输血、输液治疗。稳定型病人可按常规给予术前用药。

二、麻醉处理

麻醉方法选择主要根据病人出血量、全身情况、凝血功能、手术要求以及病人愿望来确定。可选择的麻醉方法有局部浸润麻醉、硬膜外麻醉、蛛网膜下隙麻醉、腰-硬联合麻醉及全身麻醉。对急诊型的休克前期病人在充分扩容输血、输液的基础上可以采用硬膜外麻醉。如休克前期，腹腔出血量为400～800ml的病人，硬膜外麻醉时局麻药的用量应小剂量使用，对休克期的病人，其腹腔出血量为1200～1600ml的，估计硬膜外麻醉后，即使小剂量局麻药也可造成严重的低血压。可先行硬膜外穿刺置管后，暂不给局麻药，在局部麻醉下开腹止血，一旦出血得以控制，全身情况逐渐好转，病人对局部麻醉不能耐受，可以在后续的硬膜外麻醉下完成手术。由于全身麻醉的特点几乎适用于所有异位妊娠及其破裂病人的手术，应在边扩容的情况下同时进行全麻诱导，但在全麻药的选择及用量上应加以注意，可选用咪达唑仑、依托咪酯、丙泊酚、芬太尼、维库溴铵、阿曲库铵等作为麻醉诱导用药，药物用量应酌减，氯胺酮应用时要注意其升压作用是通过兴奋交感神经，增加内源性儿茶酚胺而获得的，增加心肌耗氧量。低血容量休克病人的全麻维持，要维持在适宜的麻醉深度，要认识到即使用小剂量的麻醉药也可使休克病人造成一种较深的麻醉状态。诱导时要严防呕吐误吸，麻醉中要根据失血量输血、羧甲淀粉和平衡液，并纠正代谢性酸中毒及电解质紊乱，维护重要脏器功能。

麻醉手术期间应严密监测病人血压、心率、心电图、脉搏氧饱和度及尿量，必要时可行麻醉深度监测及有创监测中心静脉压和动脉血压，对大量输入库存血的病人应进行体温监测。术后可根据病人全身情况给予硬膜外或静脉术后镇痛，并应继续抗休克治疗，调整全身情况，预防感染，特别要注意保护心、肺及肾功能。

急诊型病人中血压已测不到，末梢湿凉，面色苍白，出血量在2000ml以上者或收缩压为50～60mmHg(6.7～8kPa)时，脉搏跳动微弱，神志淡漠，经快速扩容无好转的病人，对此类病情危重病人应立即在局部麻醉或全身麻醉下开腹止血，并同时积极进行如下处理。

1.快速扩容

病人入手术室后立即建立两条以上通畅静脉通道，根据需要可进行深静脉穿刺置管。纠正低血容量休克，最常按照一定的晶胶比(1∶1～1∶2)进行输液扩充血容量，晶体液常采用乳酸钠林格液(平衡液)，胶体液有海脉素、血定安、羟乙基淀粉或贺斯以及白蛋白，输液的速度要根据出血情况和休克症状是否好转而定。根据情况可及时输入红细胞悬液及血浆，对大量输入库存血的病人应注意低温、低钙、高钾、枸橼酸中毒等并发症。

2.自体血回输

大量扩容抗体克治疗必然会造成血液稀释，所以还需补充红细胞以增加携氧能力，但由于病情紧急，短时间内无法获得库存血，此时可回收病人腹腔内大量积血，经过处理后回输给病人也是一种抢救措施。

3.血管活性药物的应用

低血容量休克的基本治疗原则是补充血容量，不能依靠升压药来维持血压，为防止长时间的低血压，可以配合适量的血管活性药，使收缩压尽快提升至90mmHg(12kPa)左右，同时给予糖皮质激素，稳定细胞膜。

4.保护心、脑、肺、肾等重要脏器

术中保持呼吸道通畅，给予面罩吸氧或气管插管，当大量液体快速输入体内的同时，应考虑到心衰、肺水肿的发生，可监测CVP作指导，如无条件CVP监测，可给小剂量多巴胺或洋地黄以增强心肌收缩力。术中尿量应保持1ml/(kg·h)，当低血容量时可能尿少，但不可为防止肾衰而使用利尿剂，这样会使低血容量进一步恶化，只有当各项指标都证明血容量已补足而尿少时才可使用利尿，并注意纠正代谢性酸中毒及电解质紊乱。

第四节　卵巢囊肿及蒂扭转

卵巢肿瘤是妇科常见病，占女性生殖道肿瘤的32%，可以发生于任何年龄，但多见于生育期妇女，实性肿瘤较少见，囊性瘤多为良性。卵巢囊肿蒂扭转是妇科常见急腹症之一，约10%卵巢肿瘤发生蒂扭转。一般是先有卵巢肿瘤存在而后妊娠，妊娠合并卵巢囊肿蒂扭转最常发生在妊娠6～16周，约占60%，孕期肿瘤蒂扭转发病率较非孕期高3倍。

一、术前准备

卵巢囊肿可发生于任何年龄，其大小差异很大，发生蒂扭转的囊肿一般为中等大小，可以是急性扭转，也可以是慢性扭转。发生急性扭转的病人起病急骤，需紧急手术，此时病人全身情况及术前准备难以达到通常的要求，所以麻醉科医师术前访视应根据病人的特点，给予适当的调整，同时还要做好防治意外的措施。对蒂扭转的急诊病人术前给予镇痛、镇静药，应避免药量过大，以保持病人的意识和反射，对呕吐严重者常规按饱胃处理，必要时应用抗组胺药、甲氧氯普胺(胃复安)、枸橼酸合剂等。

二、麻醉处理

对开腹卵巢囊肿的切除术可选用连续硬膜外麻醉、蛛网膜下隙麻醉或腰-硬联合麻醉，术中可辅助少量镇痛药。全身麻醉也适用于卵巢囊肿蒂扭转的病人，可根据病人全身情况及意愿，以及手术的要求来决定麻醉方案。对蒂扭转急诊的饱胃病人采用椎管内麻醉，术中辅助用药应慎重，要保持病人意识清醒，头可偏向一侧，防止呕吐误吸，加强术中生命体征监测，给予充分吸氧。采用全身麻醉的病人术中应加强呼吸、循环及液体的管理，在提供良好的手术条件的同时，进一步减少对病人的影响。术后持续监测，维持呼吸、循环的稳定，早期下床活动防止肺部并发症的发生。

第五节　子宫内膜异位症

子宫内膜异位症在近30年来发病率普遍增高，经常在剖腹探查、腹腔镜检查中发现。该症是指有功能的子宫内膜生长在子宫腔以外的任何部位，在性激素刺激下生长、发展或消散，是一种依赖性疾病。既往习惯把子宫内膜异位症分为内在性子宫内膜异位症与外在性子宫内膜异位症。前者是指内膜生长在子宫肌层，虽然组织起源与外在性子宫内膜异位症有相似之处，但其发病机制、临床表现和处理原则均有所不同，故现代文献已将其命名为子宫肌腺病。外在性子宫内膜异位症是指子宫内膜生长在子宫肌层以外的任何其他部位，包括子宫颈及浆膜层，均称为子宫内膜异位症。

子宫内膜异位症在组织学上是良性的，但它确实具有与癌症相似的侵犯能力，可广泛破坏卵巢组织，还能引起输卵管、膀胱和肠道纤维化、变形，并造成肠道及输卵管梗阻。Navay指出子宫内膜异位症与癌瘤有相似的特点，如浸润性倾向、增长能力、侵犯及穿透器官的能力，经血管播散和远处播散的潜能；但是它与癌瘤有所不同，它不消化宿主的组织，不产生恶病质以及生长缓慢，还有它依赖于卵巢功能，子宫内膜异位症真正恶变是罕见的。

一、病因

（一）种植学说

早在1921年有人首先提出经血通过输卵管流入腹腔的设想，他认为在月经期间脱落的子宫内膜碎屑可随经血流入输卵管，然后由伞端溢出，种植于盆腔脏器表层、生长，最后发展成子宫内膜异位病灶。多发生于卵巢及子宫直肠窝，经血逆流而使子宫内膜种植于盆腔脏器。盆腔必须具备三个条件：一是雌激素水平相当高；二是有感染或创伤；三是经血逆流量大，免疫功能低下。有些学者对经血逆流学说持怀疑态度，脱落的细胞能否成活？Telind及Scott的试验证实了脱落细胞的种植并成活。Ridley及Edwards对15例做选择性子宫切除的患者，由阴道取出月经血，注射于同一患者腹壁筋膜内，于3～6个月后开腹手术时，有2例发生典型的内膜异位病灶。经血逆流学说虽被广大妇产科学家所接受，但仍无法解释盆腔以外部位的子宫内膜异位症的发病。

（二）良性转移

所谓良性转移是指子宫内膜碎屑偶然进入淋巴管或由血管播散至腹膜后淋巴结、输卵管、肺以及臀等部位。1924年Halban首先提出此假设，之后确有在盆腔淋巴结及静脉中发现子宫内膜组织，如果此学说成立，则全身各部位的子宫内膜异位症应该常见，但事实并非如此。

（三）体腔上皮化生

卵巢表面的生化上皮、盆腔腹膜、脐、腹股沟、疝囊、胸膜以及阴道直肠膈等均起源于体腔上皮，具有潜在的化生能力，在适当的条件下，诸如慢性炎症，长期而持续的卵巢激素刺激以及倒流入盆腔的经血刺激，均可促使具有化生潜能的组织转变为子宫内膜。据统计有80%的子宫内膜异位症发生在卵巢。脐部以上很少有异位症。脐部以下最为多见。这是因为脐部以下为第二苗勒系统组织，最容易接受雌激素影响，最容易化生。

(四)医源性种植

医源性子宫内膜异位症是指由医务人员在做手术时意外将子宫内膜移植于切口处,而在日后于切口瘢痕内产生子宫内膜异位症,明显的例证是剖宫取胎术;分娩时侧切伤口内遗留有活性的子宫内膜,而发生切口瘢痕的子宫内膜异位症。目前,值得注意的是一些妇科诊断、治疗措施,如输卵管通气、通水、子宫输卵管造影,采用负压吸引进行人工流产,均可能引起盆腔子宫内膜异位症。

(五)基因学说

Simpson 对 123 例子宫内膜异位症患者及其配偶的家族发病率进行了对比,结果患者家族发病率高,而患者配偶家族发病率低,也有人注意到某种体形、性格以及生活习惯的妇女易患此症,因而推测其中可能有遗传因素,亦有体质因素。

(六)免疫学说

近年来很多研究认为子宫内膜异位症的发病与免疫有关。发现子宫内膜异位症患者的细胞和体液免疫均有改变,绝大多数妇女的内膜碎片并不种植于腹膜而被腹膜细胞清除。但细胞免疫缺陷的妇女,内膜碎片可种植于腹膜以致发生内膜异位症。

通过上述众多病因学说,说明其发病机制是复杂的,很可能是多种因素造成的。多数学者认为经血逆流及直接种植是引起子宫内膜异位症的主要原因。体腔上皮化生也是另一个主要因素。

二、临床特征

(一)症状

1.痛经

痛经是子宫内膜异位症的主要症状,为继发性痛经,并逐月逐年加重以至达到难于忍受的程度。疼痛多发生在下腹及腰骶部,可以放射至阴道、会阴、肛门或腿部,少数患者可能有肛门里急后重的感觉。疼痛主要是由于异位的子宫内膜于经期前发生水肿,经期时有出血,刺激或牵扯周围组织所引起的,疼痛程度与病灶大小不一定成正比。但约 20%的子宫内膜异位症患者并无疼痛症状。应该提出的是凡与月经有关的不同部位的疼痛都应引起警惕,如经期腹部切口瘢痕的疼痛,或是会阴切口瘢痕部位的经期疼痛,这往往是使医务人员发现瘢痕性子宫内膜异位症的重要线索。

2.性交痛

位于子宫直肠窝、阴道后穹隆、骶韧带、会阴侧切瘢痕等处的子宫内膜异位症,均有可能引起性交不适或性交痛,以致患者拒绝性生活。性交痛常于经前较为明显,病情严重者则随时都有性交痛或不适。

3.不孕

不孕症患者中有 30%的患者是子宫内膜异位症引起的。引起不孕的原因可能是:子宫与直肠重度粘连致使子宫后倾并固定;输卵管因周围粘连而扭曲,或伞端粘连,影响吸取卵子的能力;输卵管因周围粘连、纤维组织增生,或瘢痕组织的形成而减弱输卵管的蠕动以致影响吸取及运送卵子的功能;双侧卵巢形成较大的囊肿,输卵管被拉长以致其正常功能受到影响;内分泌紊乱更是不孕症的重要因素。

4.月经失调

子宫内膜异位症合并月经紊乱者占半数，是由卵巢实质被异位囊肿所破坏，或卵巢被粘连包裹，使卵巢包膜增厚不能排卵，形成无排卵月经。月经失调的另一个原因是卵泡黄素化不破裂综合征，其表现是基础体温双相型；经前诊刮为分泌期宫内膜，血中黄体酮升高，但腹腔镜下看不到黄体血肿，卵巢表面无排卵瘢痕，或表现为患者血中泌乳素增高，抑制了垂体促性腺激素的分泌，导致月经不调。

5.肠道症状

子宫直肠窝、骶韧带以及直肠存在内膜异位病灶时，病灶充血、肿胀，刺激直肠致使肛门有憋坠感或便意，经期尤为严重，如病灶侵犯直肠严重，病灶突向肠腔可引起经期便血或肠梗阻。

6.急腹症

子宫内膜异位症的急性腹痛多发生于月经周期的中期或后半期。卵巢内膜异位囊肿因囊内压力较大可自发破裂，裂口小，溢液少，腹痛可逐渐缓解；如裂口较大，溢液多，腹膜刺激严重。如有内出血或血压下降应及时开腹探查。

（二）盆腔检查

部分患者常缺乏明显体征，单靠双合诊检查往往不够，必须行三合诊检查，检查时要特别注意子宫直肠窝、骶骨韧带、阴道及会阴侧切瘢痕。妇科检查可见子宫直肠窝处触及黄豆大或团块状结节、触痛明显；子宫粘连固定呈后倾，后穹隆触痛明显；附件囊性肿物张力大，不活动或活动受限，多位于后盆腔；子宫骶骨韧带部位有单个或多个融合在一起的，大小不等的结节；宫颈或后穹隆见有紫蓝色斑点结节或息肉样、菜花样突起，阴道直肠膈触及痛性结节；其他部位的异位病灶如脐、腹壁切口瘢痕、会阴侧切瘢痕均可触及痛性肿大的硬结。

（三）辅助检查

1.B型超声诊断

主要观察卵巢子宫内膜囊肿，可见囊壁光滑，外界清晰或不清晰，囊肿直径一般不超过10cm，囊肿内可见颗粒状细小回声，是囊液黏稠的表现。

2.子宫输卵管碘油造影

一般输卵管通畅，由于病变粘连，可表现扭曲、僵直影像，严重受累的病例，输卵管表现通而不畅或输卵管伞端粘连，表现24小时后仍见有碘油堆积。

3.腹腔镜检查

腹腔镜检查是目前诊断子宫内膜异位症的主要方法。借助腹腔镜可以直接窥视盆腔，见到内膜异位病灶，明确诊断并且可根据检查所见进行分期便于决定治疗方案。

三、手术及要求

子宫内膜异位症的手术方式有3种：保守手术、半根治手术和根治术。采取哪种手术方式应根据患者的年龄、症状、期别，以及生育情况和患者的愿望而选定。手术前应做好准备工作：血、尿、粪便常规检查；生化，肝、肾功能测定；甲肝、乙肝、丙肝检查；血型；心电图；心肺X线片；阴道分泌物的各项检查。对直肠有病变者，还要行乙状结肠镜检查，必要时行结肠纤维镜检查，以及排粪造影，以除外直肠结肠疾患。术前各项检查无异常者方能安排手术，术前3天应吃无油渣半流质，术前一天晚餐吃高糖高蛋白流质，另外还需肠道准备。

（一）保守手术

对于生育年龄妇女，要求保留生育功能者，可行保守手术。保守手术是切除肉眼所见到的以及触摸到的可疑病灶。剥除卵巢子宫内膜异位囊肿，将保留的正常卵巢组织重新修整。解除盆腔的粘连，尤其是松解输卵管的粘连，输卵管不通者，切除输卵管病变后再行输卵管吻合术。输卵管伞端闭锁粘连应行伞端造口术。分解子宫与直肠和卵巢的粘连，切除子宫上的病变或电凝病灶。直肠前壁病变较小者可采取局部病变剔除再行直肠前壁修补术。如直肠病变范围大，病变侵犯肠壁深达全肌层，可行肠段切除术。为了恢复正常的性生活，避免性交痛，还需切除骶前神经丛。术后辅以药物治疗。

（二）半根治术

对已婚已有子女者，或未婚未育年龄已超过 40 岁者，因病变范围广泛，临床症状严重，已无法保留生育功能，可考虑切除子宫，但必须保留一侧或双侧卵巢。如卵巢有异位囊肿也必须设法剔除囊肿，保留正常的卵巢组织，以维持正常的内分泌功能。半根治术如能彻底干净切除异位病灶，术后再给予药物治疗，可消灭潜伏的肉眼不能发现的异位病灶，复发率则会更低。

（三）根治术

患者年龄超过 45 岁，或虽年轻但病灶广泛，累及盆腔整个器官，无法切净异位病灶；或两侧卵巢均有异位囊肿，卵巢组织受到严重破坏，尤其卵巢门处，已无正常组织，为彻底切除异位病灶，只好舍弃卵巢。术后采用激素替代治疗可缓解由于切除卵巢而出现的绝经期综合征。

四、围手术期麻醉管理

妇产科手术和其他的手术一样麻醉管理需要遵循术前的评估、制定麻醉方案、个体化的监测、适当的液体管理和术后苏醒。

（一）术前评估与调整

子宫内膜异位症，好发于生育年龄，以 30～40 岁妇女为多发，由于对该症的手术治疗方法选择上，在很大程度取决于患者年龄、病发范围及对生育的要求，所以麻醉医师除常规访视、体检外，对手术是采用保守性还是根治性措施需要了解，更为主要的是，了解患者是否存有并发症，如肠梗阻症状、泌尿系统症状等，对其并发症术前应尽可能调整到最佳状态。

1.麻醉医师必须认识和理解妇科患者接受麻醉时的情绪因素，这将对围手术期麻醉方案的制订产生影响，同时还必须评估患者的病史，详细了解其既往手术史，如曾接受过硬膜外麻醉，应了解术中是否出现过险情，还应考虑到反复硬膜外穿刺，可能造成硬膜外隙的粘连而影响麻醉效果。

2.当异位病灶侵入到肠壁时，严重者可发生肠梗阻或不全梗阻，术前访视应了解患者是否有脱水，酸中毒及电解质紊乱。特别要注意是否有低血钾的存在，对此类患者术前应纠正酸中毒及电解质紊乱，补充血容量，对严重贫血及低蛋白血症全身情况较差的，应给予输血及白蛋白的补充，以改善全身状况。

3.当异位病灶侵犯膀胱和输尿管，前者可造成血尿，后者可引发输尿管的梗阻造成肾后型的肾功能损害，术前应检查尿常规及浓缩功能实验，尿素氮和肌酐，以了解肾功能受损程度。对尿少的患者要注意高血钾的存在，术前若必须补液时切忌逾量，以防加重水钠潴留，对存有高血压、贫血等情况术前要调整到最佳状态。

对上述病灶侵犯周围脏器或拟在腹腔镜下完成手术的,应选择气管插管全身麻醉。

(二)术前用药

术前焦虑症是普遍存在的现象,是患者对于未知或猜想手术中将被迫忍受不适或痛苦时而产生的害怕情绪。这些事件在妇科患者经常与操作相关,患者经常感受到痛苦、内疚、苦恼或不适等情感压力。理解这些事件对麻醉医师很重要,因为这将持续贯穿于整个围手术期。有人表示焦虑症基线的增加与自主功能紊乱、心律不齐、高血压、胃肠道功能下降以及术中麻醉剂需求量增加有关。尽可能采取术前访视,有助于减轻焦虑症。除了心理准备,术前用药对患者也是有益的。传统术前用药的目的在于缓解焦虑、镇静、镇痛、记忆缺失、减少胃液容量和酸度、防止恶心呕吐和减少监测下的麻醉看护(MAC)等。即使麻醉方法相同,术前用药也应当体现个体化。一般手术前一日晚口服苯巴比妥 0.1～0.2g,手术当日晨口服地西泮5～10mg。

(三)麻药方法与术中管理

1.局部麻醉

目前腹腔镜手术在国内被广泛推广应用,子宫内膜异位症行腹腔镜检查术,不但可以明确诊断,更可以发现病灶的范围制订出治疗方案。同时对症状较轻,范围较小的病灶,可在局麻下经腹腔镜完成,但术中需辅助镇痛、镇静药,手术时间不宜太长。

2.椎管内麻醉

①硬膜外麻醉:可用于子宫内膜异位症开腹手术,过去也用于腹腔镜下对广泛病灶处理的保守性手术。但因人工气腹后膈肌抬高所致的肺顺应性下降,潮气量减少。另外气腹和头低位患者难以耐受,常需要辅助用镇静镇痛药物,抑制呼吸加重气腹引起的高碳酸血症,过度镇静可引起反流误吸危及生命。因此硬膜外麻醉少用于气腹的患者;②腰麻-硬膜外联合麻醉(CSEA):适用于开腹半根治及根治性手术,利用 CSEA 比硬膜外麻醉有骶丛阻滞完善、肌松好的特点,最适宜子宫切除的手术,但要注意术中管理勿使麻醉平面过高,以保持循环、呼吸的稳定。

3.全身麻醉

对全身情况较差,病情严重,种植广泛,腹胀、肠梗阻症状较重的患者,或拟施行根治术,或拟在腹腔镜下完成手术的患者、手术范围广泛以及椎管内麻醉禁忌者采用全身麻醉更为安全有效。

以气管插管全麻,吸入麻醉或静吸复合麻醉为宜,近年双管喉罩因其呼吸道和食管分开管理的设计特点,也可应用在不需要放置胃管的妇产科腹腔镜手术的患者。有人主张全麻加硬膜外阻滞,不仅术中能满足要求,且有利于术后镇痛。对输尿管梗阻,肾功能不全的患者一般宜采用硬膜外麻醉,如必须用全身麻醉时,要牢记因任何原因导致的肾血流减少,都可以刺激肾素和血管紧张素Ⅱ的分泌,使小动脉收缩肾血流减少,所以应选用对循环影响小,尤其是对肾影响小,时效短的药物。根治术术中渗血较多,加之术前严格的肠道准备,故应注意术中的液体治疗。输液要掌握一个原则,在维持肾灌流的前提下,施行欠量补充,以保护其他重要脏器。子宫内膜异位症合并有肠梗阻及输尿管梗阻的患者应禁忌腹腔镜手术。对并存肠梗阻的患者,如发生在直肠、乙状结肠低位性肠梗阻,可伴有酸中毒及低血钾,术中可结合血气分析及电解质情况给予纠酸补钾。

术中应常规监测血压、心率、心电图、脉搏血氧饱和度、呼吸频率等。接受妇科操作特别是经腹腔镜手术的患者，术后恶心呕吐的发生率高，防止和治疗术后恶心呕吐的最佳方法仍有争议，虽然许多作用部位不同的药物被证明是有效的，但是并不能保证100%有效。联合使用止吐药优于单一药物治疗：目前被研究得最充分和最有效的联合用药是5-羟色胺拮抗剂和甲氧氯普胺、5-羟色胺拮抗剂和地塞米松。

(四)术后处理

合并肾功能不全的病人，因药物分布和消除半衰期长于正常人，全麻术后苏醒时间延长，特别是影响到肌松药的代谢。临床上常用的非去极化肌松药如维库溴铵、阿曲库铵，后者虽然不受肾功能不全的影响而改变药效，但其有害代谢产物，则受肾功能不全的影响。维库溴铵20%要通过肾，其代谢产物也具有相当的肌松活性，所以要特别注意肌松药在体内的残存作用。

术后镇痛有利肠蠕动恢复和患者呼吸循环系统的稳定，对肾功能不全的患者更是有利，可以减少内源性物质儿茶酚胺及醛固酮、肾素-血管紧张素系统的释放，但要注意阿片类镇痛药的蓄积作用。

第六节　子宫肌腺病

子宫肌腺病是指子宫内膜基底部向肌层生长，但未超过子宫体的范围。异位的子宫内膜弥散于整个子宫肌壁，由于内膜侵入引起纤维组织及肌纤维的反应性增生，使子宫一致性增大，不均匀或局灶型发病者一般多见子宫后壁，由于局限在子宫肌层某一部位，使局部周围的肌细胞高度增生，形成一圆形病灶，酷似子宫肌瘤，称子宫肌腺瘤。肌腺瘤与子宫肌瘤的区别在于前者周围无包膜存在。子宫肌腺病以及子宫内膜异位症在组织形态上有其相似之处，由于其发病机制、临床表现、处理原则都不相同，故为两种独立的疾病。

一、病因

子宫肌腺病的发病原因尚不明确，可能与以下因素有关。

1.创伤

多次妊娠与分娩可能导致子宫壁的损伤，由于子宫收缩，在损伤部位将子宫内膜挤压入子宫肌层中，从而有利于正常部位的子宫内膜向肌层生长；对宫内膜过度的搔刮，人工流产的肌壁损伤、宫颈粘连，生殖系统畸形导致的宫腔积血，子宫肌瘤挖除术、子宫畸形矫治术、剖宫取胎等，误将子宫内膜种植于子宫肌壁也是诱发因素。

2.卵巢功能失调

卵巢功能失调、过量雌激素的产生有可能刺激子宫内膜向子宫肌壁层生长。

3.转移

经淋巴、血流将子宫内膜转移到子宫肌层，使转移而来的子宫内膜在子宫肌壁存活。

二、临床特征

(一)症状

1.月经过多

子宫肌腺病的患者,绝大多数患者月经过多及经期延长,其原因是异位于子宫肌壁的子宫内膜刺激肌层纤维组织增生,致使子宫进行性肥大,由于肌壁纤维组织增生,使子宫肌壁的正常收缩功能下降,加之子宫慢性肥大,宫腔面积增加,两种因素促使经血量增加。卵巢功能失调,雌激素水平持续增高,多伴发子宫内膜增殖症,更增加了经期出血。

2.痛经

多发于近绝经期妇女呈继发的进行性加剧,多为绞痛,也有表现为胀痛。原因是雌激素作用于异位病灶导致肌层充血肿胀,子宫肌壁血管的增加,使肌层的血量增多,纤维组织增生的肌壁因失去弹性,子宫肌壁发生痉挛性收缩,表现为痛经。异位的内膜与正常位置的子宫内膜呈同步改变时,则更加重了痛经,患者常需卧床休息或注射镇痛药物。有些患者的痛经还向两大腿根部、外阴、肛门放射,常主诉抽痛。

(二)体征

双合诊或三合诊检查子宫呈球形增大,质硬,近经期有明显触痛。但子宫大小正常,并不能排除本病。如病灶局限子宫呈不规则增大,并有结节突起,则提示该处可能有肌瘤或肌腺瘤。

子宫肌腺病于经期子宫增大,出现痛经;而月经终了,子宫则缩小,痛经消失。但有些患者平素下腹隐痛,而经期疼痛加重,并向大腿根部放射。

B型超声波检查、CT、子宫输卵管造影均有助于诊断。此外,可见宫腔稍大,碘油可见于一处或多处进入子宫肌壁。

近年来开展腹腔镜检查,也可以在镜下看到子宫有突起的结节,并可通过腹腔镜进行穿刺活检。

三、手术及要求

子宫肌腺病患者常发生于40岁以后,对于已有子女且经药物治疗无效者应考虑手术切除子宫。对近绝经者可行全子宫切除,双侧卵巢视情况而定,年龄在50岁以内者应保留一侧或两侧卵巢,如卵巢有病变则应切除。但年轻患者切除子宫,则必须设法保留卵巢。对那些年轻又无子女的患者,迫切要求保留生育功能,而病灶又为局限性病变,可行病灶挖除术;骶前神经丛切除;骶韧带切断并缩短;圆韧带腹直肌前悬吊术,使子宫保持生理位置,期待术后妊娠,但效果并不理想,常常复发。

四、围手术期处理

(一)术前评估与调整

麻醉医师在术前访视患者中,还要详细复习病历,对患者全身营养状况,精神状态,是否存有呼吸系统、心血管系统的疾病做全面了解,对异常情况予以纠正,使其在最佳生理状态下实施手术。临床遇到的此类患者常伴有以下疾病应予以注意和重视。

1.其发病年龄多在中年以上妇女,常合并有高血压、冠心病

对高血压患者除观察其动态血压外,还要注意重要器官(靶器官)损害程度,如冠心病,左

室肥厚及心绞痛发作、心肌梗死病史;有无脑血管疾病及肾功能不全。对高血压术前的调整,尽可能使血压控制在160/100mmHg以下,抗高血压药物应持续服用到手术当日为止,以使术前血压控制在适当水平。对有严重的心肌缺血,心绞痛及心律失常的患者,手术前应与心内科医师,妇科医师共同讨论患者能否耐受麻醉和手术,并做好术前的调整、术中心功能的维护和术后并发症的预防措施。

冠心病的患者常需β受体阻滞药来调整心肌氧的供需平衡,以改善心肌功能。应当注意到此类患者对血容量不足缺乏心率增快的反应。术终如需新斯的明拮抗肌松药时,应给足量的阿托品。对心衰患者因长期服用利尿药洋地黄类强心药,要注意体内钾的含量,即使血清钾正常,但体内总钾量常减少,术前洋地黄化的患者,麻醉诱导时应注意琥珀胆碱可诱发严重心律失常,甚至室颤。因此,一般主张术前两天停用洋地黄类药及利尿药,对长期服用钙拮抗剂的患者,应注意其具有增加肌松药效应的作用。

2.贫血

子宫肌腺病的临床特征是月经量增多,伴痛经,所以患者常有慢性或急性失血,是导致贫血的主要原因,但须排除再生障碍性贫血。这种情况采用药物治疗在短时间内很难收到效果,故输血则成为术前纠正贫血的重要手段。对年龄较大又并存心血管疾病的患者即使轻度贫血,也可诱发心绞痛,所以术前纠正贫血改善全身状况,对提高患者对麻醉的耐受力极为重要。

3.常与其他妇科疾病并存

子宫肌腺病常与子宫内膜异位症、子宫肌瘤并存,此类患者的特点为子宫体增大,经期时间长,出血量多,易造成急性失血。术前应积极纠正贫血使Hb达70g/L以上尽快将手术安排在下一次经期之前进行。

4.常伴有腰痛

下腰部疼痛是此病常见的临床症状,但应与其他疾病所致的腰痛相鉴别,麻醉医师在术前访视中,如患者主诉有腰痛病史,应引起高度重视,要详细追问其疼痛的时间、性质、部位。特别是选择椎管内麻醉时,要重点检查脊柱是否有畸形侧弯,腰部痛点是否固定,值得提出的是要与腰椎间盘突出症及椎管狭窄相鉴别,如有必要行X线及CT检查不难排除。

5.有多次手术史

为明确诊断,患者既往可能有多次手术史,如腹腔镜检查术,宫腔镜检查术,麻醉医师应详细了解以前手术麻醉方法以及术中患者对麻醉的耐受程度,对此次手术麻醉具有指导意义。

(二)麻醉前准备

1.术前用药

多数患者在等待手术期间都存在不同程度的恐惧、焦虑,麻醉医师术前访视中应做好安慰和解释工作,同时给予适当的安定镇静药,以消除患者的焦虑心理。

2.手术室准备

检查O_2、N_2O的气源是否打开,气源是否充足,核对O_2、N_2O与麻醉机的连接是否正确,检查麻醉机是否漏气,碱石灰是否已更换,呼气机是否工作正常,全麻插管的器械是否齐备,监测仪器包括血压计(自动测血压)、心电图、脉搏血氧饱和度、呼气末CO_2、肌松监测等是否到位以及功能是否良好。

3.患者体位

(1)经腹子宫切除术:采用仰卧头低位,其优点可使肠管上移,手术野暴露良好,不影响手术操作。当手术填塞棉垫向膈肌挤压时,可使膈肌活动受限影响患者肺气体交换,椎管内麻醉时勿使平面过高以免加重体位对呼吸的影响。

(2)腹腔镜下子宫切除术:为头低臀高位,由于 CO_2 气腹后给呼吸及循环带来一定的干扰,同时还应考虑到体位对呼吸循环的影响,麻醉方法建议选择全身麻醉。

(3)截石位:是经阴道子宫切除术的常用体位,患者仰卧双下肢臀部和膝盖屈曲,并且双下肢分开抬高使会阴部暴露于妇科医师。在将腿抬高放置于腿架时增加回心血量,有时会发生血流动力学改变。同样术后将腿放低时常出现低血压。在手术结束将要把腿放回仰卧位时,应首先将他们的膝盖和踝关节在矢状面并拢一致,然后缓慢的将其放回手术台面。避免每条腿分别被放低,这样可以减小对腰椎的扭转刺激,使循环血容量逐渐增加,因此也可防止发生低血压。如果没有给予适当的填充物或体位垫,就可能发生腓总神经损伤,其表现为足部屈曲无力以及足背感觉缺失。髋关节屈曲过度也可能导致大腿及大腿侧面表皮神经麻痹。闭孔神经及隐神经损伤也是截石位的并发症之一。对腹腔镜协助下经阴道子宫切除术,也同样采用截石位,但人工气腹时需头低位,这种体位存在截石位和头低足高位两者的缺点。肥胖患者屈曲的大腿或者过于夸张的膀胱截石位使横膈膜受到腹腔内容物的压迫,因此麻醉后的患者处于这种体位时,由于通气较差的肺尖部有血液的重力蓄积作用而使通气血流比值改变,这使患者自主呼吸更加费力,在控制通气期间,则需要以高呼吸道压力来扩张肺部。

(三)常用的麻醉方法

1.局部麻醉与区域阻滞麻醉

此种麻醉方法多用于腹腔镜的检查术,可在局部麻醉下静脉辅助少量镇静药,经腹腔镜用激光或内凝器切除或破坏,手术时间不宜过长,最好小于 30 分钟,此种手术国外开展的较普遍。

2.蛛网膜下隙阻滞麻醉(腰麻)

选择选 $L_2 \sim L_3$ 或 $L_3 \sim L_4$ 间隙穿刺,腰麻骶丛阻滞完善,麻醉效果确切,肌松好,常用于一般的子宫切除术。但其最大缺点是当遇到平面不足或手术时间过久时,难以满足手术需要,对患有高血压,冠心病,心功能不全的患者也不宜采用。

3.硬膜外阻滞麻醉

目前仍是国内广泛采用的麻醉方法,可选 $L_2 \sim L_3$ 间隙穿刺,向头侧置管,但骶丛阻滞不全的发生率较高,国内报道高达 25%手术中常需辅助镇痛剂和镇静剂来完成手术。两点穿刺法,选 $T_{12} \sim L_1$ 间隙为穿刺点向头侧置管,另一点选 $L_3 \sim L_4$ 间隙向尾侧置管,麻醉平面可控制在 $T_6 \sim S_4$ 可以满足子宫切除术。其缺点是局麻药用量相对较大,操作费时,损伤神经或穿破硬脊膜机会多。对合并有高血压,心肌缺血的患者采用硬膜外麻醉时要注意阻滞范围广泛可导致严重低血压。

4.腰麻-硬膜外联合麻醉(CSEA)

CSEA 是将腰麻可靠性与硬膜外的灵活性结合起来,具有腰麻和硬膜外的双重特点,以其起效快,阻滞完善,经济等特点而广泛在应用于临床,特别是为妇科手术麻醉开辟了新途径。

目前CSEA有两种方法:一种是双点穿刺法(DST),另一种是单点穿刺法(SST)。双点穿刺法选择T_{11}~T_{12}间隙行硬膜外穿刺,向头侧置管备用,然后在L_2~L_4棘间隙施行蛛网膜下隙穿刺成功后注入重比重局麻药,硬膜外给药可根据手术时间长短和麻醉平面高低的需要,给予适当的局麻药。单点穿刺法(SST)在L_2~L_3或L_3~L_4间隙行硬膜外穿刺后由此针作为引导,将腰麻针插入进行腰穿成功后注入重比重局麻药,腰穿针退出再置入硬膜外导管。由于DST存在着穿刺点的感染,穿刺的损伤的机会增多,所以逐渐被SST所取代。CSEA局麻药的用量不同于单纯硬膜外麻醉,给予少量的局麻药就可出现广泛的阻滞范围,这可能是蛛网膜下隙给药后使硬膜外隙容积变小,压力升高,当然也不能完全排除局麻药从硬膜外隙扩散到蛛网膜下隙的可能性。

因此为避免麻醉的平面过于广泛,腰麻药应用为小剂量的重比重局麻药或等比重(1~2.5ml)。硬膜外的利多卡因的首次试验剂量3~5ml使麻醉平面控制在T_6以下,对高血压的患者要防止麻醉平面过于广泛。术毕保留硬膜外导管以备术后镇痛。

5.全身麻醉

对全身状况较差,心肺功能受损较为严重及合并多种其他疾病的患者采用全身麻醉较为安全。全麻包括:吸入麻醉、静吸复合麻醉、全凭静脉麻醉等,麻醉医师可选择自己所熟悉而又有把握的麻醉方法。

对患有高血压、冠心病、心肌缺血的患者,在评价非心脏手术中和术后患者发生主要心血管事件的风险时,临床评估被用来决定致死性或非致死性心血管事件的风险。临床资料的采集必须关注有助于将患者分类为低度风险,中度风险或高度风险的数据变量。在修订的心脏风险标准中,Ⅱ级或Ⅲ级预示着围手术期心脏事件的风险高。Ⅰ级被定义为低度风险,这些患者可以直接进行手术而不需要进一步的非创伤性检查。有人指出整个围手术期必须持续使用抗高血压药物来防止血流动力学的突然改变。在麻醉诱导前血压仍高的患者术中发生低血压及心电图(ECG)显示心肌缺血的概率上升。尤其要防止血压波动引起的心动过速,因为它将进一步增加心肌耗氧量。已经接受过β受体阻滞剂治疗及围手术期心率控制在正常范围的患者手术相关的心肌缺血事件显著减少。如果这类患者尚未接受过这类药物,手术前最好开始治疗。因为一些妇科操作会比其他手术产生更多的疼痛,所以特别要求术后疼痛治疗以防止疼痛应激加重心血管系统的负荷。要注意全麻药对心血管的抑制作用,要选择对循环影响较小的药物。同时也要防止因麻醉过浅而产生的应激反应,如心率增快和血压升高,特别要注意麻醉诱导期的平稳。从现有的麻醉药来看采用静吸复合麻醉较为理想。即采用芬太尼或舒芬太尼、依托咪酯或小剂量丙泊酚静脉麻醉诱导辅以非去极化肌松药气管内插管或置入喉罩的基础,术中静吸复合维持麻醉。总体来说对心功能较差患者的麻醉,必须遵循一个原则就是维护心肌氧的供需平衡。

(四)术中管理

术中监测心电图、心率、血压、脉搏氧饱和度,有条件者进行肌松监测。对腹腔镜的手术应加强监测呼末CO_2及气道压力,子宫切除术应随时注意尿量及尿的颜色。

1.椎管内麻醉的管理

子宫肌腺病行子宫切除术,大部分病例可在椎管内麻醉下完成。椎管内麻醉时,心率血压可下降,原因是交感神经节前纤维被阻滞,其所支配区域的血管扩张,有效循环血容量的减少可使血压下降,在CSEA麻醉时要掌握好局麻药的用量,防止阻滞平面过于广泛,引起血压大幅度下降。其预防措施是可在施行CSEA前预先建立静脉通道,适当补充容量,可防止血压骤然下降。

对患有高血压的患者要根据原血压水平来判断有无低血压的发生,一般较原来血压水平降低25%则认为是低血压。高血压的患者围手术期不要追求所谓的正常血压,维持血压应在基础水平的20%范围内。高血压患者本身就存在血容量的不足,再加上子宫肌腺病的特点为失血量多,所以在椎管内麻醉时血压下降显得更为突出,故而对此类患者要以预防为主。注入硬膜外的局麻药要从小剂量开始,根据患者反应情况再追加剂量。一旦出现血压下降要及时处理,要防止低血压时间过久,因高血压患者的心、脑、肾都有一定程度的损害,对低血压的耐受能力较差,所以应积极纠正低血压以免这些脏器因缺血而产生严重的并发症。可快速扩容200~400ml,在快速输液的同时必须认识到高血压心肌缺血患者心脏承受的能力,警惕右心衰竭的发生,在没有中心静脉压监测的情况下心率是监测重要指标(同时也要注意心电图的变化),快速输液时若心率逐渐增快,此时要减慢输液速度,可用小剂量多巴胺以加强心肌收缩力再补充血容量,应当考虑到长期服用利血平,普萘洛尔药物的患者,血容量减少时其代偿反应心率增快不明显。对严重的低血压应当先用升压药物来提升血压,可静脉给麻黄碱15~30mg,但对长期服用利血平,胍乙啶的患者麻黄碱的效应减弱,而对去甲肾上腺素敏感。在处理低血压的同时要注意心电图的变化,注意是否有心肌缺血的改变及原有心肌缺血的基础上又有新的发展。经腹腔镜下子宫切除术或腹腔镜协助经阴道子宫切除术的患者不适合椎管内麻醉。

2.全身麻醉的管理

子宫肌腺病行子宫切除的手术,开腹手术多见,大部分可在椎管内麻醉下完成。但对全身情况较差,伴有其他多种疾病,其中包括严重的高血压、冠心病的病人,此类患者宜采用全身麻醉,其术中的管理更为重要。

高血压、心功能较差的患者,在麻醉诱导期最容易发生问题。应尽可能避免屏气、咳嗽以及血压和心率的剧烈波动。麻醉药物的选择原则应选用对循环影响小,麻醉作用又强的药物,既要避免药物对循环的过度抑制,又要防止麻醉过浅而产生心率增快,血压升高的负反射,事实上到目前为止没有一种药物,可以同时满足这两方面的要求,所以多采用药物的复合应用,选择对心血管影响小的麻醉药物,同时对药物的剂量及注药速度应根据患者当时的生理状况来选择。

麻醉中应注意通气问题,这对冠心病心肌缺血的患者非常重要。冠心病患者的麻醉始终要遵循一个原则,就是维护心肌供氧与需氧的平衡,如打破这个原则就有可能发生心绞痛,甚至心肌梗死。通气不足所致的缺氧及CO_2蓄积的危害性是显而易见的,但过度通气可使$PaCO_2$降低,造成冠状动脉痉挛加重了心肌缺血也是不可忽视的。

目前临床上既简单又实用的监测心肌耗氧量手段即心率、收缩压的乘积(RPP)正常不超过12600(收缩压以mmHg计算),它可以间接反映心肌耗氧量。

（五）术后处理

全麻术后早期应确认有无麻醉药物及肌松药的残余作用，以防再度发生呼吸抑制，对上呼吸道分泌物要清除彻底，防止上呼吸道梗阻，对高血压、冠心病的患者术后一周内加强心电图监测，以防术后心肌梗死的发生。

随着现代医学的发展微电脑程控 PCA 泵应用逐渐广泛，患者自控镇痛（PCA）已列入常规。目前常用的有 PCIA 和 PCEA，全麻手术后患者，特别是高血压、冠心病患者术后的焦虑和疼痛，可引起交感神经的兴奋性增强，使心率增快，心肌耗氧量增加，导致心肌氧的供需失去平衡，直接关系到患者的预后。PCA 可以抑制应激反应，降低儿茶酚胺水平，使心肌氧耗和高交感活性引起的重要器官的高负荷状态恢复正常，有利于早期恢复和缩短住院日期，节省开支。

第六章　颈部手术麻醉

第一节　甲状腺手术麻醉

一、甲状腺解剖及其疾病的病理生理特点

甲状腺位于颈前下方软组织内，大部分在喉及气管上段两侧，其峡部覆盖于第2～4气管软骨环的前面。偶有甲状腺向下深入胸腔，称为胸骨后甲状腺。甲状腺由许多球形的囊状滤泡构成。滤泡衬以单层上皮细胞，滤泡细胞分泌甲状腺素又称四碘甲状腺原氨酸(T_4)和三碘甲状腺原氨酸(T_3)。二者释放入血后，即组成甲状腺激素。而滤泡旁细胞则分泌降低血钙的激素，即降钙素。

甲状腺激素对生长发育，性成熟，心血管和中枢神经系统，体温和新陈代谢都有重要影响。主要生理功能：①促进细胞内氧化，提高基础代谢率，使组织产热增加。甲状腺激素能促进肝糖原酵解和组织对糖的利用；促进蛋白质的分解，如骨骼肌蛋白质分解，出现消瘦和乏力；并增加脂肪组织对儿茶酚胺和胰高血糖素的脂解作用，加快胆固醇的转化和排泄。②维持正常生长发育，特别对脑和骨骼发育尤为重要。甲状腺功能低下的儿童，表现为智力下降和身材矮小为特征的呆小病。③心血管系统作用：甲状腺激素能够增强心肌对儿茶酚胺的敏感性。④中枢神经系统作用：甲状腺功能亢进时可出现易激动，注意力不集中等中枢系统兴奋症状。⑤对消化系统的影响：甲状腺功能亢进时食欲亢进，大便次数增加，这可能与胃肠蠕动增强及胃肠排空加快有关。

许多甲状腺疾病需要手术治疗，如甲状腺肿、各种甲状腺肿瘤、甲状腺功能亢进等。这些疾病引起的病理生理变化主要表现为两个方面：①甲状腺素分泌异常带来的变化。②甲状腺病变对周围组织压迫，尤其是对呼吸道压迫引起的变化。

甲状腺素分泌过多引起甲状腺功能亢进症。临床上表现为：心动过速、血压增高、脉压增宽、食欲亢进、消瘦、情绪激动、易出汗、手颤、眼球突出等症状。

甲状腺疾病压迫气管导致不同程度的上呼吸道梗阻，引起呼吸困难、喘鸣和发绀等。压迫严重时，患者不能平卧。

二、甲状腺肿瘤切除手术的麻醉

甲状腺肿瘤有良性和恶性之分，良性肿瘤多为腺瘤，常发生于40岁以下的中青年女性，可单发或者多发，亦可恶变或并发甲亢，应及早进行手术。甲状腺癌有多种病理类型，如：乳头状瘤、腺癌、未分化癌等，均需要及时进行手术。肿瘤晚期压迫呼吸道可产生严重后果，有时需要行气管切开缓解症状。

（一）病情评估

甲状腺肿瘤术前应详细检查，充分了解疾病的性质，有无相邻近组织的侵害，特别是有无

呼吸道的压迫与梗阻。全面了解重要脏器的功能，如：心血管系统、呼吸系统、肝肾功能、水和电解质平衡等情况。甲状腺肿瘤体位表浅，一般可通过触诊明确肿瘤的大小、硬度和活动度。对较大肿瘤则需要摄颈胸X线和CT片，以确定肿瘤的大小形态、是否位于胸骨下，以及气管受压程度和方向。术前评估呼吸困难程度与气管受压程度。如果患者静卧时有喘鸣或不能平卧，提示气管受压严重，这种患者则要做好困难气道的准备。术前是否有声音嘶哑和饮水呛咳的症状，如有可通过间接喉镜检查，以明确声带活动度和有无声带麻痹。如果颈部大静脉受压，可导致头颈静脉回流障碍，患者表现为颜面发绀、水肿，颈部、胸前浅静脉扩张，病情危重。

（二）麻醉选择

对一般甲状腺良性肿瘤，无气管受压症状的患者，可选用颈丛神经阻滞麻醉。患者术中保持清醒，通过医患对话可随时检查发声与声带情况，避免发生喉返神经损伤。但是颈丛神经阻滞有时镇痛不完善，有牵拉反应，加上头后仰和仰卧位不适，尤其是肿瘤较大时常需静脉辅助用药，为确保气道通畅，可应用喉罩通气。具有以下情况者，宜选择全身麻醉：①巨大的甲状腺肿瘤或甲状腺弥漫性肿大；②有气管受压症状或呼吸困难症状者：③胸骨后甲状腺肿；④可能发生气管软化；⑤有重要脏器功能受损者及拒绝局部麻醉或不配合者。在全麻气管插管下行手术，对外科手术医师的解剖技术要求更高，以避免发生喉返神经损伤。近年喉罩麻醉的使用越来越多，应用喉罩患者可以保留自由呼吸，易于实时监测声带的功能。

（三）麻醉诱导和气管插管

术前有气管受压或气管移位征象者，气管插管可能存在一定困难。在结合症状体征和X线和CT片进行气道评估的基础上，可用全身麻醉诱导下气管插管，也可采用表面麻醉下使用纤支镜清醒插管。插管体位宜选用患者自主呼吸最舒适体位。清醒插管前需给患者做好解释工作，取得患者配合，要充分做好气道的表面麻醉。如果出现声门下气管插管困难，切忌强行插管，可在助手协助下改变患者体位或更换小一号气管导管。目前随着气管插管可视化技术的发展，如光学纤维喉镜、光学电子喉镜、可视喉镜等，使得困难气道易于解决。关键在于发现困难气道、正确评估与完善的准备工作。

（四）麻醉维持和管理

局部麻醉或颈丛神经阻滞期间，呼吸道的管理特别重要，尤其是在给辅助药物时，严密监测，及时发现和处理呼吸抑制。颈丛神经阻滞时常出现显著的心动过速和血压升高。此时，如麻醉阻滞效果不全，可给予辅助镇痛药物或者改用其他麻醉方式；如麻醉效果好，则可用心血管药物控制。全身麻醉期间保持呼吸道通畅、避免缺氧和二氧化碳蓄积、监测血流动力学变化和维持循环稳定。巨大的甲状腺肿瘤切除术或颈部清扫术可发生大量出血，术前应做好准备。术中应了解气管是否软化，以防术毕拔管后气管发生塌陷。此外，术中还应根据手术操作步骤，适时监测与调整气管导管套囊的压力。以免手术牵拉压迫气管使气囊压力和摩擦增加，造成术毕气道与声门水肿，影响呼吸功能。有观察发现颈部大手术中气管导管套囊的压力与术后气道并发症呈正相关，主张将套囊压力维持在$\leqslant 25cmH_2O$为宜。

（五）麻醉恢复期的处理

手术结束及拔管期间可因切口渗血、敷料包扎过紧、气管软化、喉头水肿、呼吸道分泌物堵塞、喉痉挛等发生急性气道梗死，应积极预防和处理。术毕应准确判断麻醉恢复程度，待患者完全清醒，咳嗽反射、吞咽反射和肌力恢复满意，无呼吸抑制方可拔管。拔管时，备好各种抢救药物及紧急气管插管与气管切开器械，以防不测。术中发现或疑有气管软化者，宜作气管悬吊术或延长保留气管导管时间，送至ICU观察。

甲状腺次全切除术的其他并发症还包括喉返神经损伤和手术切除了甲状旁腺而致甲状旁腺功能低下。在术后的第24～96小时就会发生低钙血症的症状。喉鸣渐进造成喉痉挛可能是低钙血症抽搐的早期表现之一。在这种情况下，可静脉推注氯化钙或葡萄糖酸钙。并监测镁离子浓度，及时纠正进行。双侧喉返神经损伤是极少见的并发症。一侧神经损伤较常见，其典型表现是声音嘶哑和声带麻痹，双侧则导致失声。术中、术后返神经损伤或病变所致气管塌陷可能需要紧急再次气管插管。

三、甲状腺功能亢进症手术的麻醉

甲状腺功能亢进是由各种原因导致正常甲状腺素分泌的反馈机制失控，血液循环中甲状腺素异常增多而出现以全身代谢亢进为主要特征。根据引起甲状腺功能亢进的原因可分为原发性、继发性和高功能腺瘤三类。

甲状腺激素分泌过多的临床表现包括：体重减轻、燥热、肌无力、腹泻、反应过激和神经敏感。重症可以出现细震颤、眼球突出和甲状腺肿大。心脏方面表现有窦性心动过速、房颤和心力衰竭等。甲状腺功能亢进患者的血清总T_4（结合和非结合）的升高，血清T_3及游离（非结合）T_4的升高。当出现上述临床症状，同时血清T_3＞230ng/dl，T_4＞12ng/dl，就可诊断为甲状腺功能亢进。

甲状腺功能亢进的药物治疗包括：抑制激素合成（如丙硫氧嘧啶和甲巯咪唑）；阻止激素释放（如钾和碘化钠）或改善交感神经兴奋症状（如普萘洛尔）。虽然β肾上腺素能受体阻滞剂不影响甲状腺功能，但却降低T_4在外周转化为T_3。放射性碘可破坏甲状腺细胞的功能，但不推荐妊娠患者使用，这可导致甲状腺功能低下。

（一）术前准备

所有择期甲状腺功能亢进症外科手术，包括甲状腺部分切除术，都应该延期直到患者经过治疗后临床症状得到控制和甲状腺功能基本正常。术前准备包括一般的甲状腺功能检查，并建议术前静息状态下心率应低于85次/分。苯二氮䓬类药物可用于术前镇静。抗甲状腺药物和β受体阻滞剂应该持续应用到手术当天早晨。使用丙硫氧嘧啶和甲巯咪唑进行治疗较好，因为两者的半衰期相近。如果必须进行急诊手术，可考虑应用艾司洛尔来抑制循环系统的高动力状态。如果病情严重、病程长、年老体弱的患者，则需要行较长时间的术前准备，直到基础代谢率下降，并稳定在±20%以内、体重增加、血压基本正常、心率减慢至80次/分以下、脉压减小、心脏收缩期杂音消失、全身症状改善和情绪稳定，蛋白结合碘4h＜25%，24h＜60%，甲状腺激素水平在正常范围（TSH 0～10mU/L，T_3 1.8～2.9nmol/L，T_4 65～156nmol/L，FT_3 3～9nmol/L，FT_4 9～25nmol/L）。再考虑进行手术。

（二）麻醉选择

对于轻症甲亢患者，术前准备比较好、甲状腺较小且无气管压迫症状和能合作者，可以颈丛神经阻滞麻醉下进行手术。症状严重和甲状腺较大的患者行甲亢手术应在全身麻醉下进行，尤其是术前有精神紧张、情绪不稳定、甲亢未完全控制、胸骨后甲状腺肿和有气管压迫的患者。

（三）麻醉管理

甲状腺功能亢进患者术中应该密切监测心血管系统和体温。重症甲状腺功能亢进患者的眼球突出增加了角膜擦伤或溃疡的危险，因此患者的眼睛需很好的保护。氯胺酮、阿曲库铵、泮库溴铵、拟肾上腺素能受体激动剂和其他可刺激交感神经系统的药物应尽量避免使用，以免引起血压剧烈升高和心率增快。早年选择硫喷妥钠为诱导药物，因为在大剂量时具有抗甲状腺活性的功能；目前临床上多选用丙泊酚或依托咪酯为诱导药物。

甲状腺功能亢进的患者可能存在慢性的低血容量和血管扩张，在麻醉诱导时容易发生明显的低血压，所以麻醉诱导前需行适当的扩容处理。麻醉维持需要足够的深度，避免刺激产生心动过速、高血压和室性心律失常。肌松药的选择和使用要谨慎，因为甲状腺功能亢进可能增加肌肉疾病和重症肌无力的发生率。另外，甲状腺功能亢进不增加麻醉药的需要量。

（四）麻醉恢复期管理

甲状腺功能亢进患者术后最严重的危及生命的并发症是甲状腺危象，特别是甲状腺功能亢进患者术前准备不充分手术时发生概率大大增加。其典型症状为高热、心动过速、神志障碍和低血压。甲状腺危象通常发生在术后 6～24 小时，但也可以发生在术中，需要与恶性高热、嗜铬细胞瘤及麻醉过浅等进行鉴别。与恶性高热不同的是，甲状腺危象不出现肌肉僵硬、肌酐升高和严重的代谢性与呼吸性酸中毒。治疗包括：补液和降温、输入艾司洛尔或静脉给予普萘洛尔（每次递增 0.5mg 直到心率＜100 次/分）、给予丙硫氧嘧啶（250～500mg/6h，经口或经鼻胃管），然后给予碘化钠（12 小时内静脉给予 1g），并且纠正致病因素（如感染等）。推荐使用甲泼尼龙 80～120mg/8h 来预防由于肾上腺功能受抑制所引起的并发症。其他对症治疗包括吸氧、镇静、应用大量维生素 B 和 C、纠正水和电解质的失衡及补充能量等。

第二节　甲状旁腺手术麻醉

一、甲状旁腺的解剖特点

一般情况下，80％的甲状旁腺位于正常的较为隐蔽的位置，上一对甲状旁腺位于甲状腺侧叶后缘中点以上至上 1/4 与下 3/4 交界处；下一对位于甲状腺侧叶的下 1/3 段，均在甲状腺固有囊与筋膜鞘之间。甲状旁腺的血液供应一般来自甲状腺下动脉。甲状旁腺主要由大量的主细胞、少量的嗜酸性细胞和基质所构成。主细胞分泌甲状旁腺素。嗜酸性细胞可能是老化的主细胞，正常情况下无分泌功能。甲状旁腺分泌甲状旁腺素（PTH），其生理作用是调节体内钙、磷代谢，与甲状腺滤泡旁细胞分泌的降钙素共同维持体内钙磷平衡。

二、甲状旁腺疾病的病理生理特点

甲状旁腺有以下的作用：①促进近侧肾小管对钙的重吸收，使尿钙减少，血钙增加。②抑制近侧肾小管对磷的吸收，使尿磷增加，血磷减少。③促进破骨细胞的脱钙作用，使 Na_3PO_4 自骨基质释放，提高血钙和血磷的浓度。④促使维生素 D 的羟化作用，生成具有活性的 1,25-二羟 D_3，后者促进肠道对食物中钙的吸收。血钙过低刺激甲状旁腺素的合成和释放，使血钙上升，血钙过高抑制甲状旁腺素的合成和释放使血钙向骨骼转移，降低血钙。上述作用使正常人的血钙维持在正常范围。正常人的血钙与血磷间呈相反的关系，血钙高则血磷低，血钙与血磷的乘积衡定，维持在35～40。甲旁亢时血钙常超过12mg/dl，血磷多降至2～3mg/dl，血中碱性磷酸酶增高；尿中钙排出量显著增高，每24小时可超过20mg。据此可以明确诊断。

原发性甲状旁腺功能亢进症是全身性内分泌疾病。原发性甲状旁腺功能亢进者要积极手术治疗，而继发性甲状旁腺功能亢进的原因可以消除，亢进可消退，因此甲状旁腺不需要切除。至于由长期肾功能不全所致继发性甲状旁腺功能亢进是否需要手术主要取决于甲状旁腺功能亢进的程度。麻醉医师应重点了解甲状旁腺亢进症是否损害重要脏器的功能和导致内环境紊乱。甲状旁腺功能亢进致甲状旁腺激素(PTH)分泌过多，PTH正常值为20～90ng/L。钙离子动员进入血液循环，引起血钙升高(血钙正常值为2～2.6mmol/L)。同时，导致广泛骨质脱钙，骨基质分解，黏蛋白、羟脯氨酸等代谢产物从尿排泄增多，形成尿结石，或肾钙盐沉着症，加以继发感染等因素，肾功能常严重损害。此外，肾小管对无机磷再吸收减少，尿磷排出增加，血磷降低。如果肾功能完好，尿钙排泄量随之增加而使血钙下降，但持续增多的甲状旁腺激素引起的尿路结石可导致肾功能不全，甚至肾衰竭。甲状旁腺功能亢进引起的消化系统疾病可导致水电解质紊乱和酸碱失衡。高钙血症还可致心律失常，甚至心力衰竭等。因此，应针对具体病情做好充分的麻醉前准备，并根据手术范围的大小选择合适的麻醉方法。同时加强术中监测，防止并发症。

三、甲状旁腺手术特点

需要手术的甲状旁腺疾病主要是有甲状旁腺功能亢进和肿瘤，后者也常合并有甲状旁腺功能亢进。甲状旁腺腺瘤或增生切除术要仔细探查，紧靠甲状腺固有囊清理并完整保留固有囊外侧叶上下端附近的脂肪组织和疏松结缔组织，防止损伤喉返神经。

四、甲状旁腺手术的麻醉管理

(一)术前准备

首先是维持有效循环血容量和纠正电解质紊乱。有慢性高钙血症的患者要评估肾功能、心脏功能和中枢神经系统有无异常。当血清钙离子浓度超过15mg/dl(3.75mmol/L)时为高钙危象，需紧急处理。因为血钙增高可能引起心律失常。可通过扩充容量和利尿降低血清钙的浓度。在治疗高钙血症时，术前还要注意低磷血症的矫正。血清磷酸盐水平过低使心肌收缩力下降可导致心力衰竭，以及骨骼肌无力、溶血和血小板功能异常。轻度低磷血症血磷(0.8～0.3mmol/L)可不作特殊处理，增加富含磷的食物即可。对严重盼低磷血症患者需要更为积极的治疗方法，即静脉输入帕米磷酸二钠或依替磷酸二钠，使血磷水平维持在1.0～1.3mmol/L。通常每日的补磷量为33～100mmol左右，并在补磷时应密切监测血磷浓度的变化，随时调整补磷量，以免出现高磷血症或继发性软组织钙化。对于甲状旁腺功能亢进伴有骨质疏松患者，在气管插管时头颈过度后可能发生椎体压缩，在搬运过程中也可能并发骨折。

(二)麻醉选择

全面了解高钙血症的临床表现对麻醉选择具有重要意义。随着钙水平的升高，引起认知功能缺陷从记忆丧失到神志不清，甚至昏迷。其他的症状和体征包括便秘、胃酸过度分泌、溃疡症状、多尿及肾结石。一般选用全身麻醉，也可根据患者全身状况进行颈丛神经阻滞麻醉。

（三）麻醉处理

麻醉和手术前应全面检查重要脏器的功能和确定肿瘤与周围组织特别是气管的关系，正确判断和处理气管梗阻。麻醉期间除常规全麻监测外，主要是维持电解质平衡，尤其是血钙的监测。术前有心、肾功能不全及神经肌肉兴奋性改变者，术中肌松药的使用，应高度重视。可选择阿曲库铵和（或）减少用药剂量。

（四）术后处理

术后并发症包括：喉返神经损伤、出血或一过性或完全性甲状旁腺功能减退。单侧喉返神经损伤的典型表现是声音嘶哑，一般不需要治疗。双侧喉返神经损伤很少见，可能导致窒息需要立即行气管插管。成功的甲状旁腺切除术后血钙下降。术前有明显代谢性骨骼疾病者在切除了甲状旁腺体后常会发生饥饿骨骼综合征出现低钙血症，这是骨骼快速再矿物化的结果。血清钙的最低点多发生在术后 3～7 天，临床上可反复出现口唇麻木和手足抽搐等低钙血症状。所以，应密切监测血清钙、镁和磷的水平，直到平稳。常规治疗是补充维生素 D 和钙剂，但效果有限。对于已有代谢性骨骼疾病，需切除甲状旁腺的患者，近年来有学者提出术前 1～2 天服用帕米磷酸治疗，可明显改善术后低钙血症状，仅少部分患者需行补钙处理。

第三节　甲状腺疾病行非甲状腺手术麻醉

甲状腺疾病患者在某些情况下需要进行其他疾病的手术，而这类患者如何进行麻醉前的评估、术前准备、麻醉实施以及围术期的管理，关系到手术的成功和术中和术后甲状腺疾病引起的并发症等风险，同样要给予高度重视。

一、麻醉前的评估

进行麻醉前的评估时，往往容易忽略甲状腺疾病的评估。应根据患者的症状、体征和一些相关线索进行。如甲亢患者或巨大甲状腺肿瘤患者，需了解其病因、用药情况，尤其应注意有无气道受压或呼吸困难的表现、体位改变对其的影响，及有无声嘶和喉返神经麻痹。甲减患者应了解其原因，询问甲状腺素替代治疗的情况，及相关的实验室检查结果。通过颈、胸部的影像学检查可显示解剖异常，以及 ECG 和超声心动图检查了解心律失常和心脏功能。

二、术前用药

口服甲状腺素（T_4）的甲状腺疾病患者，手术当天可不服药。接受丙硫氧嘧啶或甲巯咪唑治疗的患者则在手术当天仍要服药。甲亢伴心功能异常或心律失常服用地高辛或β-受体阻滞剂的患者也不应停药，以免症状的加重。丙硫氧嘧啶或甲巯咪唑的起效时间约 7～10 天，要使甲状腺功能正常可能需要几周的服药时间。伴弥漫性甲状腺肿的中重度甲亢患者在急诊手术时，需要给予大剂量的抗甲状腺药物、碘剂或β-受体阻滞剂。弥漫性甲状腺肿病或不能耐受丙硫氧嘧啶或甲巯咪唑不良反应的患者可给予大剂量β-受体阻滞剂和糖皮质激素治疗。术前可给予镇静剂减少焦虑和抑制交感神经的过度兴奋。

三、围术期管理

准备不充分或未准备的甲状腺患者麻醉时应警惕发生甲亢或甲减危象。择期手术应尽可能使甲状腺功能正常或药物控制下病情稳定后再进行。急诊手术则应立即对心脏、气道和代谢可能存在的异常进行积极评估与治疗。

由于病情原因，未准备的甲亢患者还可给予糖皮质激素，防止诱发甲状腺危象。甲亢患者出汗增多或腹泻可导致容量不足，常需补充大量液体。拟交感兴奋药物如泮库溴铵、阿曲库铵和氯胺酮不用或慎用。注意使用肌松药的剂量与时效，以免肌力恢复延迟。

轻度甲减患者术前常不需要特别处理，一般均可以耐受手术而不增加并发症。但应给予小剂量镇静催眠药和麻醉镇痛药，以免镇静过深和产生呼吸抑制。重症甲减患者常合并心肌功能减退、凝血障碍、低体温、低血糖、呼吸功能不全，术前应积极采取相应防治措施。

术后一周内不能恢复口服甲状腺激素替代治疗的患者，可静脉给予 1/2 口服剂量的 T_4 输注，不推荐静脉给予 T_3。

第七章　骨科手术麻醉

第一节　骨科患者病理生理特点

骨科手术可发生于任何年龄。先天性疾病多见于小儿，骨关节病和骨折多见于老年人，故应熟悉老年人和小儿麻醉特点做好术前准备。

骨科患者术前多有卧床病史，易引起肺部感染、血液流变学改变、心肺功能降低等并发症。也可因血液浓缩和血流缓慢导致下肢静脉及深静脉血栓形成，活动和输液时如栓子脱落可致肺栓塞。

脊柱侧凸畸形可致胸廓发育障碍，导致限制性肺功能障碍。全身类风湿性关节炎患者脊柱强直，头部后仰及下颌关节活动均受限，造成气管插管困难。

术前长期应用肾上腺皮质激素治疗的患者可导致肾上腺皮质功能减退，术中易出现休克、苏醒延迟或呼吸抑制等表现。术前接受抗凝治疗者，应注意凝血机制的改变。

第二节　骨科麻醉特点

骨科麻醉管理与骨科手术特殊性密切相关，因此麻醉管理上应根据手术特点采取相应措施。

1.骨组织血运丰富

手术失血较多，尤其是骨面渗血或椎管内出血很难控制，应有充分估计和准备。

2.手术体位较复杂

骨科手术常用体位有仰卧位、侧卧位、俯卧位。若体位安置不当或不同体位麻醉管理方式不当都可能引起并发症，故应特别注意。

(1)确保呼吸道通畅，防止气管导管扭折、脱出。在体位改变前后应常规检查导管位置。

(2)当手术部位高于右心房时，都有发生空气栓塞的危险。

(3)远端缺血或血栓形成：外周神经过伸或受压而引起术后神经麻痹；眼部软组织受压引起的视网膜损伤。

3.止血带的应用

(1)止血带对生理的影响：①细胞缺氧和细胞内酸中毒；②血管内皮细胞损伤而导致毛细血管壁通透性增加；③松开时可出现一过性代谢性酸中毒、外周血管阻力降低及血容量相对不足，有可能发生循环功能失代偿；④一过性呼气末 CO_2 增高。

(2)使用止血带注意事项：上肢止血带应放在中、上 1/3 处，下肢应靠近腹股沟部。①充气压力:上肢以高于动脉收缩压6.67kPa(50mmHg)为宜,下肢高于13.3kPa(100mmHg)为宜。②充气持续时间:上肢一次不超过1h,下肢不超过1.5h。必要时可松开10～15min后再充气,以免发生神经并发症或肌球蛋白血症。

对心功能代偿不良者,抬高患肢和驱血均要慎重,静脉回流突然增加可能导致心力衰竭。在硬膜外麻醉或腰麻的患者,止血带压力过大,充气时间过长,肢体缺血引起止血带疼痛,表现冷汗、烦躁不安,即使用镇静药和镇痛药也难以控制。

(3)预防止血带并发症应尽量减少缚止血带的时间,以减少缺血区酸性代谢产物的产生和淤积。麻醉医师应记录止血带充气时间,并提前通知手术医师松止血带,在松止血带时要在麻醉单上记录。松止血带之前应补足血容量,血压偏低要及时纠正,必要时给予血管收缩药。

松止血带后如果出现止血带休克立即给以吸氧、升压药、输血、输液,如效果不佳,可考虑给予碱性药、激素、甘露醇等。有条件时应急查血钾,因为止血带以下的肢体缺血缺氧,以及酸性产物的淤积,改变了细胞膜对钾离子的通透性,钾从细胞内大量外释,如果患者术前已有血钾升高,止血带松解后可能更高。有高钾表现时立即给予钙剂、高渗糖、胰岛素等处理以降低血钾。

4.骨黏合剂反应

(1)病因:主要原因与骨黏合剂的液态或气态单体吸收有关,而单体具有扩张血管和直接心肌抑制作用。其次,当骨黏合剂填入骨髓腔后,可致髓腔内高压使气体、脂肪或骨髓颗粒进入循环而引起肺栓塞。

(2)临床表现:当骨黏合剂充填并将假体置入后1～10min,患者发生血压明显降低,甚至心搏骤停。

(3)治疗:吸氧,补充血容量,必要时用血管活性药物。

5.脂肪栓塞

(1)病因:多发于脂肪含量丰富的长骨骨折和严重创伤性骨折。由于创伤后脂肪从骨髓释放,使血液中游离脂肪酸增加,发生脏器和组织的脂肪栓塞,主要累及肺和脑血管。低血容量休克也是栓子形成的诱发因素。

(2)临床表现:急性呼吸和中枢神经功能的障碍;突然呼吸困难、肺间质水肿及低氧血症;意识障碍,昏迷。

(3)治疗:关键是防治低氧血症和维持循环稳定。

6.深静脉血栓(DVT)和肺栓塞(PE)

(1)病因:多发于下肢或骨盆骨折后长期卧床的患者,由于血流缓慢、静脉血淤滞以及感染累及小静脉均可引起血液高凝状态,促使静脉血栓形成,主要为下肢深静脉血栓脱落导致。

(2)临床表现:剧烈胸痛、咳嗽,有的咯血;血压突然降低,心率减慢,甚至心搏骤停;呼吸窘迫,低氧血症。

(3)治疗:对大面积肺栓塞的治疗是进行复苏、支持和纠正呼吸与循环衰竭。主要方法包括吸氧、镇痛,控制心力衰竭和心律失常,抗休克。血栓性肺栓塞,如无应用抗凝药的禁忌,可用肝素抗凝治疗,或给予链激酶、尿激酶进行溶栓治疗。空气栓塞时,应立即置患者于左侧卧头低位,使空气滞留于右心房内,防止气栓阻塞肺动脉,再通过心脏机械性活动而逐渐进入肺循环;也可经上肢或颈内静脉插入导管来吸取右心内空气。高压氧舱可促进气体尽快吸收并改善症状。

7.术中脊髓功能监测

(1)诱发电位:脊柱和脊髓手术时,为了解手术操作,如钳夹、分离和牵拉等可能发生的损伤而采用各种不同类型诱发电位监测。监测方法是将一电极放置在腓总或胫后神经干的周围,另一电极放置在颅顶部。刺激神经干的脉冲通过脊髓到达大脑皮质后显示出波形,如果波形幅度降低,周期延长,表示有脊髓损害。

(2)唤醒试验:在手术期间通过减浅麻醉,让患者在基本清醒状态下能按指令活动。其方法通常是先嘱患者双手握拳,再动双足,如活动良好,表示无脊髓损伤。

第三节　骨科常见手术麻醉

骨科四肢手术选用神经阻滞麻醉(上肢)或椎管内麻醉(下肢),脊柱手术、较大而复杂的破坏性手术、非平卧位手术和手术中需要变换手术体位应选用全身麻醉。在神经末梢丰富的关节囊和骨膜部位操作时,麻醉作用需完全,麻醉过浅而刺激较强时容易出现反射性血压、心率变化。某些骨科手术如长管骨骨折、关节脱位的闭合或切开复位以及脊柱手术均需要良好的肌松。如在全麻下手术,需合理应用肌松药。麻醉应在全部手术操作结束(如石膏固定、特殊包扎等)后才能终止,避免患者过早清醒甚至躁动影响手术效果。根据患者的全身情况、手术体位、手术部位、手术时间和麻醉医师围麻醉期处理的技能等选择麻醉方法。

一、上肢和肩部手术

上肢的手术多数可以在局部麻醉或神经阻滞麻醉下进行,可以选择不同穿刺入径的臂丛神经阻滞和局麻药物,有时可以联合静脉麻醉、外周神经阻滞和全身麻醉进行。但是对于术前神经功能有损伤的患者和手术部位接近神经结构的手术应谨慎应用神经阻滞麻醉。

肘部手术最适宜采用锁骨上或下路径行臂丛阻滞。追加肋间臂神经阻滞能为上臂内侧切口提供更好的阻滞,碱化局麻药亦有利于肌间沟阻滞的药物扩散。

长时间手术可以采用植入导管行连续臂丛神经阻滞。止血带的应用导致患者不适,影响麻醉和手术时间。双侧上肢手术行臂丛阻滞可以错开阻滞时间,另外可以选用全身麻醉,高位颈胸部硬膜外阻滞因技术复杂及风险较大现很少选用。

如果因颈部或腋部感染或解剖异常,无法实施臂丛神经阻滞,在上肢前臂或手部手术可选用局部静脉麻醉(IVRA)。将局麻药注入用止血带阻断的远端上肢或下肢静脉内,产生局部麻醉作用。IVRA可用于肘关节和膝关节以下手术,手术时间<1.5h。手术方式包括开放性或闭合性骨折复位、骨与软组织手术,但禁用于肢体手术部位有感染病灶或血管栓塞引起肢体缺血坏死的情况、雷诺病及未经控制的高血压病患者。

二、髋关节手术

成人常见的髋关节手术包括髋关节骨折修复、全髋关节置换及髋关节脱位闭合整复。髋关节骨折(尤其是股骨颈骨折及股骨粗隆间骨折)多见于老年人;股骨或骨盆骨折见于车祸、高坠伤等，年轻患者居多。

1.髋关节手术患者的特点

(1)术前并发症多：年老体弱，常合并心脑血管疾病、慢性阻塞性肺病、糖尿病等多系统疾病，并常因摄入不足而存在不同程度的水电解质失衡，且患者隐性失血可能会很多，甚至影响循环血量。髋部骨折的失血量与骨折部位有关，通常囊内骨折(头下和经股骨颈骨折)较囊外骨折(基底、转子间和转子下骨折)失血少，可能是因为关节囊的存在限制了出血。

(2)围术期并发症的发生率及病死率明显升高：有研究报道，髋关节骨折的病死率在初次住院期间为10%，一年内为25%。且由于老年人退行性骨关节病极为普遍，麻醉和手术操作也有相当难度。

(3)髋部骨折患者术前可能出现低氧血症，可能因素包括肺栓塞(脂肪栓塞或血栓栓塞)。尤其值得一提的是，创伤后多处于高凝状态，且髋关节创伤患者均需卧床，必须高度警惕有深静脉血栓形成及血栓栓塞的风险。可通过监测血D-二聚体水平、血管彩超检查及静脉造影评估有无深静脉血栓形成。若连续监测血D-二聚体水平持续处于高值或呈上升趋势，需高度怀疑已有深静脉血栓形成，经静脉造影确认后，可于术前放置下腔静脉滤网以避免围术期肺栓塞的发生。已行抗凝治疗的，术前根据所用药物的不同决定停药时间。对接受充分抗凝和溶栓治疗(如尿激酶)的患者，不宜采用椎管内麻醉；而对于已接受小剂量抗凝治疗的患者，皮下注射小剂量普通肝素6～8小时内或低分子肝素12h内，也不能进行硬膜外穿刺、置管及拔管。脊麻有同样风险。肺栓塞可发生在围术期不同阶段，术中、术毕和术后均可突发。

(4)肺不张、肺淤血、肺部感染以及肺实变：由于伤后卧床所致，给麻醉带来许多困难，术后呼吸功能不全发生率高，甚至需要机械通气支持呼吸。

(5)术前需要对患者的受伤机制、伤情严重程度、重要脏器功能、拟行手术方案、预计失血量、并发症及并发症、目前用药情况等进行全面和详细的评估，并根据情况配血备用。患者身体虚弱及关节活动受限常妨碍对其运动耐量的评估，从而会掩盖冠心病和肺功能不全的病情。对活动受限且有冠状动脉疾病病史的患者，可采用心肌核素显像或多巴酚丁胺负荷试验评估其心血管功能。

2.麻醉选择和处理

(1)麻醉选择：①手术时间长、创伤大的手术，以全身麻醉或全身麻醉复合局部麻醉为宜。②手术时间短、创伤较小、出血不多的手术或老年合并有心、肺疾患时可在部位麻醉下进行。连续硬膜外阻滞应控制麻醉平面，髋关节前外侧或外侧切口时麻醉平面应控制在胸11神经至腰骶部脊神经；后外侧或后侧切口时则为腰1神经至骶部脊神经。椎管内麻醉对血压有一定影响，应密切观察。③年老体弱或禁忌行椎管内麻醉的患者，宜选用腰丛加坐骨神经阻滞。但髋关节前外侧或外侧切口的患者，由于腰丛和坐骨神经阻滞不能有效阻断下胸段脊神经，近端切口部位需行皮肤及皮下组织局部浸润麻醉进行补充，或联合丙泊酚靶控输注，用最低血药浓度达到适当镇静，必要时同时行喉罩通气。④研究报道在死亡率和肺部并发症方面，局部麻醉优于全身麻醉。

(2)麻醉处理：①多数取侧卧位，注意正确放置。②除常规监测外，病情重及出血较多的患者应用有创桡动脉血压及CVP监测。③应用骨水泥时注意严密监生命体征，及时处理骨水泥反应。④术毕应加强呼吸和循环管理。

三、下肢手术

下肢手术一般在椎管内麻醉下完成,部分手术亦可在神经阻滞或神经阻滞复合全身麻醉下完成。骨折患者多为老年人,而且骨折后多卧床制动,是血栓栓塞的高危人群,甚至在摆放牵引体位时都可能突发急性肺栓塞,需要严密监测。术前预防性使用抗凝血药能减少相关并发症的产生,但是有增加椎管内阻滞时硬膜外血肿的风险。关节置换术中置入骨水泥型假体时,可导致血压下降甚至心搏骤停的可能,应加以预防和及时治疗。膝关节置换术后患者疼痛剧烈,连续股神经阻滞有助于减轻术后疼痛,并有益于膝关节功能锻炼。

四、断肢(指)再植术

此类手术时间较长,是操作精细的显微外科手术,要求止痛完善和制动。注意选择适当的药物和高超技术才能充分发挥神经阻滞的作用。上肢可用连续臂从阻滞,上、下肢也可用连续硬膜外阻滞,既能满足长时间麻醉需要,又可使血管扩张,术后镇痛效果良好,还能避免血管痉挛。如选用全身麻醉,则用静吸复合麻醉维持,挥发性全身麻醉药物能扩张血管,使组织血流量增加 2～3 倍。必要时应用小剂量扩血管药。术中还应注意失血量,必要时输血,维持水电解质平衡和生命体征稳定。

五、脊柱手术

1.颈椎手术

颈椎疾病可能影响颈部活动度和稳定性,由此可能影响全身麻醉的气道管理,术前气道评估是保障手术顺利进行的重要前提。寰枢椎半脱位的患者插管时尤其应注意颈部椎体活动可能对脊髓造成压迫。颈椎损伤或颈椎疾病气管插管操作宜在纤维支气管镜下插管,并备妥紧急气道建立装置。高位颈椎手术接近颅底延髓,有的手术需要在术中评估神经功能,因此宜选用短效药物,以便术中让患者尽快苏醒。脊髓损伤后的截瘫患者 3～6 个月内禁用去极化肌松药,以免发生高钾血症而致心搏骤停。气管插管或气管内吸引可反射性引起心动过缓甚至心搏骤停,应高度警惕。颈椎手术术中的牵拉或俯卧位等可能导致呼吸道、喉头水肿和喉神经麻痹,拔管时注意气道痉挛和呼吸道梗阻等。术中有可能导致椎动脉损伤或痉挛,导致脑供血不足,引发梗死等脑血管意外。

术毕及麻醉恢复期注意事项:①制动:如呼吸已恢复正常,应在一定深度镇静下拔管,必须效有预防和处理躁动和谵妄。②加强呼吸管理:及时发现和处理低氧血症.警惕颈椎前路手术后伤口出血形成血肿压迫气道。高位截瘫患者估计应用机械通气支持呼吸的患者可行气管切开,有利清除呼吸道分泌物。③搬动和运送患者注意保护颈椎。④严格消毒隔离操作,预防感染。

2.胸椎手术

经胸入路和胸膜外入路可能需要单肺通气,术前需要对呼吸功能进行全面评估,判断能否耐受单肺通气。经胸入路术后疼痛可能更为剧烈,需要术后更为完善的镇痛。脊柱畸形的发病年龄和严重程度是影响心肺功能的主要因素。脊柱畸形矫正手术时间长、范围广泛,可能导致大量出血,需要保证足够的输液通道。唤醒试验对监测设备无特殊要求,简单易行,但是对麻醉要求更高,要求应用短效药物以便停药后能够尽快苏醒。

3.腰椎手术

常见的腰椎手术包括腰椎间盘切除椎体融合术、椎板切除减压术、椎弓根螺钉固定术、椎间融合术及肿瘤切除术等；一般选择全身麻醉。多在俯卧位下进行，体位安置时需要注意避免腹部、眼部、外周神经和局部组织受压。大手术出血较多，尤其是椎体肿瘤切除术需要输血。也有用术前腹主动脉球囊置入和选择性动脉栓塞能够有效降低手术出血。对于后入路的中小手术可以选择椎管内麻醉，其优点是可以减少术中出血及有确切的术后镇痛效果。但是，临床上很少使用椎管内麻醉，这是因为新的神经功能异常是由椎管内麻醉引起，还是由手术操作引起在鉴别上会比较困难。

4.脊髓损伤患者的手术

按照脊髓损伤程度分为脊髓震荡(脊髓休克)和脊髓损伤。脊髓震荡患者循环紊乱，对体位改变、容量变化、血管扩张药物和麻醉药物特别敏感，围术期需要注意用药量的调整。全身麻醉利于脊髓实质性损伤患者呼吸和循环的调控，术中一旦发现自主反射亢进的表现，应及时处理，包括：去除外界刺激、加深麻醉、选择适当的降压药物(钙通道阻滞剂较常用)等。急性脊髓损伤后 48～72h，去极化肌松剂氯琥珀胆碱的应用，可导致大量的钾离子释放，由此可能造成心搏骤停。急性脊髓损伤后的 2d 以上禁忌使用氯琥珀胆碱，应选择非去极化肌松剂。

5.脊柱侧弯、脊柱后凸畸形矫形术

脊柱畸形矫形术是脊柱手术中操作最复杂、切开最广泛、出血最多的术式。早期形成畸形的患者因发育问题往往在术前已经合并心肺功能不全，术中与术后均需要精心治疗。因术中可能发生脊髓功能改变，所以多数患者需要给予复杂的脊髓功能监测与保护。

(1)术前评估与准备：术前访视时，麻醉医师首先应该知道脊柱侧弯的位置、方向、发病年龄、严重程度和病因。特发性脊柱侧弯是最常见的脊柱畸形，约占临床病例的 70%。按侧凸发生的年龄可分为婴儿型(0～3 岁)、少年型(4～10 岁)和青少年型(11～20 岁)，肺实质的发育一般在 10 岁左右才完成，所以，脊柱侧弯发生的年龄越早对肺发育的影响越大。婴儿型侧凸容易限制肺实质的发育，引起肺功能障碍。如果病程在 10 年以上，则可能存在严重肺功能障碍，麻醉和手术的耐受性差，风险明显高于少年型和青少年型。轻度和早期侧凸对心肺功能的影响一般较小，侧凸 Cobb 角大于 60°时，肺功能通常会降低，若 Cobb 角大于 100°，则会有明显的呼吸功能障碍。低位侧凸一般只会引起躯干的歪斜，而中胸段侧凸的发展将使心肺功能受损。神经肌肉性脊柱侧弯一般在婴幼儿时期就开始发生侧凸，手术多在发育的快速生长期之前完成。由于发病早，肺发育受到严重影响，肺泡受压，肺容量较正常小，多存在较严重的肺功能障碍。此类患者的呼吸肌是软弱无力的，对肌松药比较敏感，且肌松药的临床作用时间可能延长。需要注意的是，此类患者也是恶性高热发生的易感人群，术前要认真询问家族史。强直性脊柱炎表现为脊柱的风湿性炎症样改变，起病缓慢而隐匿，一般 10～40 岁发病。随着病情进展，脊柱会自下而上发生强直，先是腰椎前凸消失，然后胸腰椎发生驼背畸形并逐渐加重。胸肋关节发生融合，胸廓变硬，呼吸基本靠膈肌运动。严重畸形表现为限制性通气功能障碍，若肺实质受累发生纤维化，则可同时存在肺换气功能障碍。颈部脊柱侧弯会导致气道管理困难。强直性脊柱炎患者的颈椎可以表现为多种样式的强直形式，从直立位刚性强直到下颌完全接触胸骨固定位。术前需要通过颈胸 X 线片来评估是否有颈胸椎畸形及气管位置情况，如有异常，麻醉前需要准备包括纤维支气管镜在内的困难气道处理工具。

术前心肺功能储备的评估是非常重要的。通过询问患者是否有呼吸急促、劳力性呼吸困难及运动耐量情况等来评估患者的心肺功能储备。有机营养不良、Marfan 综合征和神经纤维瘤的患者，应询问有无提示心脏传导系统异常的症状，如心悸或晕厥。运动耐量可通过询问患者的日常活动情况，用代谢当量十级评估法来评估心肺功能储备。

术前神经功能评估也很重要。有神经功能缺损的患者脊髓损伤的风险会增加，术中需要更加重视脊髓功能保护与监测。

术前检查除常规项目外，还应做血气分析、肺功能和超声心动图。一般情况下，脊柱侧弯患者的动脉氧分压较正常人低，而二氧化碳分压和 pH 值通常是正常的。动脉氧分压降低可能是由于通气/血流比例失调所致。严重的长期脊柱侧弯可导致严重的通气/血流比率异常、肺泡通气量下降、二氧化碳潴留和较严重的低氧血症。限制性通气功能障碍最常见于胸段脊柱侧弯，此类患者肺活量一般下降到预计值的 60%～80%。肺总量、功能残气量、深吸气量和补呼气量也降低。一项针对呼吸衰竭患者的调查发现，肺活量低于预计值的 50%和 Cobb 角大于 100°的患者呼吸衰竭的风险增加。如果心电图提示异常，如 V1 和 V2 导联大 R 波(右室肥大)，P 波＞2.5mm(右房增大)，或提示有心脏疾病的患者，尤其是怀疑有肺动脉高压的患者，应做超声心动图或心导管检查以进一步评估心功能。脊柱侧弯患者肺血管阻力会增加，导致肺动脉压升高，从而引起右心室肥厚，最终致右心衰竭。导致肺血管阻力增加的因素可能包括：①低氧血症导致肺血管收缩，引起肺血管阻力增加，从而导致肺动脉压增加。慢性低氧血症会导致高血压性血管改变，同时，肺动脉高压是不可逆的。②胸廓的变形会压迫部分肺脏，增加肺血管阻力。如果脊柱侧弯发生在 6 岁之前，则肺血管床的发育会因为胸廓变形而受到影响，有研究发现脊柱侧弯患者每个肺容积的血管单位数少于正常人。

术前肺功能的改善对于 Cobb 角大于 60°的且有限制性通气功能障碍者，可增加麻醉与手术的安全性，减少术后肺部并发症的发生。改善肺功能的办法包括：每天吸氧 1～2 小时，每天登楼梯步行锻炼或吹气球，鼓励患者做自我悬吊练习，结合颌枕带骨盆牵引等。

(2)术中监测

1)术中监测：监测项目应该包括有创动脉压、心电图、脉搏氧饱和度、呼气末二氧化碳分压、中心体温和脊髓功能。桡动脉穿刺置管用于连续监测血压，可方便术中血压调控，及时发现血压波动，采集血样进行血气分析和血细胞比容分析；如连接微创持续心排血量监测仪则可用来间接判断心脏泵功能和血容量状态。因为此类手术时间较长、切口广泛，容易发生低体温，以及部分侧凸患者是恶性高热的易感人群，所以监测中心体温非常必要。所有患者应该留置尿管，以便记录尿量，评估容量状态。

2)脊髓功能监测：接受前路、后路或联合前后路脊柱融合术的患者的脊髓损伤率是 0.21%～1.12%。神经损伤的可能因素是，对脊髓的牵拉和畸形的矫正直接压迫了脊髓、破坏了脊髓的血供；脊髓和神经根也可能被手术器械直接损伤。神经并发症的预防应该从鉴别高危人群开始，如患者脊柱存在严重的强直形变(Cobb 角大于 100°)、脊柱后凸、神经纤维瘤病、先天性或感染后脊柱侧弯、术前已有神经缺损或使用了创伤性较大的内固定器，这类患者术中应该给予脊髓功能监测。同时，术中使用大剂量皮质类固醇预防，如给予甲强松龙 30mg/kg。脊髓功能监测常用的手段包括术中唤醒试验、体感诱发电位(SSEPs)和运动诱发电位(MEPs)监测。

3)唤醒试验:唤醒试验是最可靠的脊髓功能监测方法,因为SSEPs易受麻醉药物影响,神经肌肉退变的患者也可能监测不到SSEPs,单纯的脊髓前角运动通路损伤也无法通过SSEPs监测到,而在严重脊柱侧弯、后凸矫形时往往会影响脊髓前角的血液灌注,因此唤醒试验显得非常重要。当内固定器放到合适位置后或SSEPs监测发现异常时,通常就应进行唤醒试验。实施唤醒试验时,首先要减浅麻醉深度让患者能够执行医师的指令,令患者紧握麻醉医师的手,证实患者有反应,然后,叫患者活动足和足趾。如果患者可以握紧自己的手,但不能动脚,这时必须减小矫正角度,减轻对脊髓牵拉,以达到安全的矫正度。如果患者能够动足或足趾,则证明脊髓的运动通路功能完好,随后应快速给予丙泊酚和肌松药以加深麻醉,并再次确认患者体位没有问题。需要术中唤醒的患者,麻醉维持最好选用短效麻醉药,如丙泊酚、瑞芬太尼、氧化亚氮及七氟烷。肌松药可恒速泵入,于唤醒前提前停药,一般而言,如果四个成串刺激可以出现二、三次收缩,患者就能够动趾。通常情况下没有必要逆转神经肌肉阻滞及阿片类药物作用以加速唤醒,因为那样可能导致患者躁动而使仪器受损及患者受伤。

4)体感诱发电位(SSEPs)监测:重复刺激外周神经(如胫神经),用标准脑电图头皮电极检测大脑皮层和皮质下区域的诱发电位反应,用来判断感觉信息从外周传递到大脑皮层的脊髓后角传导通路的完整性。诱发电位波形的两个重要参数是潜伏期和波幅,潜伏期是指从给予外周电刺激至记录到皮层诱发反应的时间间隔。如果潜伏期延长、电位幅度降低或诱发反应完全消失,并且不能除外其他原因时,应考虑有脊髓缺血或外科损伤。术中SSEPs正常是术后感觉功能正常的良好预测指标,但它只能监测脊髓后角(感觉)功能,而不能反映脊髓前角(运动)功能。脊髓前角接受前脊髓动脉氧供,而脊髓后角接受后脊髓动脉氧供,所以当脊髓前角受损时,SSEPs仍可以表现为正常。因而,大幅度或高风险脊柱矫正时最好不能仅依靠SSEPs来监测脊髓功能。

5)运动诱发电位(MEPs)监测:MEPs是用头皮电极经骨电刺激运动皮质或用硬膜外电极刺激脊髓前索,刺激信息通过运动通路的传导,产生外周神经冲动、肌电图信号或肢体的实际运动,用来判断脊髓前角运动通路的完整性。

所有的麻醉药都会不同程度地影响脊髓功能监测。其中,以强效吸入麻醉药影响最大,阿片类镇痛药对SSEPs的影响最小,而氯胺酮会增强MEPs,肌松药可影响运动反应的强度并引起MEPs的解释混乱。尽管麻醉药会影响脊髓功能监测,但如果麻醉深度合适且稳定,还是可以得到很好的监测结果。麻醉药最好持续输注,而不是间断给药。最重要的是在监测过程中维持稳定的麻醉深度,特别是在脊髓牵拉或使用内固定器矫正期间,监测是非常关键的。通常的麻醉维持策略是丙泊酚加瑞芬太尼持续输注,可同时持续吸入低浓度氧化亚氮或七氟烷。但小儿或术前就有神经功能缺损的患者使用强效吸入麻醉药将对监测产生显著影响。

如果脊髓功能监测提示异常,在麻醉方面,应确保氧供和脊髓灌注充分,纠正低血容量和贫血。如果患者存在过度通气,则应降低分钟通气量,维持二氧化碳分压在正常水平。有研究证明,接受控制性降压的患者,如果使其血压恢复正常或者高于正常的水平可以改善脊髓灌注,使SSEPs恢复正常。外科医师也应分析手术原因,如牵拉过度或内固定器侵入,并尽早处理存在问题。如果采取了措施，但异常没有解决，就应该做唤醒试验，以决定内固定器是否应该调整或移开。有证据表明，从发现损伤到调整内固定器的时间间隔越短，神经功能预后越好。

(3)脊髓功能保护：脊髓功能保护的关键是脊髓灌注要充分，以保证脊髓氧供。麻醉方面，这主要涉及术中输血策略和血压调控两方面问题。

在脊柱手术中，以脊柱畸形矫正术的切口暴露最为广泛，加上棘突、关节突的去除以及截骨等骨性切除操作，导致出血量明显增加。出血量一般可达到 15～25ml/kg，这意味着一个 70kg 的患者出血量可能达到 1000～2000ml。麻醉过程中可以通过降低腹内压、体温保护和控制性低血压的方法来减少出血。腹内压的增高可传导到脊椎静脉丛，从而导致术野静脉出血增加，所以，安置体位时要尽量避免腹部受压，最好使用专为脊柱手术设计的手术床。肌松药或较深的麻醉可用来防止腹壁张力的升高，但同时也会影响脊髓功能的监测。由于手术时间一般较长及切口暴露广泛，术中患者体温容易下降。体温低于 34℃将明显影响血小板功能及延长凝血酶激活时间而增加出血量。所以，术中要给患者保温及输注加温的液体。是否在该类患者手术中使用控制性低血压是一个比较困惑的问题，因为它在减少出血的同时也存在降低脊髓灌注流量的风险，尤其是在牵拉脊髓的时候，因为在正常条件下，安全的低血压水平在脊髓受到牵拉后也会导致脊髓的血流量减少。一项动物实验研究结果也证明，脊髓血流量在控制性低血压时会降低。因此，在有脊髓损伤风险的患者，务必要权衡控制性低血压的益处和潜在风险。如果要用控制性低血压，最好在手术初期分离软组织和骨性切除时使用，而在脊髓牵拉操作或脊柱矫形之前应提升血压到相对正常水平为宜。常用于控制性低血压而不影响脊髓功能监测的辅助药物是短效血管扩张剂如硝普钠和短效β-受体阻滞剂如艾司洛尔。除采取上述减少出血的措施外，还要特别重视血液携氧能力的维持，对于有脊髓损伤风险的患者，术中应该采取积极的输血策略，要求维持血红蛋白在 100g/L 以上，也可以用一句简单的话说就是“出多少补多少”。当前倡导的节约用血策略并不太适合于此类手术。

(4)术后管理：关于术后是否拔管的问题主要取决于术前对发生呼吸衰竭风险的评估及术中循环功能的稳定性情况。很多青少年型特发性脊柱侧弯患者有轻、中度肺功能异常，可在手术室或恢复室拔出气管导管。而有严重限制性呼吸功能障碍的患者如肺活量低于预计值的 50%，或严重气体交换异常如二氧化碳潴留的患者，应继续机械通气并转入监护病房。对于进行性假性肥大性肌营养不良、家族性自主神经功能异常或严重大脑性瘫痪的患者，术后应继续机械通气。在监护病房过渡 24 小时，心肺功能稳定，呼吸参数满足条件后可以考虑拔管。以下拔管参数可供参考：肺活量＞10ml/kg，潮气量＞5ml/kg，自主呼吸频率＜30 次/分，负力呼吸＞－30cmH_2O，血气分析的 PaO_2 和 $PaCO_2$ 等在正常范围。

术后可能会发生的并发症包括气胸、肺不张、血胸、胸导管损伤、神经损伤和肠系膜上动脉综合征。气胸、血胸的发生因素可能为前后路的手术切开或中心静脉置管，而肺不张在开胸行前路脊柱融合术的患者中发生率较高。所以，如果手术结束后发现有呼吸功能异常，应该及时进行胸部 X 线检查，以便明确诊断并给予适当处理。肠系膜上动脉综合征是一种少见的脊柱矫形术后并发症，主要表现为持续的术后恶心、呕吐和腹痛，发生率约为 0.5%，其原因是脊柱矫正引起的解剖学改变导致位于腹主动脉和肠系膜上动脉之间的十二指肠末梢受到机械性的压迫而发生梗阻。治疗方法为禁食、胃肠减压、左侧卧位，一般5～7天可以痊愈。

第四节　围术期并发症

一、止血带管理和失血处理

四肢手术常需应用止血带以减少手术野失血。但须预防使用止血带不当而致的并发症，如“止血带疼痛”和“止血带休克”。止血带充气压力上肢需高于收缩压30～50mmHg，下肢需高于收缩压50～70mmHg。充气时间上肢2小时，下肢1.5小时。并记录止血带充气时间。

对有些无法使用止血带的复杂大手术，出血往往较多，有时可达数千毫升。必须重视血容量补充，应用自体血回收和防治低血容量性休克。

二、血栓形成和肺栓塞

深静脉血栓形成和肺栓塞是骨盆和下肢骨科手术后致病和致死的主要原因。肥胖、高龄、下肢骨折及长期卧床、石膏固定制动、术前原有心脏疾病和肺部感染等，是其主要危险因素。围术期体位改变和手术操作过程中肺栓塞发生率很高而威胁生命肺栓塞的发生率为1%～3%，必须予以警惕。预防性抗凝和间断性腿部气压装置能显著减少深静脉血栓和肺栓塞的发生率。对高危患者推荐使用小剂量肝素、华法林或低分子肝素。

三、空气栓塞

脊椎矫形术患者一般采用俯卧位，术野处于最高点，尤其是驼峰样脊椎后凸患者，术野距离右心房更高。如果术中血容量不足和中心静脉压降低，空气就可能从术野中开放的硬膜外静脉、椎旁静脉或去皮质骨的静脉窦进入血液循环。当进气量较大如5ml/kg以上时，将可能产生致命的空气栓塞。术中典型的临床表现为突然发生的血压、血氧饱和度、呼气末二氧化碳分压下降，心率加快，心前区听诊可闻及磨坊轮转样杂音。如果初步诊断为空气栓塞，应立即用生理盐水灌满术野以防空气继续进入血液循环，给予纯氧通气以减少空气栓子的容量，加快静脉输液以提升中心静脉压，给予升压药以提高血压，并争取通过中心静脉导管吸除空气。如果发生心搏骤停需要心脏按压，应使用湿盐水纱布填塞术野，将患者置于左侧卧位进行按压，左侧卧位可使滞留在肺流出道的气栓破裂，从而增加肺血流量。

四、黏合剂（骨水泥）反应

骨黏合剂为高分子聚合物，聚甲基丙烯酸甲酯与液态甲基丙烯酸甲酯单体混合，能触发聚合链的聚合和交联反应，在骨松质的间隙中形成相互交错的结构，将假体与患者骨质紧密地黏合在一起。这种聚合反应可致髓腔内高压，使脂肪颗粒、骨髓、水泥及空气进入静脉引起栓塞。残留的甲基丙烯酸甲酯单体具有舒血管作用，可降低全身血管阻力，引起血流动力学不稳定。

填入髓腔后致腔内压急剧上升，髓腔内容物如脂肪、气体和骨髓颗粒被挤入静脉经血流至肺循环，可造成肺栓塞，动、静脉收缩，肺分流增加。包括低氧血症、低血压、心律失常、肺动脉高压及心排血量降低，骨黏合剂还具有心脏毒性和直接血管扩张作用。二者可造成心血管严重反应，甚至心搏骤停。心搏骤停发生率为0.6%左右，而死亡率为0.02%～0.5%。安置骨水泥或扩髓腔操作时，密切观察呼吸循环变化，并及时予以处理。

第五节 术后镇痛

骨科手术患者因手术累及骨、关节、筋膜等，疼痛较明显，因此必须重视术后镇痛，但由于传统观念影响或术后镇痛的并发症而广泛应用受到一定限制，因此应注意：①镇痛药合理配方，确保镇痛效果良好；②可选用静脉镇痛，推荐使用连续神经阻滞镇痛，以降低尿潴留发生率；③硬膜外镇痛配方中，除适当浓度局麻药外，可减少吗啡类药物用量；④应用防治恶心呕吐药物；⑤老年患者镇痛、镇静药应减量。

对下肢的镇痛可采用硬膜外镇痛使用低浓度局麻药（0.05％～0.1％丁哌卡因或罗哌卡因）和吗啡类药（2～5μg/ml 芬太尼）联合使用，按 3～10ml/h 的速度作 PCA 镇痛。全膝或全髋置换术的患者都必须接受 24～72 小时硬膜外止痛。对同时使用抗血栓药物者应注意硬膜血肿可能，用肝素者一般不用硬膜外镇痛。改用阿司匹林或华法林，某些专科医院每年有 2000 例以上患者应用硬膜外镇痛未发现硬膜外血肿。某些下肢手术有可能会损伤周围末梢神经，如胫腓骨骨折、复杂的全膝关节置换等，对这种患者最好不用硬膜外镇痛或周围神经阻滞镇痛，因为镇痛会掩盖神经损伤的早期症状，如疼痛、麻木和肌无力。对有高度神经损伤可能或必须加压包扎的手术，以采用全身静脉镇痛方法为安全。

关节腔内镇痛：由于关节腔内富有受体，当受体被药物阻滞后，可产生镇痛效果，且药液仅局限于关节腔内，极少被吸收进入循环而产生全身作用。关节腔给药其镇痛效果优于全身用药。关节腔内镇痛以阿片类药为主，可用吗啡 1～2mg，芬太尼 10μg，或哌替啶 10mg。也有使用 0.25％丁哌卡因 10～20ml 关节腔注射产生 4～6 小时镇痛。与吗啡类药合用达到起效快和作用维持长的目的。也有用可乐安定关节腔注射产牛镇痛作用。

第八章 呼吸道疾病患者的麻醉

第一节 常见呼吸道疾病

一、阻塞性通气功能障碍

慢性阻塞性肺疾病(COPD)是具有气流阻塞特征的慢性支气管炎和(或)肺气肿,部分具有可逆性,可伴有气道高反应性。支气管哮喘的气流阻塞具有可逆性,现已认为它是一种具有复杂的细胞与化学介质参与的特殊炎症性疾病,不属于COPD。但有些支气管哮喘患者,在疾病进展中发展为不可逆的气流阻塞,当支气管哮喘与慢性支气管炎和(或)肺气肿同时存在或难以鉴别时,也可纳入COPD的范围。

病理及病理生理的特点为:①中心气道及周围气道(内径<2mm)慢性炎症,黏液腺、杯状细胞增生,黏液分泌旺盛,纤毛运动功能受损。全麻时要避免应用刺激呼吸道分泌的麻醉药,并及时清除气管内分泌物。②在周围气道损伤修复过程中,胶原增生,瘢痕形成,引起管腔狭窄。周围气道阻力增加,形成阻塞性通气功能障碍,一秒钟用力呼气容积(FEV_1)和用力呼气量占用力肺活量比值(FEV_1/FVC)减少,最大呼气峰流速(PEF)降低。肺容量改变,包括肺总量(TLC)、功能残气量(FRC)和残气量(RV)增加,肺活量(VC)下降等。手术尤其是上腹部及开胸手术可进一步损害肺功能,造成术后急性呼吸衰竭,术后可能需要长时间呼吸支持。③周围气道阻塞的部位和程度不同,肺泡内气体进入和排出的时间不一致,气流分布不均匀,而有些肺泡毛细血管因炎性纤维化致血流减少,但通气正常,这些都将造成通气/血流(V/Q)比例失调,换气功能障碍,影响麻醉药的摄取和排出,麻醉诱导和恢复减慢;全麻药物可减弱缺氧性肺血管收缩(HPV),进一步加重V/Q失调。④早期缺氧导致广泛的肺血管痉挛,阻力增高;晚期糖蛋白和胶原沉着使血管壁增厚、狭窄甚至闭塞,导致肺动脉高压,重者可发作肺源性心脏病。患者的心肺代偿功能差,不能耐受缺氧、失血、输液过量和麻醉过深。⑤肺部炎症时,机体氧摄取增高,肺内分流和肺后分流(指肺炎致支气管血液循环增多)也增加,肺泡-终末毛细血管氧弥散受限,这些都足以引起不同程度的低氧血症,因此麻醉中及手术后必须加强氧疗。

肺功能的检查(FEV_1/FVC,FEV_1%,RV/TLC,RV)对确定气流阻塞及其严重程度,有重要诊断意义。由于FEV_1下降与COPD严重程度和预后有很好的相关性,故根据FEV_1值对COPD分为Ⅰ级、Ⅱ级、Ⅲ级。Ⅰ级为轻度,$FEV_1 \geq 70\%$;Ⅱ级为中度,FEV_1 50%~69%;Ⅲ级为重度,$FEV_1 < 50\%$。Ⅱ级及Ⅲ级需要做动脉血气以了解PaO_2和$PaCO_2$的改变。

(一)慢性支气管炎

慢性支气管炎是指气管、支气管黏膜及其周围组织的慢性非特异性炎症。临床上以咳嗽、咳痰或伴有喘息及反复发作的慢性过程为特征。在早期,主要表现为小气道功能异常,而大气道功能的检查如FEV_1、最大通气量(MVV)等多为正常。随着病情加重,管壁增厚,气道狭窄,形成阻塞性通气功能障碍。呼气时间明显延长,FEV_1 显著降低;支气管的黏液腺及杯状细胞增生肥大,黏液分泌增加,纤毛功能减弱,炎性细胞浸润,黏液及炎性渗出物在支气管腔内潴留,易继发感染。病变加重时可出现呼吸困难,高碳酸血症和低氧血症,甚至呼吸衰竭。

吸烟是慢性支气管炎、肺气肿和慢性气道阻塞的主要危险因素。长期吸烟可造成:①支气管黏膜的纤毛受损、变短,影响纤毛的清除功能,黏膜下腺体增生、肥大,黏液分泌增多,易阻塞细支气管。②下呼吸道巨噬细胞、中性粒细胞和弹性蛋白酶明显增多,释放出各种细胞因子导致肺泡壁的破坏和间质纤维化。③烟雾中的一氧化碳和尼古丁对心血管系统有显著影响。尼古丁兴奋交感神经系统,引起末梢血管收缩,心率增快和心肌耗氧量增加。一氧化碳与血红蛋白的结合力强,当碳氧血红蛋白浓度增加时,氧合血红蛋白量相对减少,减少组织氧供,并导致红细胞增多症及血黏度增高。④吸烟除了致癌,还可引起胃酸分泌增加,诱发溃疡,降低食管下段括约肌的张力,造成反流性食管炎。

(二)阻塞性肺气肿

阻塞性肺气肿,由慢性支气管炎或其他原因逐渐引起的细支气管狭窄,终末细支气管远端气腔过度充气,并伴有气腔壁膨胀、破裂,临床上多为慢支的常见并发症。慢支并发肺气肿时,可引起一系列病理生理改变。早期病变局限于细小气道,仅闭合容积增大,动态肺顺应性降低,静态肺顺应性增加。病变侵入大气道时,肺通气功能明显障碍,最大通气量降低。随着病情的发展,肺组织弹性日益减退,肺泡持续扩大,回缩障碍,残气容积增加。肺气肿日益加重,大量肺泡周围的毛细血管受肺泡膨胀的挤压而退化,致使肺毛细血管大量减少,肺泡的血流减少,此时肺区虽有通气,但无血液灌流,导致生理无效腔增大;部分肺区虽有血液灌流,但肺泡通气不良,不能参与气体交换,V/Q 比例失调,使换气功能发生障碍。通气和换气功能障碍可引起缺氧和二氧化碳潴留,发生不同程度的低氧血症和高碳酸血症,最终导致呼吸功能衰竭。

(三)支气管哮喘

支气管哮喘是一种以嗜酸性粒细胞、肥大细胞反应为主的气道变应性炎症和气道高反应性为特征的疾病。易感者对此类炎症表现为不同程度的可逆性气道阻塞症状。临床上表现为反复发作性伴有哮鸣音的呼气性呼吸困难、胸闷或咳嗽,可自行或治疗后缓解。若长期反复发作可使气道重建,导致气道增厚与狭窄,发展为阻塞性肺气肿。支气管哮喘发作时,广泛的细支气管平滑肌痉挛,管腔变窄,再加上黏膜水肿,小支气管黏稠痰栓堵塞,从而引起气道阻塞而致严重通气不足,表现为呼气性呼吸困难,呼吸功增加,气流分布异常,肺泡有效换气面积减少。早期有缺氧,但 $PaCO_2$ 正常,随着病情加剧,$PaCO_2$ 升高,出现呼吸性酸中毒。根据有无过敏原和发病年龄的不同,临床上分为外源性哮喘和内源性哮喘。外源性哮喘常在童年、青少年时发病,多有家族过敏史,为Ⅰ型变态反应。内源性哮喘则多无已知过敏原,在成年人发病,无明显季节性,少有过敏史,可能由体内感染灶引起。哮喘发作时可并发气胸、纵隔气肿、肺不张;长期反复发作和感染可并发慢性支气管炎、肺气肿、支气管扩张、间质性肺炎、肺纤维化和肺心病。

(四)支气管扩张症

支气管扩张症是慢性支气管化脓性疾病,由于支气管及其周围组织慢性炎症,破坏管壁,以至支气管管腔扩张和变形。支气管扩张症的病理生理主要表现为以下三方面:①气道动力学改变:由于扩张的支气管壁较薄弱,咳嗽时可引起该支气管陷闭和下游支气管阻塞,使咳嗽的效能降低,分泌物潴留在支气管的管腔内不易排出,炎症因而进一步加重;②支气管黏膜的黏液纤毛运载系统功能降低:这一方面是由于纤毛上皮的破坏,另一方面是由于分泌物内二硫键和 DNA 增加,使其内聚力增加而使清除变慢;③大部分患者呈阻塞性通气功能障碍,有些为小气道功能异常;气体在肺内分布不均匀,可有生理无效腔增大,严重者有残气增多,V/Q 失调及弥散功能障碍,造成患者低氧血症,长期低氧血症又可导致肺动脉高压和肺心病。支气管扩张症的主要临床表现为慢性咳嗽、咳脓痰、反复咯血、出现肺部感染及慢性感染中毒症状。

(五)阻塞性睡眠呼吸暂停综合征

阻塞性睡眠呼吸暂停综合征(OSAS)指胸腹呼吸运动时,上呼吸道无气流通过的时间超过 10 秒,每小时累积超过 5 次,每晚 7 小时睡眠中超过 30 次。OSAS 的病理生理表现为:①低氧血症:可伴有高碳酸血症:②心律失常:可表现为进行性心动过缓,以及呼吸暂停结束时的短暂心动过速;③血流动力学改变:起初仅在睡眠时发生,随着病情的进展,在清醒状态下也可出现肺动脉高压,甚至引起肺心病;④神经反射功能改变:呼吸中枢对 CO_2 和低氧刺激的敏感性降低。尤其使用呼吸中枢抑制的药物时,可导致严重意外发生。

二、限制性通气功能障碍

限制性通气功能障碍根据病因分为内源性及外源性限制性通气功能障碍。内源性限制性通气功能障碍主要指疾病引起了功能性肺泡及呼吸膜的增厚,而使肺泡的充盈、萎陷及气体交换发生困难,如肺间质纤维化、炎性实变、硅沉着病、肺泡蛋白沉积症等。外源性限制性通气功能障碍主要是由于胸廓的顺应性下降、外力压迫或膈肌功能减退而导致的有效肺泡容积下降,从而影响气体交换,如肋骨骨折、胸骨成形术后、脊柱胸廓畸形、神经肌肉疾病及过度肥胖等。病理生理改变的主要特点是胸廓或肺组织扩张受限,肺顺应性降低。麻醉时注意呼吸管理,适当增加辅助呼吸或控制通气的压力,以改善通气功能。

脊柱侧弯者,一侧胸廓变形,肋间隙变窄,影响胸廓扩张和正常呼吸运动。神经肌肉疾病如脊髓灰质炎、脊椎骨折或脊髓疾病引起的截瘫,均可致呼吸肌麻痹而限制通气,这些患者的肺本身并无病变。

(一)胸腔积液

在正常情况下,胸膜腔内含有微量润滑液体,其产生和吸收处于动态平衡。任何病理原因加速其产生和(或)减少其吸收时,就出现胸腔积液。胸腔积液的主要病因包括:①胸膜毛细血管静水压增高;②胸膜毛细血管壁通透性增加;③胸膜毛细血管内胶体渗透压降低;④壁层胸膜淋巴回流障碍;⑤损伤等所致胸腔内出血。积液达 0.3～0.5L 以上时,可有胸胀闷感;大量积液则伴有气促、心悸。视积液多少和部位,胸部有相应体征和影像学表现。

(二)硅沉着病

硅沉着病是由于长期吸入大量含有二氧化硅粉尘所引起,以肺部广泛结节性纤维化为表现。由于矽尘吸入刺激呼吸道引起反射性咳嗽,胸闷和气急的程度与病变范围及性质有关。因肺组织代偿能力强,早期患者肺功能损害不明显。随着肺纤维化增多,肺弹性减退,可出现限制性通气功能障碍,如肺活量、肺总量和残气量均降低,而用力肺活量和最大通气量尚属正常。若伴阻塞性通气障碍时,肺活量、用力肺活量和最大通气量均减少,同时合并弥散功能障碍,严重时可有低氧血症和二氧化碳潴留。

（三）肥胖症

因体脂增加使体重超过标准体重20%或体重指数[BMI=体重(kg)/身高2(m^2)]大于28者称为肥胖症。过多的脂肪尤其是腹腔内脂肪增多,可使膈肌上抬并限制胸廓呼吸运动,胸廓顺应性降低,功能性残气量及呼吸储备明显减少。肥胖可致舌肌张力降低和舌根脂肪堆积,易致舌后坠而引起上呼吸道不全阻塞。当肥胖患者取平卧或头低位时,膈肌可因腹腔内容物及腹壁、腹腔内脂肪的重量而显著上移,由此可致肺容量显著减少,通气功能障碍,呼吸作功增加。肥胖病人站立时,胸腔内垂直压力梯度增加,可使下位区的肺组织严重受压,小气道闭合,导致 PaO_2 降低和 $PaCO_2$ 增高,$PaCO_2$ 常超过48mmHg,长期缺氧可发生继发性红细胞增多症、肺动脉高压,形成肺心病而心力衰竭。

第二节　术前评估和麻醉前准备

合并呼吸道疾患的患者往往心肺代偿功能不足,围术期发生并发症的概率高于常人,因此麻醉前应充分了解病史及其病理生理特点,根据患者的手术和并发症情况更加合理的选择麻醉方式,进行充分的术前准备,便于术中管理和术后治疗,减少围术期的死亡率,提高麻醉质量。

一、麻醉前评估

（一）病史和体检

详细了解病史,及疾病的诊治过程。特别注意:①咳嗽:是否长期咳嗽,咳嗽的性质及咳嗽的昼夜变化。②咳痰:痰量,颜色,黏稠程度,是否易于咳出,改变体位对于排痰有无帮助,若有咯血应了解咯血量多少。③呼吸困难:呼吸困难的性质(吸气性,呼气性,混合性),静息时是否有呼吸困难发生。静息时有呼吸困难发生提示心肺代偿差,对麻醉、手术耐受均不佳。④吸烟史:对于吸烟者应了解每日的吸烟量,吸烟年限,术前停止吸烟的时间。每日吸烟量>10支者,术后肺部并发症的发生率将增加3～6倍。⑤疾病诱发、缓解因素,如哮喘患者是否有特异的致敏原。⑥治疗史:抗生素、支气管扩张剂以及糖皮质激素的应用,剂量及用法,因呼吸系统疾病入院治疗的次数。

体检时应该注重以下体征:①体型及外貌:肥胖、脊柱侧弯可引起肺容积减少(功能残气量FRC,肺总量TLC)和肺顺应性下降,易出现肺不张和低氧血症。营养不良,恶病质的患者呼吸肌力量弱,免疫力下降,易合并感染。观察口唇、甲床有无发绀。②呼吸情况:呼吸频率大于25次/分是呼吸衰竭早期的表现;呼吸模式:呼气费力提示有气道梗阻;随着膈肌和肋间肌负荷加重,辅助呼吸肌的作用增强,出现反常呼吸时提示膈肌麻痹或严重功能障碍。COPD患者可表现为桶状胸;如果胸壁不对称可能伴有气胸,胸腔积液或肺实变。③胸部听诊具有重要意义;阻塞性肺病患者呼气相延长,呼吸音低;痰液潴留时可闻及粗糙的湿性啰音,位置不固定,可在咳痰后消失;若啰音固定则可能为支气管扩张症或肺脓肿;小气道痉挛时可闻及音调较高的哮鸣音,见于哮喘或慢性喘息性支气管炎患者。④在肺气肿的患者肺部叩诊呈过清音,叩诊呈浊音者提示有肺实变。⑤合并肺动脉高压，肺心病右心功能不全可有颈静脉怒张，肝颈静脉回流征阳性，心脏听诊可闻及第2心音分裂。

合并呼吸系统疾病的患者构成手术和麻醉的危险因素有：①高龄：年龄越大，肺泡总面积减少，闭合气量增加，肺顺应性下降，并发症越多；②肥胖；③一般情况；④吸烟者即使没有肺部疾病史，术后并发症也明显升高；⑤肺部疾病史如COPD、哮喘和阻塞性睡眠呼吸暂停综合征病史。COPD病史是最重要的危险因素，尤其对于严重COPD者，术后并发症发生率明显升高；⑥手术部位和时间：部位越接近膈肌，时间越长，并发症越多；⑦麻醉方式，全身麻醉较椎管内麻醉和区域阻滞更容易出现各种并发症。

（二）实验室检查

慢性呼吸系统疾病的患者血红蛋白大于160g/L，血细胞比容大于60%往往提示有慢性缺氧，白细胞计数及分类可反映有无感染。

患者术前都应常规行胸部正侧位X线检查。合并有肺源性心脏病和肺动脉高压的患者心电图可发生改变，如心电轴右偏、肺性P波、右心室肥厚及右束支传导阻滞，应行超声心动图进一步了解心脏功能。

动脉血气分析是评价肺功能的重要的指标，能够反映机体的通气情况，酸碱平衡，氧合状况以及血红蛋白含量，从而反映出患者肺部疾患的严重程度，病程急缓。如果病情较重，持续时间长就会存在慢性高碳酸血症和低氧血症，但是PH值仍在正常范围内。在严重肺疾患时，进行动脉血气分析是十分必要的。$PaCO_2$＞45mmHg时，术后呼吸系统并发症明显增加。

（三）术前肺功能的评估

肺功能检查有助于了解肺部疾患的性质，严重程度以及病变是否可逆。年龄＞60岁，既往有肺部疾病史，吸烟史以及拟行肺叶切除的患者需要常规行肺功能检查。

1.简易的肺功能试验

（1）屏气试验：正常人的屏气试验可持续30s以上，持续20s以上者一般麻醉危险性小；若低于10秒，则。提示患者的心肺储备能力很差，常不能耐受手术与麻醉。

（2）测量胸腔周径法：测量深吸气与深呼气时胸腔周径的差别，超过4cm以上者提示没有严重的肺部疾患和肺功能不全。

（3）吹火柴试验：患者安静后深吸气，然后张口快速呼气，能将置于15cm远的火柴吹熄者，提示肺功能储备良好，否则提示储备下降。

（4）吹气试验：嘱患者尽力吸气后，能在3s内全部呼出者，提示用力肺活量基本正常，若需5秒以上才能完成全部呼气，提示有阻塞性通气障碍。

2.肺功能测定

肺功能测定需通过肺量计来进行，先让患者吸足空气，然后将吸入的空气用力快速呼入肺量计直至残气位。从时间-容量曲线可以得出用力肺活量（FVC）、残气量（RV）、最大呼气中期流速（MMFR）、最大分钟通气量（MMV）等重要指标。这些指标有助于预测术后发生肺部并发症的危险性。

3.放射性核素定量肺显像

^{99m}TC肺灌注显像可预测肺切除后肺功能，即FEV_1的术后预计值（PPO-FEV_1）。对于

术前有肺疾患的肺叶切除患者，PPO-FEV_1 比单纯的 FEV_1 要敏感。

二、麻醉前准备

麻醉前准备的目的在于改善呼吸功能，提高心肺代偿能力，增加患者对手术和麻醉的耐受。进行麻醉前准备时应区分病变是否可逆，对于可逆性病变要尽可能纠正。可逆病变包括：支气管痉挛，呼吸道感染，痰液潴留，心源性肺水肿，胸腔积液，肥胖和胸壁损伤等。而下列病变则属不可逆的：肺气肿，肿瘤所致的局限性肺不张，脊柱侧弯，脊椎损伤和肺间质纤维化。经过充分的术前准备可减少术中、术后并发症，减少 ICU 的住院天数。

（一）常规准备

对于长期吸烟者，术前应尽可能的戒烟，越早越好。术前戒烟 6～12 周较为理想。临床上戒烟十分困难，但术前至少应禁烟 2 周，才能减少气道分泌物和改善通气。指导患者进行呼吸锻炼，在胸式呼吸已不能有效增加肺通气量时，应练习深而慢的腹式呼吸。进行呼吸锻炼，自主深呼吸，咳嗽等手段有助于分泌物的排出及增加肺容量，降低术后肺部并发症的发生率。合并有胸腔积液者，积液量较大，并影响到 FRC 时可行胸穿放液或放置引流装置。张力性气胸者应放置胸腔闭式引流，行全身麻醉前 24 小时不能拔出引流管。

（二）解除气道痉挛

支气管哮喘和慢性支气管炎都可出现支气管痉挛，是围术期常见的可逆性阻塞性病变，在支气管痉挛未消除时，任何择期手术都应推迟。临床常用的支气管扩张剂包括：P2-受体激动剂，抗胆碱能药物以及甲基黄嘌呤类（茶碱）药物。对于部分急性重症患者，可用 P2-受体激动剂或抗胆碱能药物雾化吸入，剂量大，使用方便，效果较好。术前接受此类治疗的患者应坚持用药至手术当日。

1.抗胆碱能药物

异丙托品起效时间比 β_2-受体激动剂慢，但作用时间长；30～90min 达峰效应，持续4～6h。剂量为 40～80μg（每喷 20μg），每天 3～4 次。副作用小，可以长期应用，少有耐药。与 β_2-受体激动剂联合应用产生相加效应，较单独用药效果好。

2.β_2-受体激动剂

主要有沙丁胺醇，间羟沙丁胺醇等制剂。雾化吸入，数分钟开始起效，15～30min 达最大效应，持续作用 4～5h。剂量为 100～200μg（每喷 100μg），每 24h 不超过 8～12 喷，主要用于缓解症状。其长效缓释制剂口服对于夜间与清晨的症状缓解有利。与支气管哮喘者相比，COPD 应用 β_2-受体激动剂的治疗效果稍差。

3.茶碱类药物

在 COPD 患者中应用较为广泛。与前两者相比，支气管扩张作用类似或稍弱。缓释型茶碱 1～2 次/天，即可达到稳定的血药浓度，对于夜间发作的支气管痉挛有较好的疗效。但是在应用茶碱时应注意监测血药浓度，血中茶碱浓度 5μg/ml 即有治疗效果，＞15μg/ml 时即可产生副作用。茶碱与沙丁胺醇或异丙托品共用，可达到最大限度的解痉作用。

4.糖皮质激素治疗

通常用于支气管扩张剂疗效不佳的患者。其临床效应需几个小时才能产生。糖皮质激素能够减少气道炎症和反应性、水肿、黏液分泌。常用药物如氢化可的松，100mg 静脉给药，每 8

小时一次。COPD 患者应用糖皮质激素应采取谨慎态度。在 COPD 急性加重期，当可能合并支气管哮喘或对 β_2-受体激动剂有肯定效果时，可考虑口服或静脉滴注糖皮质激素，但要尽量避免大剂量长期应用。

（三）抗感染治疗

急性上呼吸道感染患者择期手术在感染治疗好转后施行。伴有大量痰液者，应于痰液减少后 2w 再行手术，慢性呼吸道疾病患者，为防止肺部感染，术前 3 天应常规应用抗生素。肺部感染病原微生物包括细菌和病毒，合理应用抗生素治疗是关键，痰或气道分泌物的致病菌培养加药敏试验有助于抗生素的选择。在致病菌未能确定时，常根据经验用药，对于病情较重的宜选用广谱抗生素。抗感染同时还要清除气道分泌物，否则痰液潴留感染不愈，而且在停药后常使细菌成为耐药菌株，造成治疗困难。

（四）祛痰

目前祛痰药主要有两类：一类为黏液分泌促进药，例如氯化铵 0.3～0.6g，每日三次口服，但疗效不确切，特别在痰液稠厚时几乎无效；另一类为黏液溶解药，例如溴己新氨溴索是溴己新在体内的有效代谢产物，可促进黏痰的溶解，降低痰液与纤毛的黏着力，增加痰液的排出。除了应用祛痰药物外，输液，雾化吸入湿化气道，体位引流，胸背部拍击均有利于痰液的排出。

经术前处理后，患者的呼出气体流速、$PaCO_2$ 恢复正常，痰量减少，胸部听诊哮鸣音减少或消失提示治疗反应良好，达到较为理想状态。

（五）麻醉前用药

阿片类药物具有镇痛镇静作用，苯二氮卓类药物是有效的抗焦虑药物，但是两者都能显著抑制呼吸中枢，作为麻醉前用药应该谨慎。对于情绪紧张的患者，如果肺功能损害不严重可以使用。严重呼吸功能不全的患者应避免用药。应用抗胆碱能药物可解除迷走神经反射，减少气道分泌物，减轻插管反应，但是会增加痰液黏稠度，不利于痰液排出。应根据患者具体情况应用，常用药物包括阿托品，东莨菪碱。H_2 受体拮抗剂，能诱发支气管痉挛，不宜应用。术前应用支气管扩张剂者应持续用药至麻醉诱导前。

三、麻醉选择

麻醉选择应结合患者的具体情况而定，理想的麻醉方法和药物选择原则应是：①呼吸循环干扰少；②镇静、止痛和肌松作用好；③手术不良反射阻断满意；④术后苏醒恢复快；⑤并发症少。

（一）麻醉方法的选择

局麻和神经阻滞对呼吸功能影响小，保留自主呼吸，能主动咳出气道分泌物，用于合并呼吸系统疾患的患者较为安全，但适用范围较局限。

椎管内阻滞镇痛和肌松的效果好，适用于下腹部、下肢手术。脊麻对血流动力学干扰较大，麻醉平面较难控制，在严重 COPD 的患者依靠辅助肌参与呼吸时，如果出现运动阻滞可降低 FRC，使患者咳嗽及清除分泌物的能力下降，导致呼吸功能不全甚至呼吸衰竭，因此慎用。硬膜外麻醉阻滞范围与麻醉药种类浓度、剂量都有关系，麻醉平面不宜高于 T6 水平，否则影响呼吸肌功能，阻滞肺交感神经丛，易诱发哮喘。

已有呼吸功能储备下降的患者，如高龄、体弱、盆腹腔巨大肿瘤、上腹部、开胸手术及时间较长复杂的手术宜选用全身麻醉。气管内插管全身麻醉气管插管便于术中管理，可保证术中充分的氧供；吸入麻醉药可通过呼吸道排出，不会产生后遗的镇静效应；吸入麻醉药还有扩张支气管的作用，可解除术中支气管痉挛。但是全麻也有一定伤害：吸入干燥气体，不利于分泌物排出；吸入麻醉药抑制纤毛运动而影响排痰；气管导管对气道产生刺激；气管内插管使功能残气量减少，肺泡无效腔增大，影响肺内气体的分布和交换。在全麻时，要防止麻醉装置引起气道阻力增加和无效腔，应选用粗细合适的气管导管，最好选用低压充气套囊，防止黏膜受压，影响纤毛功能。

（二）麻醉药物的选择

氟烷麻醉效能强、诱导及苏醒迅速，对呼吸道无刺激，可直接松弛支气管平滑肌，但是增加心肌对儿茶酚胺的敏感性，诱发心律失常。恩氟烷、异氟烷对气道无刺激，不增加气道分泌物，有扩张支气管平滑肌的作用，可降低肺顺应性和功能残气量。有研究显示，七氟烷（1.1MAC）支气管扩张作用最强。氧化亚氮对呼吸道没有刺激性，不引起呼吸抑制，麻醉效能较低，需和其他吸入药物联合应用。吸入麻醉药抑制气管痉挛的强度依次是：氟烷＞安氟烷≥异氟烷＞七氟烷。

硫喷妥钠麻醉时对交感神经的抑制明显，副交感神经占优势，可诱发喉痉挛和支气管痉挛，支气管哮喘患者不宜使用。氯胺酮增加内源性儿茶酚胺，可使支气管扩张，适用于支气管哮喘患者。但氯胺酮增加肺血管阻力，使肺动脉压升高，禁用于有肺动脉高压者。异丙酚对呼吸轻度抑制，对喉反射有一定的抑制，喉痉挛很少见，可用于哮喘患者。

对于有慢性喘息性支气管炎或哮喘的患者，肌松药选择应避免组胺释放较强的药物。氯琥珀胆碱、筒箭毒碱、阿曲库铵、米库氯铵都有组胺释放作用，避免使用。维库溴铵无组胺释放作用，泮库溴铵和哌库溴铵及顺式阿曲库铵等均可应用。

麻醉性镇痛药中吗啡由于释放组胺和对平滑肌的直接作用而引起支气管收缩，可诱发哮喘发作，而且吗啡抑制小支气管的纤毛运动，应避免用于支气管痉挛的患者。芬太尼有抗组胺的作用，可以缓解支气管痉挛，可在术中应用。

第三节　麻醉管理

麻醉实施的原则为：①加强呼吸循环监测；②维持呼吸道通畅和足够的通气量，防止缺氧和二氧化碳蓄积，避免 $PaCO_2$ 长时间低于 35mmHg，否则可引起脑血管痉挛和供血不足；③维持循环稳定，避免血压过高或过低，预防心律失常，及时纠正休克；④纠正酸碱平衡失调及电解质紊乱，合理控制输血输液，防止过量或不足；⑤在满足手术要求的前提下，尽可能减少麻醉药用量，全麻不宜过深，椎管内麻醉阻滞范围不宜过广。

一、全麻的管理

对于不同病理生理的呼吸系统疾病，全麻管理有不同的要求。麻醉过程中需要根据疾病的病理生理、术中病情变化、患者的治疗反应及时做出判断，并选择个体化的处理方案。

对于严重 COPD 的患者，心肺功能极其脆弱，麻醉诱导和维持既要有效地消除患者的应激反应，又要保持患者血流动力学的稳定。麻醉中应注意：①麻醉诱导的药物应小剂量缓慢给予，麻醉维持采用低浓度吸入麻醉复合硬膜外阻滞较佳。②选择通气模式为小潮气量、延长呼气时间，必要时加用 PEEP 以防止呼气初细支气管萎陷闭合。吸∶呼比(I∶E)宜为 1∶2.5～3，并根据监测 $P_{ET}CO_2$ 和血气分析调节呼吸频率，使 $PaCO_2$ 保持在允许的高碳酸血症范围。③术中要彻底清除呼吸道分泌物，但吸引忌过频，吸痰前应加深麻醉、吸高浓度氧，每次吸痰持续时间不超过 10 秒。④对呼吸道分泌物多而潮气量小的危重患者，手术完毕时可作气管切开，以减少解剖无效腔，便于清理呼吸道及施行呼吸支持治疗。

阻塞性呼吸睡眠暂停综合征全身麻醉应注意：①麻醉诱导中因上呼吸道张力消失和舌后坠，上呼吸道障碍远较正常人多见且严重，此类患者目前多主张清醒插管，尤其是保护性反射已严重消退的重症患者，应用带套囊的气管导管保证气道开放十分重要。②麻醉维持中需要控制呼吸并调节 $P_{ET}CO_2$ 至术前水平，避免应用肌松剂。③OSAS 患者的主要危险在拔管以后，拔管前麻醉应完全恢复，清醒拔管是必要的，尽管患者意识基本清醒，但麻醉药的残余作用并未完全清除，有可能诱发呼吸暂停。

限制性通气障碍患者影响诱导及维持的全身麻醉药选择。尽量少用抑制呼吸的药物以避免术后对呼吸的影响；为避免通气不足，采用小潮气量、增加呼吸频率，但术中正压通气的气道压力仍可能较高，增加了肺部气压伤、气胸的危险；肺功能受损的患者术后早期需要呼吸支持。

二、椎管内麻醉的管理

椎管内麻醉尤其是上胸段硬膜外阻滞，可明显降低呼吸储备功能而致通气不足，麻醉期要注意：①肥胖患者由于硬膜外腔脂肪过多，相应硬膜外腔隙缩小，因此必须相应减少硬膜外阻滞的用药量；②为减轻对呼吸功能的影响，硬膜外阻滞的局麻药宜采用低浓度(1%～1.5%利多卡因、0.15%丁卡因、0.25%～0.5%布吡卡因)、小剂量，并尽量控制阻滞平面在 T6 以下；③高平面硬膜外阻滞(T6 以上)时，注药后 20～30 分钟时的呼吸影响最大，此时腹肌松弛无力，呼吸动作显著削弱，因此，必须及时吸氧，备妥麻醉机，必要时行面罩吸氧辅助呼吸；④必须做到麻醉完善，谨慎应用镇痛镇静药物。阿片类药物、巴比妥类和安定类药物能抑制缺氧对呼吸功能的驱动，对依靠低氧血症刺激通气反应而维持呼吸功能的患者，如肺心病、阻塞性肺气肿患者，如盲目滥加镇痛镇静药，可抑制呼吸中枢，引起舌后坠，引起呼吸道不全梗阻；⑤如血压下降，应及时处理，因循环障碍将进一步加重呼吸功能不全的程度；⑥术毕可留置硬膜外导管，以备术后镇痛治疗。

三、麻醉期间监测

麻醉期间除常规监测血压、脉搏、呼吸及 ECG 外，必要时还需要监测直接动脉压、CVP 及 PAWP，以随时了解手术、麻醉及体位对循环功能的影响。应加强呼吸的监测，判断全麻后能否拔除气管导管及是否需要继续进行呼吸支持治疗。

呼吸功能的常规监测包括呼吸频率、幅度和节律；呼吸音的强度、音质及时相的变化；指甲、口唇黏膜、眼睑有无发绀。条件允许时还需要监测下列项目：①脉搏血氧饱和度(SpO_2)：连续性无创监测，与血氧分压有很好的相关性，可及时反映机体的血氧变化，指导呼吸管理、术中供氧、拔管及呼吸机治疗指标。②呼吸容量：设置于麻醉机的呼吸回路中，包括潮气量、分钟通气量及呼吸频率。机械通气时不能以呼吸容量表显示的数字作为通气量是否正常的唯一指标,应结合其他临床体征如胸廓的运动、呼吸音大小进行综合判断。③呼吸力学监测:包括气道压力、阻力及肺顺应性。机械通气时,气道压力的高低是反映通气阻力的重要指标,压力过高一般由气道阻力增高或肺顺应性降低引起,气道阻力升高的常见原因有气道梗阻、痰或血块阻塞及各种原因所致的支气管痉挛,肺顺应性下降常由于肺充血水肿、麻醉过浅肌松不够,肥胖、俯卧位也使胸廓顺应性下降。④血气分析监测:通过血气分析可了解 pH、PaO_2、$PaCO_2$、BE 及 Hgb 等重要指标,反映呼吸、循环功能的变化和酸碱平衡,对呼吸循环的管理有重要的指导意义。⑤呼气末二氧化碳分压($P_{ET}CO_2$):正常值为 35~45mmHg,影响 $P_{ET}CO_2$ 的因素包括 CO_2 量、肺换气量、肺血流灌注及机械因素,CO_2 波形图监测可用来评价整个气道及呼吸回路的通畅情况,通气功能、循环功能、肺血流状态,还可指导麻醉机呼吸通气量的调节,为肺部严重病理改变提供早期依据。⑥呼吸力学连续监测(CAM):能在最接近患者的气管导管口或面罩外口处连续无创监测通气压力、容量、流率、顺应性和阻力等 14 项通气指标,且以肺顺应性环(PV 环和 FV 环)为主进行综合分析。该监测可指导术中管理,有助于早期发现呼吸异常,并分析其原因做出及时处理。

第四节 麻醉后处理

在合并有呼吸道疾病的术后死亡病例中,约有 13%~25%死于肺部并发症。妥善的术后管理,对预防并发症,减少围术期死亡率有重要意义。对于术后存在严重呼吸功能不全伴有肺部感染的患者,建议转往 ICU 继续呼吸支持治疗后再拔管。手术后通气不足的常见影响因素有:①麻醉期麻醉药物的残余作用,以及术后重复应用镇痛药,均可使通气量减少,咳嗽反射减弱,甚至呼吸明显抑制;②椎管内麻醉阻滞平面达胸段时,在麻醉作用消退前将影响通气;③术后因切口疼痛致膈肌活动减弱,以及术后腹胀,胸腹部敷料包扎过紧等因素,均可限制通气而出现低氧血症;④功能性残气量减少及咳嗽无力可致肺不张,肺内分流增加,V/Q 比失调,加重低氧血症。术后需针对上述因素做出相应处理,尤其是应注意以下几方面的问题。

一、保持呼吸道通畅

术后因上呼吸道肌肉松弛,舌根后坠或咽后壁阻塞可导致上呼吸道阻塞,处理方法是头尽量后仰,将下颌向前上提起,如果长时间舌后坠可用口咽通气道或鼻咽通气道。对于气道高反应的患者,要及时清除呼吸道分泌物,尽早应用支气管扩张剂。

手术创伤和吸入麻醉均可抑制肺泡表面活性物质,致肺顺应性降低,肺泡萎陷;痰液潴留于气道,可引起支气管阻塞及肺不张,易继发肺内感染。因此术后要鼓励患者主动咳嗽、深呼吸、拍击胸壁,结合体位引流,协助患者排痰。祛痰药可使痰液变稀,黏稠度降低,易于咳出,且能加速呼吸道黏膜纤毛功能,改善痰液转运功能,氨溴索是预防术后肺部并发症的有效药物。尽早开始雾化吸入,将雾状微小颗粒的水溶性药物吸入呼吸道,湿化呼吸道,使分泌物容易排出,解除水肿和支气管痉挛。常用于雾化吸入的药物包括蒸馏水、庆大霉素、糜蛋白酶及地塞米松。另外,主动肺量测定法是预防黏液栓、防止术后肺不张的主要手段。对于痰液黏稠无力咳出者,可通过纤维支气管镜清除痰液。当咳痰无力、呼吸功能严重不全,合并有神志恍惚或昏迷者，应及时气管插管或气管切开，彻底吸痰，供氧并应用呼吸支持。

二、氧疗

上腹部手术后约有 30%的患者出现低氧血症，尤其有心肺疾患、肥胖、高血压、年龄大于 60 岁及吸烟者，术后低氧血症的发生率可高达 60%。氧治疗可提高氧分压及氧饱和度，纠正或缓解缺氧状态，防止重要器官的缺氧性损伤及代谢障碍。氧治疗对换气障碍所致的缺氧有良好效果，对通气障碍、贫血和心源性低氧血症，应在治疗原发病的基础上给予氧治疗，对于严重的右向左分流的低氧血症则效果不显著。临床上常用的氧治疗方法包括：①鼻导管、鼻塞法：此法方便安全，但氧浓度不稳定，适用于轻度及恢复期呼吸衰竭的患者。②面罩法：常用普通面罩及储氧面罩，普通面罩氧流量 5～10L/min，FiO_2 可达 35%～50%；储氧面罩氧流量 5～15L/min，FiO_2 可达 50%～90%。对于清醒合作的患者，应用面罩持续气道正压（CPAP）对于改善氧合较有效，可持续应用也可每小时应用 15 分钟，常用于顽固性肺不张患者。③气管内给氧法：保留气管导管，适用于病情较重，神志不清，必要时需作人工呼吸的患者。估计病情非短期（3～5 天）可以好转者应及早考虑气管切开。易于护理，但要注意继发肺部感染。如果长时间吸入 $FiO_2>0.5$ 后，对慢性缺氧及低氧血症患者反而不利，原因为：①可抑制低氧对呼吸中枢的刺激作用，导致通气量减少，甚至高碳酸血症、呼吸暂停；②易造成吸收性肺不张和小气道关闭；③抑制气管黏膜纤毛运动，削弱呼吸道防御能力。当患者原发病好转，全身情况良好，并达到以下指征可停止氧治疗：①发绀消失，$SaO_2>90\%$；②神志清醒，精神状态良好；③血气分析满意，PaO_2 上升到 60～70mmHg，并保持稳定；④无呼吸困难症状，循环稳定。在停止氧疗前，应间断吸氧数日，使用呼吸机者应有脱机训练，方可完全停止氧疗。

三、疼痛管理

疼痛与术后呼吸系统并发症之间的关系日益受到重视。疼痛抑制患者术后深呼吸及咳嗽排痰能力，易引起肺不张、肺部感染等并发症；妨碍患者进行早期活动，不利于患者的术后康复；不适当的镇痛同样会抑制患者的呼吸及排痰能力。进行有效镇痛并防止其副作用是减少术后呼吸系统并发症的关键。对呼吸功能不全者，术后应谨慎应用麻醉性镇痛药应谨慎。术后谨慎使用阿片类药物镇痛，一般禁用吗啡。尽量使用对呼吸无抑制的镇痛方法：椎旁及肋间神经阻滞、硬膜外阻滞等。通过适当处理伤口疼痛和氧疗对预防术后并发症减少手术死亡率有重要意义。对于局麻药肋间神经阻滞，双侧阻滞可能削弱咳嗽力量。硬膜外给予阿片类药物的镇痛效果较好，易出现尿潴留、瘙痒等副作用，但仍可能发生呼吸抑制，需加强呼吸监测。低浓度布吡卡因（0.125%～0.25%）或罗哌卡因（0.15%～0.3%）硬膜外患者自控镇痛，镇痛效果满意。目前多联合应用低浓度局部麻醉药及麻醉性镇痛药（如 0.2%罗哌卡因加 2μg/ml 芬太尼），联合用药的优越性在于减少局麻药物及麻醉性镇痛药的用量，提高镇痛效果，减少不良反应的发生。

第九章　高血压患者的麻醉

第一节　概述

一、高血压定义与分级

高血压的定义为在未使用降压药物的情况下，非同日 3 次测量血压，收缩压≥140mmHg 和(或)舒张压≥90mmHg，90％～95％为原发性高血压，余为继发性高血压。根据血压升高水平将高血压分为 1～3 级(表 9-1)。

表 9-1　血压的分级(mmHg)

类别	收缩压(mmHg)		舒张压(mmHg)
正常血压	＜120	和	＜80
正常高值	120～139	和(或)	80～89
高血压			
1 级(轻度)	140～159	和(或)	90～99
2 级(中度)	160～179	和(或)	100～109
3 级(重度)	≥180	和(或)	≥110
单纯收缩期高血压	≥140	和	＜90

注：当收缩压和舒张压分属于不同分级时，以较高的级别作为标准

二、术前高血压的常见诱因

(一)原发性高血压

原发性高血压占 90％～95％，主要受遗传易感性和环境因素的影响，另外肥胖、服用特殊药物、睡眠呼吸暂停低通气综合征等也可引起原发性高血压。

(二)继发性高血压

继发性高血压占 5％～10％，血压升高仅是某种疾病的临床表现之一。引起继发性高血压的常见的疾病包括血管疾病、颅脑疾病、肾脏疾病、内分泌疾病以及妊娠期高血压。

(三)精神因素

临床上很多患者对麻醉和手术有恐惧心理，人手术室后测量血压偏高，回病房或适度镇静后血压恢复正常。

(四)其他病理生理状态

导致高血压的其他常见原因还包括：①升压药物使用不当；②输液过量；③尿潴留；④肠胀气；⑤寒冷与低温；⑥术后咳嗽、恶心呕吐及术后疼痛等。

第二节　高血压患者麻醉

一、高血压的诊断标准及分类

高血压的标准是根据临床和流行病资料定的，其定义为在未服用抗高血压药的情况下，非同日3次测量血压。收缩压≥140mmHg和(或)舒张压≥90mmHg，按血压水平分将高血压分为1,2,3级。既往有高血压史，正在服用抗高血压药物，血压虽低于140/90mmHg，仍应诊断为高血压。

二、高血压的危险性和老年高血压特点

(一)高血压危险因素

不仅取决于血压高低，还与下列诸多方面有关：①心血管病的其他危险因素；②靶器官损害；③并存临床情况如心、脑血管病、肾病及糖尿病。

(二)高血压的危险分层

1.低危组

男性年龄<55岁、女性年龄<65岁，高血压1级、无其他危险因素者。典型情况下，10年随访中患者发生主要心血管事件的危险<15%。

2.中危组

高血压2级或1～2级同时有1～2个危险因素。典型情况下，该组患者随后10年内发生主要心血管事件的危险约15%～20%，若患者属高血压1级，兼有一种危险因素，10年内发生心血管事件危险约15%。

3.高危组

高血压水平属1级或2级，兼有3种或更多危险因素、兼患糖尿病或靶器官损害或高血压水平属3级但无其他危险因素患者属高危组。典型情况下，随后10年间发生主要心血管事件的危险约20%～30%。

4.极高危组

高血压3级同时有1种以上危险因素或兼患糖尿病或靶器官损害，或高血压1～3级并有临床相关疾病。典型情况下，随后10年间发生主要心血管事件的危险最高，达≥30%，应迅速开始积极治疗。

(三)围术期高血压的原因和老年高血压的特点

1.围术期高血压的原因

(1)术前原有高血压。

(2)焦虑与紧张。

(3)麻醉过浅或镇痛不全。

(4)麻醉操作：浅麻醉下喉镜窥视以及气管插管。

(5)缺氧和CO_2蓄积。

(6)其他：①颅内手术牵拉或刺激脑神经。②颅内压升高。③体外循环流量过大或周围阻

力增加。④使用升压药不当。⑤尿潴留。⑥寒冷及体温过低。⑦术后伤口疼痛、咳嗽、恶心呕吐等。术后呕吐时交感神经系统活性增加，心率明显增快和血压升高。⑧术后因麻醉作用消失，血容量过多，致血压升高。

2.老年高血压的特点

(1)收缩压高，而舒张压低，脉压增大。

(2)舒张压过低(DBP为60～70mmHg)应视为一项独立的危险因素。

(3)血压波动大。

(4)易发生低血压。

(5)并存症多。

三、麻醉前准备及用药

(一)病情估计

1.高血压的原因：除原发性(原因尚不明)和老年性动脉硬化(主要收缩压升高)之外，其他继发性高血压原因应加以区别：①肾性：肾病综合征等。②内分泌病：库欣综合征、原发性醛固酮增多症、嗜铬细胞瘤及甲状腺功能亢进等。③神经系统疾病：精神病、颅内压升高、脊髓横断等。④其他：主动脉缩窄、妊娠高血压等。

2.目前高血压程度，有无脏器(靶器官)受累及严重程度。

3.并存症糖尿病、冠心病、心肌缺血、心律失常和心肌梗死等。

(二)麻醉前准备

1.常规检查

①ECG：必要时运动试验、24小时动态EEG、24小时动态血压及超声心动图检查。②肾功能检查：尿素氮和肌酐。③血气和电解质测定：应特别注意血钾变化。④脑血管意外风险估计：有否脑梗死或卒中病史，必要CT或MRI检查。

2.控制血压

术前应将血压控制在160/100mmHg以下，最好在140/90mmHg左右。如血压＞180/110mmHg，如病情允许，权衡利弊后应延迟手术。急症应根据手术和麻醉具体情况积极处理。

3.纠正水和电解质紊乱

心脏病患者，轻度低钾血症3.0～3.5mmol/L，可使心律失常发生率增加，并增强洋地黄敏感性和抑制神经肌肉功能。严重低钾(血钾≤2.9mmol/L)应积极治疗，并暂停手术。根据血钾测定值积极补钾，并随时调整或停用。

4.治疗其他并存症

如COPD、糖尿病肾功能不全及心脑血管疾病等。

(三)术前降压药应用

1.选择降压药物的原则

降压药物需应用到手术前，血压不易调控的患者主张在术晨也服用一次，心率快者β受体阻滞剂可不停药。

2.术前治疗高血压药

①β-受体阻滞剂：常用美托洛尔(倍他洛克)12.5～25mg，每天1～2次，根据心率快慢决定

剂量和口服次数或停药。服用时应注意心率和血压，如心率减慢（<65 次/分）及患者不适，应减量或停药。②ACE 抑制剂：不仅可降压，而且可扩张冠状动脉，不增快心率，降低心肌耗氧。代表药物为卡托普利，口服 12.5～25mg，每天 2～3 次，根据血压决定剂量和用法。③钙拮抗剂：氨氯地平 10mg，每日一次。非洛地平 5～10mg，每日一次。④血管紧张素Ⅱ受体拮抗剂：有 ACEI 相同的优点，不良反应很少。常用氯沙坦，25～50mg 每天口服一次，具有改善心、肾功能作用。⑤利尿药：通常使用小剂量如氢氯噻嗪 12.5mg，每日一次或更少。

（四）麻醉前用药

患者进入手术室时多数精神较紧张，儿茶酚胺增多，血压升高。因此，应有良好镇静，适当加大麻醉前用药的剂量。一般手术前晚口服咪达唑仑 5～7.5mg，手术晨肌注咪达唑仑 5mg，哌替啶 50mg，如心率较快，可不用阿托品，改用格隆溴铵或东莨菪碱。

四、麻醉和围术期处理

（一）围术期监测

1.常规监测

ECG 监测，包括Ⅱ、V5 导联及 ST 分析；NIBP 和 SpO_2，全麻加用 $P_{ET}CO_2$。

2.特殊监测

病情重和手术大时选用。

（1）IBP：连续监测 IBP，可及时调控高血压患者血压变化。注意在血压较高时，有创血压与无创血压之差距增大，如收缩压在 180～200mmHg 时，差值达 30～40mmHg，必要时应调零点或与无创血压对照。

（2）CVP：病情重和大手术时常规选用，CVP 可指导输血、补液，监测右心功能，对稳定血压起重要作用。

（3）肺动脉压：较少使用，必要时如心力衰竭、ARDS，高危患者和出血较多手术等可考虑插入 Swan-Ganz 导管，监测肺动脉压和心排血量，指导心血管治疗。

（4）血气分析：监测氧合、通气功能、电解质和酸碱平衡。

（二）全身麻醉

1.全麻诱导

（1）静脉诱导：用催眠剂量，常用咪达唑仑 2～3mg，联合用丙泊酚 30mg 或依托咪酯 0.2～0.3mg/kg 静注，密切监测血压。

（2）镇痛药：芬太尼 6～8μg/kg 或舒芬太尼 0.5～1μg/kg，注意心动过缓，必要时用较大剂量。

（3）肌松药：中短时效非去极化肌松药，如 2～3 倍 ED95 维库溴铵或罗库溴铵。

全麻诱导是麻醉过程较危险阶段，应注意：①一般采用慢诱导，使药物充分发挥作用，同时密切监测血压和心率变化。②静脉全麻药剂量适宜，因为较大剂量可抑制心肌，扩张血管而导致诱导后低血压。③不用氯胺酮，因其能升高血压和增快心率。④必要时吸入异氟烷或七氟烷，或加大阿片类药物剂量，调控血压。⑤保证充分氧合和满意通气。

2.气管插管时心血管反应的防治

（1）表面麻醉：喉部及气管内用 4%利多卡因喷雾，5 分钟后生效，喉镜置入暴露声门及气管插管动作应轻柔。

(2)利多卡因1～1.5mg/kg,插管前2分钟静注。

(3)合理应用全麻诱导药:芬太尼6～8μg/kg,或苏芬太尼0.5～1μg/kg对防止气管插管时血压原有水平的20%～30%,可避免血压反跳过高。

(4)应用降压药物:插管前可选用:①硝酸甘油1～2μg/kg。②尼卡地平10～20μg/kg静注。③乌拉地尔0.25～0.5mg/kg静注。④艾司洛尔0.2～1.0mg/kg静注。⑤拉贝洛尔0.05～0.1mg/kg静注。

3.全麻维持

(1)全麻诱导后吸入异氟烷或七氟烷0.8～1.0MAC,血压不易控制时可增加吸入浓度。

(2)连续输注丙泊酚2～4μg/(kg·min)。

(3)间断静注芬太尼、肌松药及咪达唑仑。

(4)上述药物按麻醉深浅和血压高低,调节剂量和浓度,手术结束前停用吸入麻醉药,丙泊酚可用至拔管前后。

(5)麻醉期间发生高血压可选用上述降压药。

4.全麻恢复期处理

手术结束后麻醉变浅,由于气管导管刺激、疼痛不适、尿潴留、恶心呕吐或伴低氧血症和高碳酸血症等均可致血压升高,高血压患者血压反应更为明显,因此,应积极和正确处理,维持血压稳定。

(1)去除导致高血压的原因。

(2)手术结束时即刻使用镇痛泵镇痛。

(3)拔管前应用降压药(与气管插管时相同)。

(4)拔管后根据血压高低选用抗高血压药,采用静脉持续输注法调控血压。

(5)结合拔管指征可早期拔管,在镇静下拔管,以减轻血压波动。

(三)连续硬膜外阻滞

连续硬膜外阻滞用于高血压患者有许多优点:①用局麻药后使血管扩张,血压容易控制。②硬膜外阻滞具有全身作用。③术后恢复较快。④可进行术后镇痛。但高血压患者施行连续硬膜外阻滞应注意以下事项。

1.充分术前准备(与全麻相同):特别是正确使用抗高血压药物调控术前血压,同时纠正水和电解质紊乱,尤其是低钾血症。

2.确保硬膜外阻滞操作安全和效果良好。

3.试验量从小剂量开始(3～4ml),并分次用药,避免阻滞范围过广而导致低血压。

4.防治低血压:高血压患者的血管调控功能较差,硬膜外阻滞后血管扩张,如术中出血,则常发生低血压,应加以防治。血压有下降趋势时,小剂量应用升压药,如去氧肾上腺素50～200μg静注,并适当补充容量,以维持血压正常。高血压患者对升压药的反应个体差异大,有时常规剂量升压药,血压可异常升高,有时因酸碱失衡或血容量不足,反应较差,所以必须调整剂量和用药品种。总之应全面考虑,才能维持血压稳定。

第三节 控制性降压

维持血压的主要因素是心排出量、周围血管阻力、循环血容量和血液黏度。控制性降压主要通过改变周围血管阻力以及回心血量而降低血压,其中小动脉收缩或舒张的变化,可影响外周血管阻力,扩张静脉血管,进而影响回心血量。控制性降压造成的低血压应维持在正常范围内,以保证重要器官以及组织的血液灌流量。

正常人平均动脉压(MAP)为80～100mmHg时,毛细血管前小动脉内压仅32mmHg,说明动脉压的大部分已消耗于克服动脉阻力。控制性降压通过人为扩张血管,使动脉阻力下降,动脉压力的消耗即可减少。此时,尽管动脉压降低,但毛细血管前小动脉内压可基本不变,控制性降压的安全性即在于此。理论上讲,只要血容量正常,平均动脉压超过32mmHg时,微循环灌注即可维持正常,不会发生缺氧,临床上把平均动脉压降至50～65mmHg定为控制性降压的最低界限。

心、脑、肾等重要脏器的血流有一定的自身调节功能,当动脉收缩压降至60～80mmHg时,血管会自动扩张,借此可保证基本的组织灌注量。

一、控制性降压对机体的影响

血压下降后全身血流重新分布,血流重新分布的特征是选择性满足重要组织器官的需要。控制性低血压对各种重要生命器官的影响各不相同,以对脑、心的生理影响最为引人注目。但应强调器官灌注的变化并非完全取决于血压,控制性低血压对机体的影响往往与降压药的本身特点有关。

(一)控制性低血压对脑的影响

脑血管自动调节是一个复杂的过程,脑的自动调节应以脑灌注压来做标准,而不应以平均动脉压为标准。大量临床资料表明,平均动脉压50～60mmHg水平的低血压患者可以安全耐受。不论用何种降压药,短时间40mmHg的低血压水平仍是安全的,对神经系统的功能并无明显损害,对神经外科手术患者的恢复也没有影响。平均动脉压维持55mmHg水平达6.5小时患者能安全耐受。麻醉药降低脑代谢率,能给大脑缺血期提供一些保护。收缩压在60mmHg以上缓慢降低血压不会造成对大脑活动的影响,但血压的快速下降将导致大脑活动的可逆抑制。每个患者都有自身的临界血压,低于这个血压值,脑血流就明显减少。但这个临界血压不可预测。如高血压患者脑血管的自身调节曲线右移,临界血压值较高。

对颅内压的影响:直接扩张血管的药物均使犬脑的血容量继发性增加,使颅内压升高。当然,直接扩张血管的药物升高颅内压的效应还与给药方法有关。血管活性药物降压升高颅内压的效应对无颅内病变的患者关系不大,但对颅内压高者或颅内顺应性差者则可能带来危害。不同降压药物、不同的血压水平、不同的麻醉方式直接影响脑血流的变化。控制性降压对脑氧耗、能量代谢的影响以及脑氧代谢率的影响与降压方法、降压程度有关。从脑氧代谢率与脑能量代谢的角度看,异氟烷等吸入麻醉药可能是控制性低血压的较理想药物。

（二）控制性低血压对心脏的影响

Vollmar 等在大的心肌上采用荧光显微镜法测定心肌微血管的直径、放射性微球法测定心肌血流量发现，氧化亚氮无论在正常还是平均动脉压 60mmHg 的低血压状态均不影响冠状微动脉的张力，也不会减少重分布心肌血流。控制性低血压时心室做功随着平均动脉压的下降而减少，如果心率不发生明显增加，心肌需氧量也相应减少，另外控制性低血压会通过内分泌和神经反射引起心率增快、心室舒张时间缩短，而使冠状动脉血流灌注进一步降低，但冠状动脉具有自动调节的能力，在灌注压下降的情况下，心肌可根据代谢需要改变血管阻力，使组织灌注量代偿性增加。同时，控制性低血压可使周围血管阻力下降，从而减轻心脏前后负荷，减少心肌氧耗。动物实验证实采用降压药使平均动脉压降至 60mmHg 可保证脑、肾、肝和脊髓前动脉的血流，并且对心脏的代谢没有明显影响，只是心肌氧耗明显减少，这与血压和外周血管阻力下降有关。对伴随左心功能不全的患者应用平均动脉压 50～60mmHg 的低血压，围术期未见不良反应。在心功能不全的患者行全髋关节置换时选择硬膜外阻滞降压可改善患者的心功能，表现为心指数与搏出指数的增加。说明心功能不全的患者同样可以应用控制性低血压技术。总体而言，控制性低血压对心脏的影响不及对脑的影响显著。

（三）控制性低血压对脊髓功能的影响

脊髓血流也有自身调节的特性。控制性低血压开始时脊髓血流一过性降低，随后逐渐恢复正常水平。控制性低血压对脊髓血流的影响与降压药的种类有关。咪噻芬降压时脊髓血流的降低直接与咪噻芬的用药相关，并且在咪噻芬停药血压回升后一段时间，脊髓血流仍不能恢复，所以脊柱手术降压选择咪噻芬不理想。而硝普钠降压至平均动脉压 50mmHg，此血压仍在自身调节范围内，故脊髓血流可维持稳定。

（四）控制性低血压对肺的影响

全麻时，不同的降压药物可不同程度的降低 PaO_2。但只要功能残气量很好的维持，自主呼吸时 PaO_2 比机械通气时可以更好的维持。低血压后生理无效腔增加，会引起动脉 CO_2 分压升高，但临床意义不大。因为低血压下动脉血 CO_2 分压降低会危及脑的灌注，所以生理无效腔增加是一种保护机制。PaO_2 降低的原因不是肺泡通气不足，而是由于药物本身对缺氧性肺血管收缩而非肺泡的低通气所致，肺灌注压下降并不影响肺本身，但影响气体交换功能。血管扩张药能增加肺内分流，对氧合不利。但对患者的影响程度取决手术前患者的肺功能状态、血容量的多少及曾使用过的药物。在肺功能正常的患者，硝普钠与硝酸甘油降压均会影响肺的气体交换。而在慢性阻塞性肺疾病（COPD）患者，降压不再影响肺的气体交换。慢性阻塞性肺病的患者可能由于血管阻力固定不变，血管扩张药不再增加其肺内分流。

（五）控制性低血压对肾脏的影响

肾脏循环也有自身调节能力。使用血管扩张药后大部分调节能力丧失，使肾血流减少与血压下降成比例。肾脏的正常灌注是过剩的，当平均动脉压下降时，肾脏灌注压虽不足以维持肾小球的过滤，但足以维持肾脏的代谢需要。因此，虽然低血压带来短暂的无尿，但并不引起肾脏损伤。即使带来轻微肾脏损伤，术后肾功能也能很快自行恢复正常。

（六）控制性低血压对肝脏的影响

肝脏血管无自身调节能力，所以随血压的降低，肝脏血流就减少。控制性低血压损害肝脏功能的报道不多。从肝脏血流、肝脏代谢的角度进行的研究反映出与尼卡地平相比，前列腺素E降压时肝脏的保护作用更突出。七氟烷和异氟烷维持肝动脉血流不变。而硝普钠控制性低血压时，肝脏和肌肉组织发生组织缺氧，提示营养性毛细血管的血流发生了再分布。

二、控制性降压药

通过临床实践，控制性降压方法现已趋向于以快速，短效的血管活性药物（如硝普钠、硝酸甘油等）作为首选，同时辅以挥发性麻醉剂（如异氟烷）和β-受体阻滞剂（如艾司洛尔等）的联合用药方法。

（一）吸入麻醉药

常用吸入麻醉用于加深麻醉时均可引起不同程度的血压下降。异氟烷和七氟烷可通过扩张周围血管降压，对心排出量无明显影响，但用于老年及高血压患者仍可使心排出量降低。

（二）血管扩张药

1.首选硝普钠，其次为硝酸甘油

①硝普钠直接作用于血管平滑肌，引起血管扩张，不影响心肌收缩，心排出量不变或轻度增加，组织灌注良好，滴注用0.01%，5% GS稀释，0.5～0.8ug/(kg·min)，停药后1～10分钟血压自行恢复。②硝酸甘油，直接作用于血管平滑肌，扩张容量血管为主，使回心血量减少，动脉压下降。增加冠状动脉血流量，保护心肌作用。降压较温和、常用0.01%浓度，0.5μg/(kg·min)开始逐渐增至1～2μg/(kg·min)，起效时间2～5分钟，停药后9分钟血压回升，硝酸甘油还具有扩张脑血管，减少肾血流量，因此对颅内高压及肾衰竭者慎用。

2.酚妥拉明

为α受体阻断药，用于嗜铬细胞瘤术前及术中的高血压，每次1～2.5mg分次推注，或5～10mg加入5%葡萄糖溶液100ml滴注。

三、适应证和禁忌证

（一）适应证

1.血供丰富组织和器官的手术

如头颈部、盆腔手术、肝、脾等脏器手术。

2.心血管手术

如主动脉瘤、动脉导管未闭等。

3.神经外科手术

如颅内血管瘤、脑血管畸形、脑膜血管瘤以及颅后窝、垂体、下丘脑等深部颅内手术。

4.区域狭小的精细手术

如中耳手术、腭咽成形术、显微外科手术等。

5.创面较大和出血可能难以控制的手术

如淋巴结清扫术、髋关节离断成形术、脊柱侧弯矫正术等。

6.因宗教信仰不愿输血的患者或须限制输血量（如体内存在P抗体）

7.嗜铬细胞瘤手术

有利于扩充血容量及防止高血压危象。

（二）禁忌证

1.绝对禁忌证

（1）伴有重要器官严重病变的患者，如严重心脏病、严重高血压、动脉硬化、脑梗死病史、颈动脉内膜炎、严重肝肾功能损害以及中枢神经系统退行性病变等。

（2）全身情况差，如严重糖尿病、显著贫血、低血容量、休克以及严重呼吸功能不全的患者。

（3）患者没有绝对禁忌证，但麻醉医师对控制性降压技术不熟悉，可视为绝对禁忌。

2.相对禁忌证

（1）70岁以上的老年患者或婴幼儿。

（2）慢性缺氧患者。

（3）缺血性周围血管病。

（4）患有静脉炎或血栓史。

（5）闭角型青光眼（禁用神经节阻滞剂）。

（6）患有哮喘史的患者控制性降压时避免使用β受体阻滞药。

（7）出凝血功能异常的患者禁用椎管内阻滞。

四、控制性降压的实施

术前用药有效控制患者的焦虑，对施行控制性低血压有极大的帮助。了解术前患者的病情及术前血压的状况对决定控制性低血压的低限是很有帮助的。如术前脑血流的自主调节机制在疾病、麻醉、脑创伤等状态下会受到损害，术中应使用脑血流影响小的降压药物。在某些重要脏器已有功能性损害的情况下，应严密监测控制性低血压的低限不能过低，且时间也不宜过长，以免加重器官的功能损害，造成不良后果。维持稳定的麻醉状态对顺利实施控制性低血压至关重要。麻醉达到适当深度，才能抑制交感及肾素-血管紧张素系统，才可能在此基础上实施控制性降压。加深吸入麻醉浓度可以进一步降低血压，但应注意，吸入麻醉对心肌的抑制作用。

控制性降压的监测是控制性降压管理中非常重要的手段，为了保障患者的安全，降压期间应进行全面的监测。目前常用的监测有：动脉血压、心电图、呼气末二氧化碳分压、体温、动脉血气分析、脉搏氧饱和度、尿量、失血量，对出血量较多的患者还须监测中心静脉压、血电解质、血红蛋白及血细胞比容等。

（一）降压方法选择

心排出量（CO）、总外周血管阻力（TSVR）、血容量及血管壁弹性和血液的黏稠度是维持血压的主要因素，机体在相对稳定的情况下平均动脉压可用CO×TSVR表示。目前多采用气管内全麻或硬膜外阻滞下并用血管扩张药或神经阻滞剂的方法。为了便于灵活控制血压的下降程度，以及能及时做到随时逆转，目前趋向多种方法和药物的配合。

硬膜外神经阻滞降压适用于腹部、盆腔手术。这种降压方法的优点是将麻醉与降压合一。但是降压幅度难于恰当控制；而且麻醉平面扩展过高，降压目的虽可达到，但使胸部运动肌麻痹，抑制呼吸，增加麻醉管理上的困难。控制性低血压的进行在需要降压的关键步骤之前注入少量局麻药（可用原来做麻醉的药物），每次3～7ml，如10分钟以后未见血压下降，再注入少量，多数患者的血压能降至需要水平或渗血减少的水平，注药不宜一次大量，以免发生血压过降,回升困难。若经上述追加药物处理,血压仍下降有限,可头高脚低位,或加用扩张血管药物。硬膜外降压的时间不宜过长,总的时间不应超过1小时,仍需降压时,可使血压回升至原水平,10～15分钟后再予降低。患者会因低血压不易忍受这种降压方式,常辅助少量的镇静药物。在血压降低的情况下,患者保持自主呼吸状态,即使面罩给氧也易发生机体血含量下降,导致重要脏器功能下降。临床和实验已证明,控制性降压可使心排出量降低,混合静脉血氧饱和度下降,所有病例均出现不同程度的肺分流增加,但在机械控制通气,吸入纯氧的情况下,肺分流的增加对肺氧合作用的影响仍在生理允许范围之内,对二氧化碳排出无影响。因此,吸入或静吸复合全麻较硬膜外阻滞供氧充分,更易调控。

全麻加深控制性降压主要通过三条途径:①直接降低各级血管运动中枢,包括视丘下中枢及节段上交感神经活性;②小动脉及小静脉血管内平滑肌纤维麻痹,引起血管扩张,外周阻力下降;③心肌抑制,心肌收缩力减弱。各种吸入麻醉药对上述三方面的作用强弱各不相同。对血管阻力的降低作用异氟烷最强,恩氟烷较弱,氟烷最弱;而对心肌收缩力抑制,氟烷最明显,恩氟烷次之,异氟烷最小。

控制性降压可通过降低心排出量达到,也可以通过全身血管扩张来进行,维持足够的心排出量保证满意的组织血流灌注才是关键,所以施行控制性低血压,应采用血管扩张的方法,避免抑制心肌功能和心排出量降低。

(二)控制性降压的限度

控制性低血压并非生理状态,因而降低血压也是有限度的。由于个体差异,控制性低血压的限度不是一个“预先确定”的值。理想的低压水平取决于患者年龄、身体状况、体位及手术需要。对每个患者来说,控制性降压的安全阀是一个表示各器官血流灌注均满意的压力值,为降压的安全指标。

手术操作主要在皮肤、结缔组织间进行,这些部位的血管自主调节能力有限,当平均动脉压低于90mmHg时,血管的自主调节能力丧失,组织血流灌注就会随血压的降低而减少。当控制性降压平均动脉压在50～70mmHg时,重要器官仍具有较强的自主调节能力以维持足够的组织血流,手术创面的血流灌注明显下降,手术出血量减少。器官血压的自身调节低限并不是该器官缺血阈。器官组织丧失自身调节血流能力的最低压高于该组织缺血的临界血压。

目前公认的控制性降压“安全限”为平均动脉压不低于50mmHg,或基础血压的1/2以上;如必须低至50mmHg以下时,持续时间不超过15～30分钟。应该认识到,上述血压数值对控制性降压安全性、有效性都是非特异的,同样的控制低血压水平,有的患者可能创面出血量不减少,有的患者则可能已出现重要器官缺血。从临床角度来看,根据皮肤、结缔组织的血供减少早于重要器官血供变化这一生理特性,施行控制性降压时,应密切监测手术创面出血量和中心静脉的血氧分压。控制性降压时观察到出血、渗血量明显减少,术野无活跃渗血即可,这就是该患者最低的低血压水平:如果手术区毫无渗血或渗血呈暗红色,则表明血压过低;如中心静脉的血氧分压低于30mmHg,说明组织缺氧,这时应略升高血压。在降压过程中,只要心电图出现缺血性改变,就应放弃控制性低血压以保安全;在硝普钠降压时中心静脉血氧分压异常升高,则可能是氰化物中毒的早期症状。

冠心病和有高血压病史患者的大脑、心脏的安全降压范围缩小,如高血压患者的脑动脉压低于89mmHg即出现脑缺血表现，而正常健康人最低限为35mmHg，这时，脑、心肌缺血的危险性较正常人大。因此，此类患者实施控制性降压，应权衡应用控制性降压的利弊，选择合适的降压药物及方法，明确控制性降压的安全界限，以保证控制性降压的安全性。

（三）降压的诱导及复压

降压开始过程必须慢慢诱导，使脑、冠状动脉及肾血管有一定的时间逐渐适应低压，达到一定舒张，以维持足够灌注。控制性低血压的很多并发症都与降压太快有关，有研究表明，在5分钟之内，把血压降低50mmHg，机体组织出现明显缺氧；而在15min内逐渐降压使血压呈同样水平，则机体组织不表现缺氧，一般认为动脉压降低的速率应低于10mmHg/min。一旦主要手术步骤结束，即应停止降压。停止降压时，应缓慢恢复血压，尤其在应用脑血管扩张药、降压时间较长、降压程度较深时，或怀疑存在缺血性脑损伤和血，脑屏障破坏及复压困难需同时应用血管活性药物的情况下，应防止血压突然升高使脑血管扩张、充血引起血-脑屏障功能损伤和血管源性脑水肿。一般应在10～20分钟内逐渐恢复至原来水平；并经彻底止血后再缝合切口，以避免术后继发出血。用长效的神经节阻滞药者，血压回升较慢，目前临床多采用时效短的降压药，停药后经调节麻醉深度、扩容等处理，一般不需要血管收缩药回升血压。

（四）调节体位

处于低位的血管，尤其是静脉内血量增大，降压时改变患者体位，可促使血液潴留于下垂部位，使回心血量减少；对控制性降压的患者，小动脉、静脉容量血管扩张，这一作用更加明显，因此，充分利用体位调节辅助控制降压具有实际意义。体位改变或抬高肢体时，较心脏水平每垂直升高1.3cm，则升高部位的血压将降低0.33kPa(1mmHg)。在控制性降压时，应尽量设法使手术部位高于身体其他部位，如盆腔手术，须将骨盆垫高。需血压下降，可逐渐将患者调成头高足低位，相反，需血压上升，调为头低足高位。经常辅助用于降压困难或复压困难的患者，头高足低的体位虽有助于降压，但易引起脑部缺血，临床经验表明，健康人体即使头高斜坡25。时，心脏水平的血压虽降至8kPa(60mmHg)，脑凭自身调节能力不会发生脑缺血，但对脑血管疾病或脑功能已受损的患者，就不能以此作为安全的临界线。体位调节时须重视脑灌压与平均动脉压的对立关系，并随时注意脑缺血症状的出现：如心律失常，自主呼吸患者有不规则的喘息呼吸，脑部手术时，术野完全无血等。一旦出现脑缺血症状，应及时放平体位同时作升压处理。

五、控制性降压的并发症

控制性降压期间，如果降压控制不当，超越生理代偿限度时，就会发生心、脑、肾等各种并发症，降压药如果过量则会引起组织中毒以致死亡。

（一）控制性降压的常见并发症

控制性降压的并发症的发生及其程度与低血压的水平、持续时间及降压的快慢等对重要脏器血流的影响有关。常见并发症有：①脑血栓和脑缺氧；②冠状动脉供血不足、栓塞；③心力衰竭、心搏骤停；④肾功能不全、少尿、无尿；⑤血管栓塞；⑥呼吸功能障碍；⑦持续性低血压；⑧术后继发性失血；⑨苏醒延迟；⑩苏醒后精神障碍、视物模糊等，严重者足以导致死亡。

（二）控制性降压并发症的预防和处理

目前控制性降压的应用虽然已很安全，但仍存在发生潜在严重并发症的可能，应该积极预防和迅速处理。

1.术前仔细检查患者，严格掌握适应证。

2.控制性降压期间组织灌注压降低，血流减缓，血栓形成的机会增加，容易引起不同器官组织的并发症，控制前应用小剂量肝素(0.5mg/kg)，术中注意补液输血比例，可降低血栓形成的可能。

3.必须使用全面的监测，保持静脉输液通畅，精确估计失血量，防止发生低血容量；降压程度应参考监测的指标及手术进展的情况、患者的情况，综合判断；降压及升压的过程应缓慢，使机体有一个适应的过程。

4.调整降压患者的体位，使血液潴留在下垂部位，有效血容量相对减少，心排血量降低而降压。从而减少降压药的用量，有利于血压的控制。

5.加强呼吸管理，保证患者潮气量和每分通气量略大于正常，保持 $PaCO_2$ 在正常范围，保持呼吸道通畅。

6.控压后的护理很重要。搬动患者要轻缓，忌剧烈改变患者体位；各项监测至少须持续至患者的心血管状态稳定，定期记录各项生命体征指标；注意患者呼吸道通畅等。

控制性降压并发症的发生与死亡除了与血压过低及低血压持续时间过长有关外，也可能存在适应证选择不严、控制性降压技术失误、新药的选用、降压期间输血输液不足致患者血容量减少及呼吸管理不妥、术后监护不严等原因。

第十章　内分泌患者的麻醉

第一节　甲亢患者的麻醉

一、手术时机选择

基础代谢率已下降并稳定在±20%范围内；临床症状缓解或消失，情绪稳定；体重已稳定，或由减转增；心脏收缩期杂音减轻，心率减慢，静止时，心率100次/分钟以下，最好能控制在80次/分钟以下为宜；脉压相对缩小，房颤患者心率大于100次/分钟，经过治疗有明显好转；心力衰竭后心脏代偿功能好转；不合并呼吸道感染；甲状腺功能试验：如 T_3、T_4、TSH 在正常范围。

如果甲状腺功能亢进未得到控制，除非急症手术，手术应绝对后延。

二、麻醉前准备

1.甲亢患者非甲状腺手术前，应使临床症状得到有效控制，甲状腺功能恢复正常或基本正常，强调全面的准备，包括抗甲状腺药物治疗、β-受体阻滞剂、放射性核素碘治疗、消除紧张、适当休息、补充营养和热量、精神治疗等。抗甲状腺药物和β受体阻滞剂应持续应用到术日晨，充分的准备，尽可能使甲状腺功能恢复正常，可减少麻醉危险性和并发症，降低死亡率。

2.甲状腺功能虽可控制接近正常，但一般仍存在精神紧张和情绪不稳，因此麻醉前仍应重视充分的精神准备，术前数天开始给合适量的镇静药，包括巴比妥类、溴剂、苯二氮卓类或吩噻嗪类药，但应控制剂量，避免呼吸抑制。对气管移位、气管受压或有入睡后因呼吸困难导致"憋醒"史者，应引起重视，需避免用任何术前睡眠药；镇静药的剂量也以不导致入睡为原则，需适当减少。

3.术前药中不宜使用阿托品，因可引起心动过速，并阻碍体表散热而引起体温上升，可选用东莨菪碱或长托宁。

三、麻醉选择

1.对于轻症甲亢患者，术前准备较好、甲状腺较小且无气管压迫症状和能合作者，可以在颈丛阻滞麻醉下进行手术，但应注意严密监护，特别是术中伍用阿片类药物者，必须严密监测呼吸功能，备好抢救药物和插管器械。

2.症状严重和甲状腺较大的患者，特别是术前精神紧张、情绪不稳定、甲亢未完全控制、胸骨后甲状腺肿和有气管压迫或移位的患者，以采用全麻为安全。

3.全麻维持原则：避免应用兴奋交感神经系统的药物，维持足够的麻醉深度，抑制手术刺激引起的过强应激反应。

N_2O-静脉麻醉药-肌松药方法显然不能产生所需的麻醉效应；为消除手术刺激引起的交感神经系统兴奋反应，使心肌对儿茶酚胺的敏感性降低，宜间断加用低浓度异氟烷或七氟烷吸入辅助。瑞芬太尼-异丙酚-肌松药静脉麻醉能较好抑制术中应激反应，是较适宜的选择。

4.选用适宜的肌松药具有重要性。泮库溴铵具有潜在的心率增快及肾上腺素活性增高的作用，故不适用，目前常选用对心血管副作用小的阿曲库铵（或顺阿曲库铵）和维库溴铵。对预计插管困难者，诱导也可选用去极化肌松药琥珀胆碱。因甲亢患者常并存肌肉软弱无力，且有重症肌无力的倾向，因此肌松药的剂量宜适当减少，最好在肌松监测下使用。此外，在术终拮抗非去极化肌松药残余作用时，应注意抗胆碱酯酶药可能诱发心动过缓。

四、麻醉管理

1.术中应密切监测心血管系统和体温，甲亢患者由于心排出量增加，代谢率增高，故对挥发性麻醉药的摄取量也相应加大；如果术中出现体温升高，MAC 也需增高。因此，为维持肺泡内和脑内麻醉药正常效应和分压，其吸入麻醉药浓度需较正常甲状腺功能患者增高。

2.甲亢患者可能存在慢性的低血容量和血管扩张，在麻醉诱导时容易发生明显的低血压，故诱导前需行适当的扩容处理。麻醉维持需要足够的深度，避免刺激产生心动过速、高血压和室性心律失常。术前使用β-受体阻滞剂者，术中检查气管时应警惕发生支气管痉挛或心动过缓，一旦发生需及时处理。

3.对甲亢患者的麻醉维持期，以始终保持交感肾上腺活性降低为原则，但一般不易满意做到。如果出现低血压，应考虑甲亢患者对儿茶酚胺可能会产生过度的循环反应，故以选用小剂量直接作用于血管的纯旷受体兴奋药比麻黄碱为好，因麻黄碱有释放儿茶酚胺的作用。

4.甲亢患者围手术期的潜在最大危险是甲状腺危象，多发生于手术后 6～18h，也可能发生于手术进行中，需与恶性高热、嗜铬细胞瘤及麻醉过浅进行鉴别。甲状腺危象系甲状腺激素突然大量释放入血液循环所致，多与术前准备不充分有关，发生率占的甲亢患者的 1%～8%。甲亢患者手术中因误用拟交感神经药而表现过度循环反应，可能是引起甲状腺危象的一个诱因。

（1）临床表现：突发高热、短期内体温超过 40℃、伴不安、出汗、心动过速、心律失常、恶心、呕吐、血压波动等，可发展为充血性心衰、脱水、休克、谵妄、昏迷，其中 30%可致死亡。

（2）处理：针对促发因素、甲状腺功能的活跃程度和全身并发症，进行及时的支持和对症处理，包括：氧治疗；静脉输注冷液体；补充电解质和营养物质；应用快速洋地黄控制严重的房颤并心室率增快或者心力衰竭；应用物理方法降低体温；针对甲状腺功能活跃程度，采用碘化钠、氢化可的松、艾司洛尔和丙硫氧嘧啶治疗。

5.甲状腺手术麻醉期间可因甲状腺肿大直接压迫气管、气管软化症、喉返神经损伤和喉水肿等造成严重呼吸道梗阻而发生急性窒息，严重者可导致死亡，所以，防治呼吸道梗阻是至关重要的问题。

第二节　糖尿病患者的麻醉

近年来糖尿病已成为围术期常见的伴发症。有研究认为，糖尿病慢性并发症及对器官功能的影响较糖尿病本身的病程和血糖控制的程度，对患者围术期发病率和病死率的影响更大，因此麻醉医师应重点评估和治疗糖尿病相关靶器官疾病(心血管功能障碍、自主神经病变、肾功能障碍、关节胶原组织异常、感染等),以期改善患者的预后。

一、糖尿病诊断标准和分型

(一)糖尿病诊断标准

2010 年美国糖尿病学会(ADA)糖尿病诊断标准:

1.糖化血红蛋白 AIC≥6.5%。

2.空腹血糖 FPG≥7.0mmol/L。空腹定义为至少 8h 内无热量摄入。

3.口服糖耐量试验,2h 血糖≥11.1mmol/L。

4.在有典型的高血糖或高血糖危象症状的患者,随机血糖≥11.1mmol/L,无明确高血糖症状的患者,检验结果应重复确认。

糖尿病可分为原发性和继发性糖尿病。

(二)糖尿病分类

1.原发性糖尿病

原发性糖尿病通常由于遗传基因等异常,引起胰岛素分泌相对或绝对减少,或胰岛素受体敏感性下降,组织利用葡萄糖障碍。临床分型包括:

Ⅰ型:胰岛素依赖性糖尿病(IDDM),发病机制有自身免疫机制参与,常有抗胰岛细胞抗体存在,胰岛 β 细胞不能正常分泌胰岛素,导致机体胰岛素绝对缺乏。IDDM 通常在儿童期发病,患者消瘦,有酮症酸中毒倾向,需要补充外源性胰岛素进行治疗。

Ⅱ型:非胰岛素依赖性糖尿病(NIDDM),一般认为发病非免疫机制介导,NIDDM 患者胰岛 β 细胞能够分泌胰岛素,多数患者由于高血糖的刺激作用,血浆胰岛素水平高于正常人,但此类患者细胞的胰岛素受体敏感性降低,组织不能有效利用葡萄糖。NIDDM 通常成人起病,患者多数肥胖,不易发生酮症酸中毒,容易发生高血糖性高渗性非酮症昏迷。体育锻炼、饮食控制及口服降糖药治疗有效。

2.继发性糖尿病

糖尿病是其他系统性疾病或综合征的表现之一,包括胰腺疾病、内分泌激素异常、药物或化学试剂诱发、遗传综合征、胰岛素受体异常、妊娠合并糖尿病等。

二、糖尿病主要病理生理

(一)代谢紊乱

糖尿病由胰岛素绝对或相对不足引起,胰岛素缺乏导致机体失去促合成和抗分解作用。糖尿病代谢紊乱主要包括糖、脂肪、蛋白质代谢紊乱。

1.糖代谢紊乱

高血糖是糖尿病患者最常见的表现。糖尿病患者糖利用障碍导致高血糖、糖尿、组织脱水、血浆渗透压增高。由于应激反应时儿茶酚胺、皮质醇、胰高血糖素均可明显升高,进一步对抗和抑制胰岛素的释放和作用,所以围术期血糖控制更加困难。血糖严重升高以及机体脱水可导致高渗性非酮症昏迷,多见于 NIDDM 患者,尤其是老年患者,其口渴反应差,容易发生脱水。高渗性非酮症昏迷患者有严重高血糖、血浆高渗透压,可表现为癫痫、昏迷,由于血液浓缩静脉血栓发生率增高,常无酮症酸中毒的表现。

低血糖也是糖尿病患者常见的并发症。糖尿病患者体内糖原储备差，术前禁食、术中应用胰岛素而补糖不足是低血糖的常见原因。糖尿病手术患者若肾功能减退，胰岛素和口服降糖药的代谢和排泄受到影响，作用时间延长，也容易诱发术中低血糖。患者术中低血糖引起的交感神经兴奋表现常被误认为麻醉过浅，低血糖引起的神经症状容易被麻醉药物的作用掩盖，贻误治疗。

2.脂肪代谢紊乱

没有足够的胰岛素阻止脂肪酸代谢，脂肪大量分解而氧化不全，会引起丙酮酸、乙酰醋酸、β羟丁酸聚积，严重者发生酮症酸中毒。表现为代谢性酸中毒、高血糖、脱水、低钾、骨骼肌无力等。脱水多由于渗透性利尿和呕吐所致，低钾常发生于酸中毒纠正后，骨骼肌无力系纠正酸中毒后的低磷血症所致。

3.蛋白质代谢障碍

分解代谢增强，表现为负氮平衡，尿氮排出增加，同时加重脱水。

（二）继发性改变

长期高血糖可造成组织细胞损害，产生一系列并发症，但并发症的原因尚不完全清楚，可能与高血糖引起的山梨醇产生过多和蛋白、胶原糖化有关。常见的并发症包括：

1.血管病变

动脉硬化和微血管病变，引起高血压、冠心病、脑血管病、下肢坏疽等。糖尿病患者血糖增高使肝脏合成巨球蛋白增多，增加血液的黏稠度，并生成一些有害的大分子如山梨醇，导致细胞肿胀而阻碍微循环血流。血管病变和血液黏稠度增高均可损害重要器官的血流自身调节功能。

2.肾小球病变

可出现肾功能不全，最终导致肾衰竭。

3.自主神经病变

糖尿病并发高血压的患者50%有糖尿病自主神经病变：限制心脏对血管内容量变化的代偿功能，可导致静息心动过速、心率变异性减小，还可发生无痛性心肌缺血，并使患者处于心血管系统不稳定状态（例如诱导后低血压），甚至心源性猝死。胃肠道自主神经病变可引起胃轻瘫，胃排空减慢和胃内容物潴留，麻醉期间反流误吸危险增加。

4.感染

糖尿病患者白细胞趋化作用减弱、粒细胞吞噬活性受损，容易发生继发感染。糖尿病患者中有2/3会出现围术期感染，感染是术后死亡的常见原因之一。

三、糖尿病患者麻醉前准备

（一）术前血糖控制

1.围术期控制血糖的必要性

（1）血糖控制不佳，IDDM患者易导致酮症酸中毒。

（2）血糖控制不佳，NIDDM患者高血糖使血浆渗透压升高，可造成脱水、血容量减少、细胞内脱水、出现神经精神症状、甚至高渗性昏迷。

（3）围术期有发生低血糖的可能，而且全麻状态下，低血糖症状会被麻醉作用掩盖，围术期严重低血糖可造成生命危险。

(4)血糖大于 11.1mmol/L 会促进糖基化反应，产生异常蛋白，从而降低组织的弹性和延缓伤口的愈合。组织弹性降低可导致关节强直，寰枕关节固定造成插管困难。

(5)高血糖破坏了白细胞的吞噬性、调理性、趋化性，另外高血糖环境利于细菌生长，因此糖尿病患者围术期感染发生率增高。

(6)血糖水平对广泛性颅内缺血后神经系统的恢复有重要影响，发生卒中时高血糖患者神经系统的短期和长期预后较差，但局灶性脑缺血时的情况可能不完全相似。

(7)有研究发现，体外循环心脏手术患者心肺转流期间低体温和应激反应会使胰岛素作用降低，血糖明显升高，复温以前给予胰岛素降血糖的作用有限，此时正性肌力药物无法维持有效的心室搏动，造成脱机困难和心肌缺血的危险性增加。体外循环心脏手术患者如心脏复跳后，大剂量正性肌力药物无法维持循环，但心脏的充盈压、节律、血气和电解质正常时，需考虑高血糖可能，静脉给予胰岛素后，心肌收缩力可明显恢复，有助于迅速脱离体外循环。

2.糖尿病患者术前血糖控制目标和药物准备

择期手术前应尽量使血糖达到良好控制，如术前检查发现糖化血红蛋白 AIC＞9%，或空腹血糖＞10.0mmol/L，糖耐量试验 2 小时血糖＞13.0mmol/L，择期手术应推迟。

由于担心围术期低血糖的风险和危害，麻醉医生通常希望将患者的血糖控制在轻度升高状态。但有研究认为严格的血糖控制可明显延缓微血管病变，对合并妊娠糖尿病的妊娠妇女更有好处，也能改善体外循环心脏手术患者和中枢神经系统缺血患者的预后。

单纯饮食控制或口服降糖药控制血糖的糖尿病患者，行小手术可维持原来的治疗，不需要特殊处理，但行中、大手术或有感染等明显应激时，应考虑改用胰岛素治疗。二甲双胍应在术前停用。服用磺胺类降糖药者，术前 3 天应停用长效磺胺类药物(格列本脲、氯磺丙脲)，改用短效磺胺类药物。值得注意的是，短效磺胺类药物在老年患者中也会引起低血糖反应。何时停用口服降糖药尚有争议，一般主张在术晨停用药物。

术前已经常规使用胰岛素的糖尿病患者，行小手术可维持原治疗。但行中、大型手术或有感染等明显应激时，因长效胰岛素可能导致延迟性低血糖，故应在术前几天停用，改用胰岛素或中效胰岛素代替。有研究认为术前晚中效胰岛素应停用，以防止空腹低血糖，但应激可引起胰岛素不敏感，手术前一天晚上停用胰岛素可能导致术晨高血糖，酮体增加。

(二)术前评估

无论急诊手术或择期手术，术前应详细了解患者的糖尿病类型，有否低血糖、酮症酸中毒和高渗性非酮症昏迷的病史，糖尿病慢性并发症状况，术前使用胰岛素的剂型、剂量或口服降糖药的种类、剂量及最后一次用药时间，过去麻醉和手术史。

评估糖尿病慢性并发症情况和器官代偿功能，包括肾功能不全、感觉神经和自主神经病变、冠状动脉和外周动脉粥样硬化、缺血性心脏病等。糖尿病慢性并发症对麻醉处理影响很大，明显增加麻醉风险。统计表明有严重肾功能不全、心衰或自主神经病变的患者行冠脉搭桥手术，糖尿病患者的危险性比非糖尿病患者增加 5～10 倍，而无心、肾、神经病变时仅为非糖尿病患者的 1～1.5 倍。

糖尿病患者发生自主神经功能紊乱可达 50%。自主神经病变导致的胃麻痹可引起误吸，在术前应用甲氧氯普胺可使胃加速排空。自主神经病变使心率变异性发生改变，心脏对调节自主神经功能的药物，例如麻黄碱、阿托品的作用不敏感。由于自主神经病变，糖尿病患者可能发生隐匿性冠心病，冠状动脉狭窄明显但无心绞痛等症状，围术期心律失常、心搏骤停可能也与此有关。

寰枕关节强直或脱位也是糖尿病患者慢性组织损害的表现，可能影响到颈部活动，导致气管插管困难。患者表现为颈部疼痛，X线检查可明确诊断。糖尿病患者术前必须常规检查颞下颌关节和颈椎活动度来判断插管的困难程度。

糖尿病患者因创伤或感染而需要急诊手术时，常有明显的代谢紊乱，如酮症酸中毒，通常不允许有足够的时间去纠正代谢紊乱。即使用很短时间纠正水和电解质紊乱，但试图完全消除酮症酸中毒，然后再开始手术是不可能的，也没有必要为了完全纠正酮症酸中毒而延期急诊手术。代谢紊乱可使术中发生心律失常、低血压等，应迅速补充容量和胰岛素治疗，治疗电解质紊乱，纠正酸中毒，围术期风险会相应减少。

（三）术前用药

患者在手术和麻醉前精神过度紧张，可导致血浆儿茶酚胺升高，引起反应性血糖升高，术前给予镇静药可减轻应激反应。老年人或心功能差的患者应减量使用地西泮、苯巴比妥钠，吗啡易致血糖升高并有致吐作用应避免使用，使用阿托品或东莨菪碱可降低迷走神经张力，但不宜用于并发青光眼的患者。

四、糖尿病患者的麻醉处理

糖尿病患者的麻醉选择和实施非常重要，血糖浓度的监测和糖尿病慢性并发症的诊断治疗也同样重要。术中必须要有快速血糖浓度监测，尿糖监测不够精确，但导尿标本可作酮体测定。

（一）麻醉选择

根据糖尿病病情和并发症严重程度，结合手术部位、类型、手术操作和创伤对机体的影响，尽可能选用对代谢影响较小的麻醉方法。

椎管内麻醉的优点是能阻断手术时交感兴奋，保持胰岛素释放，有利于血糖调控，但必须注意操作时应有严格无菌要求，防止感染。对有周围神经病变，末梢感觉异常的糖尿病患者，操作尤应细致，麻醉药浓度不宜过高，以免损伤神经组织。对伴有动脉硬化、高血压的糖尿病患者，麻醉药应分次逐渐追加，与非糖尿病患者相比，糖尿病患者椎管内麻醉麻醉药的起效时间可能延迟，阻滞平面可能较广，血压下降的程度也较大。

合并周围神经病变患者选择神经阻滞麻醉时，注意避免操作引发的神经损伤，局麻药应适当降低浓度，不应加用肾上腺素以免神经滋养血管过度收缩，局部缺血造成神经缺血水肿损伤。

目前常用的全身麻醉药对葡萄糖的利用无明显干扰，异氟烷和恩氟烷对血糖无影响，氧化亚氮在充分供氧时对血糖也无影响，静脉麻醉药硫喷妥钠、丙泊酚，镇痛药芬太尼及肌肉松弛药阿曲库铵、维库溴铵等没有增高血糖的报道，均可安全使用。

（二）术中胰岛素的应用

胰岛素的主要作用是预防高血糖和抑制脂肪分解代谢，避免酮体大量生成。

胰岛素依赖性糖尿病(IDDM)和非胰岛素依赖性糖尿病(NIDDM)在病因和病理生理学有很大不同。IDDM 患者因胰岛素的绝对缺乏,术中必需应用胰岛素。NIDDM 患者血糖控制较好的,施行小手术术中可不用胰岛素治疗,但要严密监测血糖变化,如果行中、大型手术术中仍需使用胰岛素。NIDDM 患者常伴胰岛素抵抗,手术应激会增加胰岛素抵抗,多数患者虽然本身有高胰岛素血症,术中仍需大剂量胰岛素来防止高血糖,应用胰岛素的效果不如 IDDM 患者。

1.胰岛素皮下注射

胰岛素的吸收受许多因素的影响,研究发现手术对皮下注射胰岛素的吸收没有影响。

2.胰岛素间断静注

方法简单且不需要特殊装置,有报道认为用这一方法控制血糖的效果比皮下注射胰岛素好,但胰岛素间歇静注不符合生理要求,会使血糖不稳定,高血糖或低血糖的发生率增加,酮症的发生率也会升高。

3.GIK 液

GIK 液是葡萄糖、胰岛素和氯化钾按一定的比例配制而成,无论输液速度的快慢,液体中胰岛素和葡萄糖的比例是不变的,可避免单一胰岛素或葡萄糖过多输入而造成的严重低血糖或高血糖,使用较方便,适用于大多数患者。缺点是手术应激强度、持续时间、麻醉类型、药物种类和体温等会影响每单位胰岛素代谢葡萄糖的量,术中血糖有波动,因此 GIK 液中胰岛素和葡萄糖配制比例应在术中不断按血糖监测结果而调整。配制 GIK 液一般每克葡萄糖需胰岛素 0.32u,手术开始时常用的 GIK 液配制方法是在 10%葡萄糖 500ml 中加胰岛素 16u 和氯化钾 10mmol/L。术中监测患者血糖维持在 5~10mmol/L 时,不需要增减胰岛素用量,监测血糖大于 10mmol/L,应增加胰岛素 4u,监测血糖小于 5mmol/L,则应减少胰岛素 4u。

4.可变速的胰岛素滴注

为了避免 GIK 液的缺点,胰岛素和葡萄糖分两路静脉输入。可根据患者血糖监测结果,随时调整胰岛素的剂量,这一方法设备要求较高,需开放两路静脉,有两个输液泵,而且要求持续血糖监测,一旦一路静脉输液被阻断,就会发生可危及生命的严重高血糖或低血糖风险。

糖尿病患者术中胰岛素的需要量:1 克葡萄糖,在正常体重的患者需胰岛素 0.25~0.40u;肥胖、肝病、激素治疗或脓毒症的患者需胰岛素 0.4~0.8u;体外循环心脏手术的患者需 0.8~1.2u。另外,胰岛素的需要量随手术创伤增大而增加,胰岛素的效能随年龄增加而减小,老年人的胰岛素需要量较大,因此胰岛素的剂量应个体化。

围术期胰岛素的连续静脉输注方案:①将 10u 胰岛素加入 100ml 生理盐水中(0.1u/ml);②最初静脉内注入 0.5~1u,然后维持输注率 0.5~1u/h;⑨测定血糖浓度(每 30 分钟)和调节胰岛素输注速率;④血糖低于 4.5mmol/L(80mg/dl)停止 30 分钟,使用 50%葡萄糖 20ml,30 分钟内重复测定血糖浓度;⑤血糖4.5~6.7mmol/L(80~120mg/dl)减少胰岛素 0.3u/h;⑥血糖 6,7~10.0mmol/L(120~180mg/dl)胰岛素输注速率不变;⑦血糖 10.0~12.2mmol/L(180~220mg/dl)增加胰岛素 0.3u/h;⑧血糖大于 12.2mmol/L(220mg/dl)增加胰岛素 0.5u/h。

(三)术中补充葡萄糖

以往认为,糖尿病患者术中应补充足够的葡萄糖以提供基础能量,防止低血糖,术中如不补充葡萄糖,机体就会分解脂肪、蛋白质。脂肪分解,易发生酮症,手术患者游离脂肪酸水平升高会增加心肌氧耗。但最近的研究表明,非糖尿病患者即使行中、小手术,围术期血糖也会有所增高,糖尿病患者血糖增高更加明显,术中给予含糖液体,血糖会进一步增高。糖尿病患者存在胰岛素绝对缺乏或者胰岛素抵抗,所以要让机体能够利用血糖,并且防治蛋白质和脂肪的分解,应给予胰岛素治疗,根据血糖监测的结果,判断是否给予葡萄糖,避免发生低血糖,而不是常规给予含糖液体。

(四)术中补钾

体内仅2%的钾离子在细胞外,血钾正常并不表明体内钾平衡。一些代谢因素会影响血钾,如酸中毒会导致钾离子从细胞内转移至胞外,一个发生酸中毒的糖尿病患者可能血钾正常甚至偏高,但补充液体和胰岛素后会发生严重的低钾血症,故治疗时应同时补钾。肾功能正常的糖尿病患者血钾正常时,补液中氯化钾浓度可为10mmol/L,治疗过程中应复查血糖和电解质。

(五)术中补液

乳酸林格液用于糖尿病患者有争议。有研究发现,NIDDM患者术中不补液,平均血糖升高2.2mmol/L,而输入乳酸林格液平均血糖升高3.5mmol/L。围术期用乳酸林格液的糖尿病患者脂肪分解和酮体形成增加,术中需更多的胰岛素治疗。故糖尿病患者手术中是否使用乳酸林格液还有待进一步研究。

(六)术中和围术期监测

术中严密监测血糖,目前手术室中常用微量法葡萄糖测定,可以很方便及时迅速得到监测结果,毛细血管血糖值略高于静脉血糖值。应注意监测方法准确性,床边血糖监测和实验室血糖监测要进行比较,FDA规定二者差值应<±20%。贫血、低温或组织灌注不足可能会影响指端毛细血管测定血糖的准确性。

糖尿病患者术中可突然发生心动过缓和低血压,严重时可致心搏骤停,可能与心脏自主神经病变有关,因此术前有直立性低血压、静息心动过速的患者更应加强循环功能监测。

五、糖尿病围术期急性并发症防治

(一)低血糖症

糖尿病患者手术时容易发生低血糖症。正常人禁食后,血糖可能低于2.8mmol/L(50mg/dl)而无任何症状,但糖尿病患者即使血糖高于这个水平,也可能发生症状。在清醒患者,低血糖症常表现为交感兴奋症状和中枢神经系统症状,交感兴奋症状包括心慌、出汗、饥饿、无力、手抖、视物模糊、面色苍白等,中枢神经系统症状包括轻度头痛、头晕、定向力下降、吐词不清、精神失常、意识障碍,严重者可发生昏迷,持续时间长且严重的低血糖可导致中枢神经系统不可逆损害。在全麻患者交感兴奋症状常被误认为麻醉过浅,中枢神经系统症状也被麻醉药的作用掩盖,麻醉手术过程中如发生不能解释的交感兴奋症状,尤其是有糖尿病病史的患者,应警惕低血糖症的可能。

伴有肾功能不全的糖尿病患者手术时,低血糖时有发生,这是由于肾脏功能差使胰岛素或口服降糖药的代谢排泄减慢,作用时间延长,因此必须注意术前1～2d口服降糖药的使用情况,以及使用胰岛素的次数和总量,避免过量。

治疗：一旦诊断低血糖症，可给予50%葡萄糖15～20ml静注，血糖即可上升，症状好转。也可使用胰高血糖素皮下、肌肉或静脉注射，由于其作用时间较短，可能会再次出现低血糖，注射后仍要给患者补充葡萄糖。

（二）糖尿病酮症酸中毒

1.病因

糖尿病患者由于胰岛素缺乏和胰高血糖素等对抗胰岛素的激素分泌增加，脂肪分解产生大量游离脂肪酸，游离脂肪酸代谢和运转受到影响，转而生成酮体。糖尿病酮症酸中毒多发生在1型糖尿病患者停用胰岛素后，也可因手术、感染、创伤等应激反应诱发。虽然1型糖尿病更易于发生酮症，但75%的酮症酸中毒患者系老年2型糖尿病患者。

2.临床表现

糖尿病酮症酸中毒的表现主要包括高血糖以及酮症症状，高血糖引起血浆渗透压增高、渗透性利尿、脱水、电解质紊乱等；酮症也可引起渗透性利尿和酸中毒。酮症酸中毒的发生通常需要数天的时间，患者病情逐渐加重，厌食、恶心呕吐、尿量增多，呼吸深大有酮味（烂苹果味），严重者出现血容量不足、循环衰竭、昏迷。pH小于7.0可导致中枢麻痹，肌无力，高渗利尿使总钾减少，酸中毒时钾离子由细胞内转移至细胞膜外，使血清钾浓度可能正常或稍高，当给予补液及小剂量胰岛素治疗后，代谢性酸中毒得以纠正，细胞外钾离子迅速转入细胞内，血清钾浓度急剧下降。低磷血症时有发生，由于组织分解代谢增加，损伤细胞的摄取能力，尿磷排出增多，严重时影响骨骼肌收缩能力，损害通气功能。实验室检查见血糖增高、血酮增高、尿酮阳性、血气呈代谢性酸中毒表现。

3.治疗

包括补充血容量、胰岛素治疗、纠正电解质紊乱和酸中毒。

（1）补充血容量：呕吐和利尿造成的全身性脱水严重者可达100ml/kg，应快速静脉补液，可用生理盐水快速静脉滴注1000ml或更多。扩容可增加组织灌注，纠正和防止组织缺氧，降低血糖和胰高血糖素水平，但不能逆转酸中毒。生理盐水、乳酸林格液和0.45%盐水均可应用，直到血糖低于13.9mmol/L（250mg/dl），再改用5%葡萄糖加胰岛素液体。

（2）胰岛素应用：不使用胰岛素，糖尿病酮症酸中毒不可能纠正。重度酸中毒胰岛素40U静脉注射，继之40～50U皮下注射或静脉维持，轻度酸中毒胰岛素20～40U皮下注射。虽然长期以来一直主张应用胰岛素50U/h以上直到血酮体恢复正常，但小剂量胰岛素治疗方案同样有效，并减少了低钾血症发生的程度，也无继发性低血糖的危险。0.1U/kg胰岛素静脉注射后，继以每小时0.1U/kg胰岛素静脉持续滴注。部分患者可能对胰岛素存在抵抗，应加大剂量，若在2h内血糖下降不足2.8～5.6mmol/L，胰岛素用量加倍，再2小时血糖下降仍不足2.8～5.6mmol/L，胰岛素用量再加倍。胰岛素用量足够时大多数患者血糖下降速度可达3.3～4.2mmol/L/h，人体中胰岛素结合位点数目是有限的，最大血糖下降速率也是相对固定的（每小时4.2～5.6mmol/L）。血糖的过分快速下降也应该避免，以免脑水肿的发生。胰岛素治疗应持续到高血糖、酮症、酸中毒纠正之后。

（3）碱性药物：酮症酸中毒的改善较慢，与酮体代谢较慢有关。糖尿病酮症酸中毒的患者对酸血症的耐受程度较好，一般不用碱性药物，使用胰岛素后酮体代谢可产生碳酸氢钠，使

pH 得到部分纠正。严重酸中毒如 pH 小于 7.1，HCO_3^- 小于 10mmol/L，可用碳酸氢钠纠治，纠正酸中毒后应复查血气。

(4)纠正电解质紊乱：酮症酸中毒患者体内钾、磷、镁等离子总量均减少，即使治疗前血钾正常甚至增高，钾缺乏仍可达 3～10mmol/kg，用胰岛素后可出现血钾快速下降。应在有足够尿量时开始补钾，开始速度按 20～40mmol/h 进行，1～2 小时监测血钾一次.根据测定血钾水平调整补钾剂量和速度。胰岛素治疗后，磷和镁的缺乏将更加明显，但常无明显的临床症状。胰岛素发挥作用之前对高钾和正常血钾患者补钾是危险的，常规补钾和镁并未证实能改善患者预后。

(三)高血糖性高渗性非酮症昏迷

1.病因

血糖极度增高时，高血糖渗透性利尿导致机体严重失水，甚至昏迷。高渗性非酮症昏迷血糖可超过 40～50mmol/L，为酮症酸中毒时的 2 倍。血浆渗透压可达 370～380mmol/L，尿糖强阳性，尿酮体阴性。

2.临床表现

高血糖性高渗性非酮症昏迷多发生于老年 2 型糖尿病患者，在围术期出现明显的高血糖和严重脱水，这些患者通常会有足够的内源性胰岛素来防止酮症，即使血糖水平高达 44.4～55.6mmol/L(800～1000mg/dl)也不致发生酮症酸中毒。老年患者口渴感觉迟钝，补液不足，容易发展到脱水，明显的高渗状态引起的脑细胞脱水导致昏迷发作，这个综合征的特征是严重脱水和神经系统两组症状和体征，神经系统方面表现为进行性意识障碍、神志模糊、癫痫发作、抽搐和昏迷，可伴低血容量性休克。

3.治疗

(1)大量静脉补液：明确系高渗性昏迷时先补充生理盐水，1～2h 内可给 2000～3000ml，随后给予低渗溶液，如 0.45％氯化钠溶液，可在中心静脉压指导下确定补液量。迅速补充 0.45％低渗生理盐水或先等渗液后低渗液，即可纠正高渗状态，但脑细胞从细胞内脱水转变为水肿也有危险，所以低渗液体的应用速度不可过快。治疗过程中，应密切观察患者意识的变化。

(2)胰岛素控制血糖，胰岛素的剂量和用法与糖尿病酮症酸中毒相似，但血糖不宜降得过低，低血压患者胰岛素静注首量不超过 20U。

第三节　皮质醇增多症患者的麻醉

肾上腺由皮质和髓质组成，分泌多种激素，在调节新陈代谢、水电解质平衡，以及维持神经和心血管功能方面起着重要作用。肾上腺肿瘤可发生在皮质或髓质，并产生相应的激素，从而引起不同的病理生理改变，肾上腺皮质肿瘤和髓质肿瘤手术对麻醉有着不同的特殊要求。

一、肾上腺的主要生理功能

肾上腺髓质分泌肾上腺素、去甲肾上腺素和多巴胺，肾上腺皮质产生和分泌皮质激素(化学名称甾体激素或类固醇)已有 40 余种，皮质激素可大致分为三类：

（一）糖皮质激素

调节糖和蛋白质代谢的激素-糖皮质激素。以皮质醇为代表，临床常用的为可的松。促进氨基酸脱氨变为糖，即促进糖原异生作用，维持血糖的浓度。缺少时，可引起低血糖。过多时，糖原异生作用增强，可破坏蛋白质或阻止其合成，使人体皮下脂肪过度增加，血糖升高，皮肤变薄出现紫纹，肌无力，骨质疏松。此外，糖皮质激素对各种物质代谢都有影响，它与胰岛素、生长素、肾上腺髓质激素等一起来调节机体的物质代谢和能量供应，使体内的生理活动彼此协调和平衡。

（二）盐皮质激素

调节盐和水代谢的激素-盐皮质激素以醛固酮为代表，临床应用者为醋酸去氧皮质酮。使肾曲管吸收钠和氯而排出钾和磷，缺乏这种激素，则血浆中钠的浓度降低，因而水分丢失，血液浓缩，同时血钾增高。这种激素过多可导致血钠增高而钾降低。盐皮质激素对糖、蛋白质的代谢作用较轻。盐皮质激素的产生和分泌在生理状态下主要受肾素-血管紧张素系统的调节，其次是血钾、促肾上腺皮质激素等的影响。

（三）性激素

肾上腺皮质还分泌较弱的雄性激素如胶氢表雄酮、雄烯二酮和微量的睾酮，对男女少年可促成其最早的第二性征如腋毛、阴毛的出现，以及下丘脑-垂体-性腺轴的成熟，从而使其青春期健康发育。肾上腺皮质还分泌微量的雌激素，但在肾上腺肿瘤患者，因其含量增加，可使男性患者出现阳痿、不育，女性患者出现月经失调。

皮质类固醇在人体内通过下丘脑-垂体-肾上腺轴的调控能及神经体液反馈系统的作用，在平时其分泌随着昼夜时辰的不同而呈现节律的变化。以此能维持人体新陈代谢、生长发育、生理活动正常有序地顺利进行；而当遇到意外的紧急情况时，即当人的躯体和精神突然受到某种强烈刺激，以及难产、大手术、大出血等，皮质醇水平可上升数倍乃至十余倍，同时通过负反馈的调节机制，促进脑垂体促肾上腺皮质激素的释放，增强人体的应激能力。

肾上腺皮质疾病有皮质醇增多症、皮质醇减少症、醛固酮增多症和肾上腺性征异常症。肾上腺髓质疾病为嗜铬细胞瘤，其他还有肾上腺腺瘤。

二、皮质醇增多症的病情特点

皮质醇增多症又称库欣综合征。肾上腺皮质增生、功能亢进、以及肾上腺肿瘤等引起内源性皮质激素，主要是皮质醇分泌过多。临床表现主要是由于长期血皮质醇浓度升高所引起的蛋白质、脂肪、糖、电解质代谢严重紊乱，同时干扰了多种其他内分泌激素分泌，而且机体对感染抵抗力降低所引起。此外，促肾上腺皮质激素（ACTH）分泌过多，以及其他肾上腺皮质激素的过量分泌也会引起相应的临床表现。

（一）糖代谢紊乱

约半数 Cushing 综合征患者有糖耐量减低，约 20％伴糖尿病。高皮质醇血症使糖异生作用增强，并可对抗胰岛素降血糖的作用，易发展成临床糖尿病（类固醇性糖尿病）。

（二）蛋白质代谢异常

Cushing 综合征患者蛋白质分解加速，合成减少，因此机体长期处于负氮平衡状态，导致肌肉萎缩无力，以近端肌受累更为明显。皮肤变薄，皮下毛细血管清晰可见，皮肤弹力纤维断裂，形成宽大紫纹，加之皮肤毛细血管脆性增加，容易出现皮下青紫瘀斑，伤口不易愈合。患者多合并有骨质疏松，可致腰背疼痛，脊椎畸形、身材变矮。

（三）脂肪代谢异常

典型的向心性肥胖是指面部和躯干部脂肪沉积增多，由于面部和颈部脂肪堆积显得颈部变粗缩短，但四肢（包括臀部）正常或消瘦。满月脸、水牛背、悬垂腹和锁骨上窝脂肪垫是Cushing 综合征的较特征性临床表现。

（四）高血压、低钾血症与碱中毒

皮质醇有潴钠排钾作用。Cushing 综合征患者高水平的血皮质醇是高血压、低钾血症的主要原因，加上有时去氧皮质酮及皮质酮等弱盐皮质激素的分泌增多，使机体总钠量明显增加，血容量扩张，血压上升并有轻度水肿。尿钾排泄量增加，导致低钾血症和高尿钾，同时伴有氢离子的排泄增多而致代谢性碱中毒。Cushing 综合征的高血压一般为轻到中度，低钾血症性碱中毒程度也较轻。但异源性促肾上腺皮质激素（ACTH）综合征及肾上腺皮质癌患者由于皮质醇分泌显著增多，同时弱盐皮质激素分泌也增加，因而低钾血症性碱中毒的程度常较严重。如高血压长期得不到良好控制，常有动脉硬化和肾小动脉硬化，则 Cushing 综合征治愈后血压也很难降至正常。长期高血压可以并发左心室肥厚、心力衰竭和脑血管意外等。

（五）生长发育障碍

过量皮质醇抑制儿童生长激素（GH）的分泌及作用，抑制性腺发育，因而对生长发育有严重影响。少儿时期发病的 Cushing 综合征患者，生长停滞，青春期延迟，与同龄儿童比身材肥胖矮小。Cushing 综合征生长发育障碍的原因可能与下列因素有关：①过量皮质醇抑制腺垂体分泌 GH；②直接影响性腺以及抑制促性腺激素分泌而抑制性腺发育。

（六）骨质疏松

长期慢性过量的糖皮质激素（GC）具有降低骨胶原转换作用。因此，继发性骨质疏松是Cushing 综合征常见的并发症。主要表现为腰背痛，易发生病理性骨折，骨折的好发部位是肋骨和胸腰椎，可以引起脊柱后凸畸形和身材变矮。

（七）性腺功能紊乱

Cushing 综合征患者性腺功能均明显减退。由于高皮质醇血症不仅直接影响性腺，还对下丘脑-垂体的促性腺激素分泌有抑制作用。女性表现为月经紊乱，继发闭经，极少有正常排卵，难以受孕。在男性患者，睾酮生成减少，故主要表现为性功能减退、阳痿、阴茎萎缩、睾丸变软缩小。

（八）造血与血液功能改变

皮质醇刺激骨髓造血，红细胞计数和血红蛋白含量升高，加之患者皮肤变薄，故呈多血质外貌。大量皮质醇使白细胞总数及中性粒细胞增多，但促进淋巴细胞凋亡，淋巴细胞和嗜酸性粒细胞的再分布，这两种细胞在外周血中绝对值和白细胞分类中的百分率均减少。血液高凝状态可能与下列因素有关：①红细胞增多；②血管内皮细胞代谢增强；③血液中Ⅷ因子及VWF 浓度升高，易形成血栓。

（九）感染

大量的皮质醇抑制机体的免疫功能，机体的中性粒细胞向血管外炎症区域的移行能力减弱，自然杀伤细胞数目减少，功能受抑制，患者容易合并各种感染如皮肤毛囊炎、牙周炎、结核活动播散、泌尿系感染、甲癣、体癣等。感染不易局限，可发展为丹毒、丘疹样皮肤改变和败血症等，机会性感染增加。

（十）精神障碍

约有半数Cushing综合征患者伴有精神状态改变。轻者可表现为欣快感、失眠、注意力不集中、情绪不稳定，少数可以表现为抑郁与躁狂交替发生。另还有少数出现类似躁狂抑郁或精神分裂症样表现或认知障碍。Cushing综合征精神症状发生原因可能与下列因素有关：①由于GC调节情感、认知和成瘾行为；②患者海马有可逆性损害；③过早出现大脑皮层萎缩。

三、麻醉要求和术前准备

（一）麻醉要求

1.维持患者血流动力学稳定，根据需要及时应用糖皮质激素，避免和预防肾上腺功能不全和肾上腺皮质危象。

2.硬膜外阻滞患者，应充分给氧，保障呼吸道通畅。

3.注意控制血糖和维持水、电解质平衡。

（二）术前准备

1.控制血糖和高血压：继发性糖尿病，术前应根据血糖水平，采取控制饮食，必要时用胰岛素控制血糖。如有高血压，应予以药物控制。

2.纠正水和电解质紊乱：对伴有盐皮质激素过多的患者常有水钠潴留和低钾血症，应用保钾利尿药，促进水钠排出和保钾，同时有利于血压的控制，必要时根据血钾水平补钾。

3.应用皮质激素：一般术前不需补充皮质激素。一侧肾上腺腺瘤或癌肿切除患者，因常有对侧肾上腺萎缩，或双侧肾上腺切除患者，术中及术后肾上腺皮质激素分泌不能满足需要，为预防术后发生肾上腺皮质功能危象，应在术前、术中及术后补充糖皮质激素。有主张术前3～4d开始补充，每天肌注甲泼尼龙40mg或氢化可的松100mg静滴。

4.术前用药镇静、催眠及镇痛药应减量，一般用正常量的1/3～1/2。肥胖患者不宜用吗啡类镇痛药，以免引起呼吸抑制或呼吸暂停。

四、麻醉选择

（一）全身麻醉

便于维持和调控循环功能。除依托咪酯有抑制肾上腺皮质功能外，其他常用静脉及吸入麻醉药对肾上腺皮质功能均无明显影响，但患者对各种全麻药及肌松药的需要量均减少。腹腔镜手术应选用全麻。

（二）硬膜外阻滞

对肾上腺皮质功能影响小，基本可满足手术需要。由于手术部位较深，常有牵拉反应及不适，需静脉辅助用药。患者肥胖引起硬膜外穿刺困难，合并有心血管疾病的患者循环功能不易维持稳定，肥胖患者呼吸道不易保持通畅等，主张用全麻或全麻复合硬膜外阻滞更为安全有效。

五、术中管理和注意事项

(一)术中管理

1.血压调控

升压药效果不明显时,应疑为急性肾上腺皮质功能不全危象。除一般抗休克治疗外,特异性应用糖皮质激素,如氢化可的松 100～300mg 或甲泼尼龙 40～80mg 静滴。如出现严重低血压休克,需增加激素用量,并给予升压药支持循环功能。此外,部分皮质醇增多症患者术前易并发高血压,术中探查、挤压肾上腺时,会使血压进一步升高,应维持一定的麻醉深度,必要时用降压药物控制血压。

2.充分估计麻醉难度

气管插管或硬膜外穿刺的困难,全麻需做好困难气管插管相应的准备,如纤支镜等,避免硬膜外反复穿刺,以免损伤。

3.加强呼吸管理

向心性肥胖和肌萎缩无力患者常合并呼吸功能不全。硬膜外阻滞患者术中应充分给氧,全麻患者应注意术后呼吸抑制及苏醒延迟。肾上腺术中易损伤胸膜而出现气胸,硬膜外阻滞患者应面罩加压吸氧,肺膨胀后缝合胸膜,并注意是否仍有气胸及肺压缩情况对呼吸造成的影响。

4.控制血糖

皮质醇增多症患者常引起继发性糖尿病,术中血糖如低于 16.7mmol/L(300mg/dl),可不予特殊处理,肾上腺切除后血糖会下降。部分患者肾上腺切除后如未及时补充皮质激素和葡萄糖时,可发生低血糖,甚至引起患者苏醒延迟。术中应根据需要监测血糖浓度。

5.纠正电解质紊乱

患者常有低钾血症,术前未纠正,术中应继续补钾。

(二)注意事项

1.术前注意纠正电解质紊乱和调控血糖。

2.严密监测循环功能,刺激、挤压肾上腺会出现血压的升高。肾上腺切除后,尤其是双侧肾上腺切除,肾上腺皮质激素水平剧烈下降,引起血压剧降。用肾上腺皮质激素和去甲肾上腺素纠正血压,并适当补充血容量。肾上腺皮质激素需应用至术后 1～2 周或更长时间。

3.患者肥胖,颈部短粗,麻醉诱导及气管拔管后易出现呼吸道梗阻。

4.患者有骨质疏松,可发生病理性骨折,皮肤菲薄有出血倾向,应注意皮肤保护和肢体固定。

5.患者抗感染能力差,应注意无菌操作,并应用抗生素。

第四节　原发性醛固酮增多症患者的麻醉

原发性醛固酮增多症是由于肾上腺皮质分泌的醛固酮(ALD)过多所引起的综合征,主要表现为高血压、低钾血症性碱中毒、血浆 ALD 升高、肾素.血管紧张素系统受抑制等。多为肾上腺腺瘤(80%～90%),少数为肾上腺皮质增生或癌肿。

一、病情特点

(一)高血压

是最早且最常见的表现,原醛症高血压的发病机制主要与大量 ALD 的潴钠作用有关:①钠潴留使细胞外液增加,血容量增多;②血液和血管壁细胞内钠离子浓度增加,使管壁对 NE 等加压物质反应增强。由于高血容量和高钠血症的存在,对肾素-血管紧张素系统产生显著抑制作用,然而血钠浓度增高和血容量扩张到一定程度时心房内压力感受器受刺激,心房肌分泌心钠素,后者为一种排钠、利尿、降血压的循环激素,它抑制肾近曲小管钠重吸收,使远曲小管的钠离子浓度增加,超过 ALD 作用下的重吸收钠能力,尿钠排泄增加("脱逸现象"),这是本症较少出现水肿及恶性高血压的重要原因。

(二)低钾血症和碱中毒

醛固酮的保钠排钾作用,Na^+-K^+ 和 Na^+-H^+ 交换增加,同时尿氨排出和 Cl^- 和 HCO_3^- 吸收增多,引起低钾,以及高钠、高氯、低钾性碱中毒。导致肌无力,甚至周期性瘫痪;肢端麻木、手足搐搦;同时产生心律失常、心肌缺血及低钾性心电图变化,如 Q-T 延长、ST 降低、T 波低平及 U 波等。

(三)肾功能损害

长期大量失钾,肾小管上皮发生空泡变性,肾浓缩功能减退,可引起多尿、夜尿增多,继而出现烦渴、多饮、尿比重低且对抗利尿激素(AVP)不敏感。过多的 ALD 使尿钙及尿酸排泄增多,易并发肾石病及尿路感染。长期继发性高血压则可致肾动脉硬化引起蛋白尿和肾功能不全。

(四)内分泌系统表现

缺钾可引起胰岛 B 细胞释放胰岛素减少,因此原醛症患者可出现糖耐量减低;原醛症患者尿钙排泄增多,为了维持正常血钙水平,PTH 分泌增多。

二、术前准备和麻醉要求

(一)术前准备

1.维持麻醉平稳,减少对循环功能影响。

2.椎管内阻滞的患者应适量应用辅助药,减少牵拉反应,同时需充分供氧,保持呼吸道通畅,避免呼吸抑制。

3.常规心电图监测和血钾测定,维持电解质和酸碱平衡。

(二)麻醉要求

1.维持水电解质平衡

治疗低钾和促进钠水的排出。同时应用排钠保钾利尿药(如螺内酯)。

2.控制高血压

控制血压的主要措施是低钠饮食、利尿,纠正细胞外液及血容量过多。如血压仍过高,选用直接扩张血管的降压药。

3.糖皮质激素应用

拟行双侧肾上腺切除患者,术前应用糖皮质激素,并于术中继续应用。而行单侧肾上腺切除术的患者,不需常规应用,术中可根据具体情况而定。

4.麻醉前用药

镇静药宜减量,不用抑制呼吸的镇痛药。

(三)麻醉选择

1.全身麻醉

除氯胺酮可促进醛固酮的分泌,不宜用于醛固酮增多患者麻醉外,其他各种麻醉药均可应用。低钾血症和肌无力麻痹等可延长非去极化肌松药的作用,应减量。

2.硬膜外阻滞

适用于一般情况良好的患者。对预计术中呼吸管理较困难,或高血压合并动脉硬化、心血管代偿功能差的患者以全麻更为安全。

三、术中管理

(一)保持循环功能稳定

手术探查、挤压肾上腺及肿瘤时可引起血压升高,一般为一过性,不需特殊处理,必要时适量用短效降压药。肾上腺肿瘤切除后如出现低血压,先补充血容量,必要时用升压药。如效果不佳,应考虑是否有肾上腺皮质功能不足,静滴氢化可的松。

(二)纠正电解质紊乱

部分患者术前低钾血症难以纠正,术中易出现心律失常,因此术中应加强监测,继续补钾。

(三)注意事项

1.控制高血压,注意是否有高血压引起的继发性改变。

2.纠正电解质紊乱、尤其是低钾血症。

3.患者常有高血容量和高血压,全麻诱导应有足够的麻醉深度,避免血压进一步升高、甚或引起肺水肿。

4.术中注意观察是否出现肾上腺功能不全。

第五节　嗜铬细胞瘤手术麻醉

肾上腺髓质疾病包括嗜铬细胞瘤和嗜铬细胞增生。嗜铬细胞瘤通常发生于肾上腺髓质(约90%),少数(10%)发生于肾上腺以外的嗜铬细胞组织,如椎旁交感神经丛、肠系膜、膀胱、睾丸等。由于肿瘤所分泌的肾上腺素和去甲肾上腺素的种类、比例的不同及肿瘤大小的差异等,临床表现常常多样化。一般肾上腺外嗜铬细胞瘤由于不能或很少分泌肾上腺素,故以高去甲肾上腺素血症和高神经肽类激素血症的临床表现为主,但肿瘤的部位不同,其表现也有很大差异。

正常血浆儿茶酚胺<1000pg/ml,尿儿茶酚胺<125μg/24h尿,嗜铬细胞瘤患者体内儿茶酚胺(CA)分泌增多(血浆中>2000pg/ml,尿儿茶酚胺>1200μg/24h尿),儿茶酚胺通过α肾上腺素能受体和β肾上腺素能受体起作用,刺激腺苷酸环化酶介导,产生和激活环磷酸腺苷(cAMP),导致Ca^{2+}内流,细胞内Ca^{2+}浓度升高,肌钙蛋白和肌动蛋白相互作用增加,从而对心血管系统等产生一系列影响。

实验室测定血浆和尿的游离儿茶酚胺(E、NE、DA)及其代谢产物如香草扁桃酸是传统诊断 PHEO/PGL 的重要方法。但肿瘤儿茶酚胺的释放入血呈“间歇性”,直接检测儿茶酚胺类物质易出现假阴性。儿茶酚胺在瘤细胞内的代谢呈持续性,其中间产物甲氧基肾上腺素以“渗漏”形式持续释放入血,因此作为诊断手段,测量血浆和尿中甲氧基肾上腺素优于测量其他儿茶酚胺物质。

一、病情特点

(一)高血压

是嗜铬细胞瘤患者最常见的临床表现,由于肿瘤分泌肾上腺素和去甲肾上腺素的比例不同,高血压可表现为阵发性、持续性或在持续性高血压的基础上有阵发性加重。以分泌去甲肾上腺素为主患者,表现为阵发性高血压或持续性高血压阵发性加重。以分泌肾上腺素为主患者的表现除了有高血压外,还有心动过速、心律失常等。嗜铬细胞瘤患者的高血压一般为常规抗高血压药物治疗无效的难治性高血压,但有时对钙通道阻滞剂和硝酸酯类降压药有反应,对α-肾上腺能阻滞剂反应良好。此外,约 15%的患者血压正常。

(二)头痛、心悸、多汗三联症

头痛、心悸、多汗是嗜铬细胞瘤高血压发作时最常见的三个症状,80%以上的患者有头痛,表现为严重的前额痛或枕部持续性或搏动性头痛,常较剧烈,呈炸裂样;心悸常伴有胸闷、胸痛、心前区压榨感或濒死感;有些患者平时即怕热多汗,发作时表现为大汗淋漓、面色苍白、四肢发冷。

(三)心脏病变

其表现是在没有冠心病的患者常出现胸痛、心绞痛甚至急性心肌梗死。并且可伴多种心律失常,如窦率过速、窦率过缓、室上性心动过速、室性期前收缩、左或右束支传导阻滞。也可有充血性或肥厚性心肌病,充血性心力衰竭。另外由于肺毛细血管内皮损害、肺动脉压力增加及细胞内液渗出可引起非心源性肺水肿。

(四)直立性低血压和休克

直立性低血压可能与循环血容量减少、肾上腺素能受体下调、自主神经功能受损等导致反射性外周血管收缩障碍等有关。另外嗜铬细胞还可贮存和释放引起血管舒张的神经肽和肾上腺髓质素,有极少数患者低血压是因为肿瘤主要分泌多巴胺,使血管扩张所致。低血容量会减弱血管平滑肌对加压物质的升压反应。

(五)代谢异常

儿茶酚胺(CA)使体内耗 O_2 量增加,基础代谢率上升,出现不耐热、多汗、体重减轻等表现,有时可有发热;CA 在体内可使肝糖原和肌糖原加速分解,并可促进糖原异生。另外 α_2-受体有抑制胰岛素释放及对抗外源性或内源性胰岛素降血糖的作用,使血糖升高。25%～30%有糖耐量异常,肿瘤切除后血糖可恢复正常。少数患者高血糖可能与嗜铬细胞瘤分泌释放的 ACTH、促肾上腺皮质激素释放激素(CRH)、生长激素释放激素(GHRH)有关。CA 促进脂肪分解,使血中游离脂肪酸增多,患者消瘦,皮下脂肪减少。因持续性高血压加上脂肪代谢紊乱,可诱发动脉粥样硬化及小动脉硬化。

高钙血症是一种较少见的并发症,可能与合并甲状旁腺功能亢进有关。另外,嗜铬细胞瘤分泌的甲状旁腺激素相关蛋白(PTHrP),也可引起高钙血症,肿瘤切除后,血钙恢复正常。

(六)消化系统症状

CA可抑制内脏平滑肌的收缩,使肠蠕动减弱,可引起腹胀、腹痛、便秘,甚至结肠扩张,有时还可有恶心、呕吐。另外CA还可引起胃肠壁血管增殖性及闭塞性动脉内膜炎,以致发生溃疡出血、穿孔等,此时有剧烈腹痛、休克、出血等急腹症表现。CA还可使胆囊收缩减弱,Oddi括约肌张力增高,引起胆汁潴留。

(七)泌尿系统

长期持续性高血压可使肾血管受损,引起大量蛋白尿,甚至肾功能不全。

(八)静止型嗜铬细胞瘤

指临床无任何症状,常在其他疾病检查或健康体检时偶尔被发现,在特殊情况下(如手术刺激)可诱发嗜铬细胞瘤性高血压。

(九)嗜铬细胞瘤高血压危象

嗜铬细胞瘤高血压危象的特点表现为血压骤升达超警戒水平或高、低血压反复交替发作,血压大幅度波动,甚至出现低血压休克。发作时多伴有全身大汗、四肢厥冷、肢体抽搐、神志障碍及意识丧失等。有的患者在高血压危象时发生脑出血或急性心肌梗死。其发病机制可能是肿瘤在原有的高儿茶酚胺血症的基础上再阵发性地大量分泌释放儿茶酚胺,作用于血管中枢引起血管的收缩反射。

二、麻醉要求,术前准备和麻醉选择

(一)麻醉要求

1.建立有效的循环功能监测,如桡动脉穿刺直接测压(IBP)、CVP监测等。

2.避免使用兴奋交感神经、释放儿茶酚胺的麻醉药。麻醉维持以静吸复合较为理想,无论是麻醉诱导或麻醉维持,均应达到足够的麻醉深度。

3.补足血容量、适时应用降压和升压药,调控和减少血压波动。

(二)术前准备

1.控制高血压:①α受体阻滞剂:最常用的是口服酚苄明,10mg/次,每天2次,逐渐增加剂量至血压控制满意。现也常用α_1受体阻滞剂哌唑嗪,1mg口服,每天3次,逐渐增加至血压控制满意。②β受体阻滞剂:用α受体阻滞剂后心率过快和心律失常,或分泌肾上腺素为主的嗜铬细胞瘤患者有心律失常或心动过速,需加用β受体阻滞剂,常用艾司洛尔、美托洛尔或阿替洛尔。应注意在使用长效α受体阻滞剂基础上方可加用β受体阻滞剂,不宜单独或在α受体阻滞剂前使用β受体阻滞剂,否则可引起严重高血压、充血性心力衰竭或肺水肿,尤其是儿茶酚胺性心肌病患者更易出现。③α和β受体阻滞剂:拉贝洛尔具有α和β受体阻滞作用,由于α阻滞作用弱,只有β阻滞作用的1/7,目前不推荐术前首选用药。④其他:抗高血压药如钙通道阻滞剂等也可使用。2014年美国内分泌学会指南建议目标血压:坐位血压低于130/80mmHg,站立位收缩压高于90mmHg;目标心率:坐位心率60~70bpm,站立位心率70~80bpm。

2.纠正低血容量:用α受体阻滞剂扩张血管的同时,术前高盐饮食,补充血容量,可使术中

肿瘤切除后更易维持血压的平稳。但对心功能损害患者,应避免负荷过重。

3.术前用药要达到充分镇静,避免因紧张、抗抑郁药及焦虑可引起血压升高和心动过速。可给咪达唑仑及吗啡类镇痛药。避免用阿托品以免增加心率。还应避免使用甲氧氯普胺、氟哌利多和有组胺释放的药,如吗啡等。

4.嗜铬细胞瘤患者好发于 30～50 岁,10～20%有家族史。肾上腺肿瘤患者,有时高血压症状不明显,但对某些药物使用后产生升血压反应时应警惕可能存在嗜铬细胞瘤,这些药物包括甲氧氯普铵、氟哌到多、组胺、胰高血糖素、三环类抗抑郁药及吩噻嗪类药等。

(三)麻醉选择

气管插管全身麻醉是嗜铬细胞瘤患者首选麻醉方法。

三、麻醉处理

(一)麻醉药选择

避免用增加交感-肾上腺系统兴奋性及促儿茶酚胺释放的药物,如氟烷可增加心肌对儿茶酚胺的敏感性,地氟烷、氯胺酮、泮库溴铵等可使心率增快血压升高。但有些不宜使用的药物是相对的,此外,有组胺释放作用的肌松药也不宜作为首选用药。

(二)监测

常规监测直接动脉压、中心静脉压、心电图、尿量等。按需测定电解质、血气分析、血糖和监测麻醉深度。有儿茶酚胺心肌病患者可插 Swan-Ganz 导管监测血流动力学变化。食管超声在监测患者的心室壁运动,以及容量监测和管理方面有独到之处。

(三)全麻诱导与维持

全麻诱导应力求平稳,药物包括异丙酚、咪达唑仑、阿片类镇痛药和非去极化肌肉松弛药等。麻醉诱导前可静注利多卡因 1～1.5mg/kg,以减轻气管插管的心血管反应。必要时也可加用降压药、β受体阻滞剂等抑制插管时心血管不良反应的药物,确保诱导平稳。麻醉维持应根据不同手术阶段和血流动力学状态,调控麻醉深度。

(四)手术方式

腹腔镜手术推荐应用于肿瘤＜6cm 的患者。腹腔镜手术腹腔镜下肾或肾上腺切除,需行后腹膜腔气腹,对血流动力学影响与腹腔镜胆囊手术基本相似,但应注意气腹对肿瘤牵拉使心排血量增加和血压升高,同时 CO_2 进入血液引起高碳酸血症可使交感神经张力增加。由于腹腔镜肾上腺切除损伤小,疼痛轻,有利于术后恢复。开放手术推荐于肿瘤巨大＞6cm、疑恶性、肾上腺外副神经节瘤、多发需探查者。

四、术中管理

(一)心血管活性药物

常用心血管活性药物主要包括:①降压药:酚妥拉明、硝普钠、尼卡地平、硝酸甘油。②升压药:去甲肾上腺素、肾上腺素、去氧肾上腺素、血管升压素。③抗心律失常药:艾司洛尔、拉贝洛尔、利多卡因。麻醉前根据所具备的药物、病情特点、对药物熟悉程度、用药经验等选择所准备的药物。一般降压药和升压药为必备药,各选择 1～2 种药物。抗心律失常药根据情况可在麻醉前准备,按具体情况进行选择应用。心血管活性药物理想的用药方式是用微量泵输注,并在手术开始前均应与静脉通路连接好。重症患者麻醉期间由专人管理,以便随时用药、快速调控剂量和停药。

（二）高血压的处理

在麻醉诱导、体位改变、术中探查、分离和挤压肿瘤时，常发生高血压，甚至高血压危象。尤其注意的是，手术当中挤压瘤体会导致大量儿茶酚胺入血。术中应注意与手术医生的沟通，一旦发生严重高血压，立刻告知手术医生暂时停止操作，并即刻使用降压药。降压药物的用法如下：硝普钠为 1～8μg/(kg·min)，一般总量不超过 1～1.5mg/kg。酚妥拉明静注 1～5mg，继以 1～10μg/(kg·min)维持，或直接泵注。硝酸甘油静注 40～100μg，继以 1～8μg/(kg·min)维持，或直接泵注。尼卡地平静注 10～30μg/kg，继以 2～5μg/(kg·min)维持，或直接泵注。上述药物用量仅供参考，重要的是根据患者血压进行调节，使血压维持在理想水平。由于患者高血压的同时常伴有心率增快，或降压药用后心率反射性增快，并使降压效果下降，应使用β受体阻滞剂，首选短效的艾司洛尔，其效应不会延续至肿瘤切除后。小剂量拉贝洛尔不仅能减慢心率，也有助于降压。

（三）低血压的处理

肿瘤切除或其血管结扎后，循环中儿茶酚胺浓度剧降，引起血压下降。立即起动升压药输注泵，并同时补充血容量。升压药物的用法如下：去甲肾上腺素 0.1～1μg/(kg·min)，紧急时先静注 0.1～0.2μg/kg。去氧肾上腺素静注 100～200μg，继以 1～5μg/(kg·min)维持。肾上腺素 0.1～1μg/(kg·min)，紧急时先静注 0.1～0.2μg/kg。多巴胺 0.5～1.5mg 静注，继以 3～10μg/(kg·min)维持。如不是在血压急剧下降，或收缩压≥80mmHg，各种升压药均不必先单次静注，而直接以微量泵输注，这样可减少血压的波动。

（四）心律失常的处理

最常见的是心动过速，其次是室性期前收缩等。以分泌肾上腺素为主患者的患者更多见。通常用短效β受体阻滞剂控制心率，利多卡因抑制室性期前收缩。必要时暂停或减少手术刺激。

（五）术中液体管理

患者术前存在不同程度的低血容量和血液浓缩，肿瘤切除前，应用晶体和羧甲淀粉进行一定的容量预负荷，可使中心静脉压达到 12mmHg，甚或更高，有利于肿瘤切除后维持血压的平稳。肿瘤切除后根据中心静脉压及心脏功能状况，继续补充血容量。如循环功能稳定、容量充足，则应及时使用利尿药，监测并调整血细胞比积。由于肿瘤切除后，儿茶酚胺浓度的下降，解除了儿茶酚胺对胰岛素的抑制，可在 3 小时后出现低血糖，甚至低血糖休克，应注意监测并及时补充葡萄糖。

嗜铬细胞瘤患者手术和麻醉处理较复杂，麻醉和手术期间可发生急骤的血流动力学变化，对麻醉的要求较高，麻醉医师在处理该类患者时，注意力高度集中，随时准备采取应急措施，注意：①术前准备的关键是应用长效α受体阻滞剂等控制高血压，并纠正低血容量。②麻醉前使患者充分镇静，避免紧张和焦虑。③保证有足够有效的静脉通路，建立有效的循环功能监测。④备好各种心血管活性药物，重症患者由专人管理和调控。⑤严密观察和及时处理挤压肿瘤时的血压升高，以及肿瘤切除后的血压下降。

参 考 文 献

1.王保国.麻醉科诊疗常规.北京:中国医药科技出版社,2012.

2.王颖,陈静.实用麻醉学.上海:第二军医大学出版社,2011.

3.王立河,田春梅.临床麻醉指南.北京:金盾出版社,2013.

4.孙国巨.新编临床麻醉学.吉林:吉林科学技术出版社,2011.

5.黄宇光.麻醉学.北京:人民卫生出版社,2010.

6.孙增勤.实用麻醉手册.北京:人民军医出版社,2012.

7.王惠霞.麻醉与疼痛.广东:世界图书广东出版社,2012.

8.田玉科.麻醉临床指南.北京:科学出版社,2013.

9.李立环.心脏外科手术麻醉学.北京:人民卫生出版社,2011.

10.左明章.老年麻醉学.北京:人民卫生出版社,2010.

11.姚尚龙.临床麻醉基本技术.北京:人民卫生出版社,2011.

12.黄宇光.神经病理性疼痛临床诊疗学.北京:人民卫生出版社,2010.

13.古妙宁.妇产科手术麻醉.北京:人民卫生出版社,2013.

14.高静杰.实用麻醉技术手册.辽宁:辽宁科学技术出版社,2010.

15.冯霞.手术期麻醉药物治疗学.北京:人民卫生出版社,2009.

16.方向明,梁华平.麻醉实验学.浙江:浙江大学出版社,2013.

17.邓贵锋.老年肿瘤麻醉与临床.湖北:湖北科学技术出版社,2013.

18.戴体俊,刘功俭,姜虹.麻醉学基础.上海:第二军医大学出版社,2013.

19.连庆泉.小儿麻醉手册.上海:上海世图出版社,2007.

20.孙大金,杭燕南,王祥瑞,陈杰.心血管麻醉和术后处理.北京:科学出版社,2011.

21.周辉,刘伟亮,徐鲁峰.实用临床麻醉学.湖北:湖北科学技术出版社,2011.

22.赵士强,高英雪.临床麻醉.北京:医药科技出版社,2007.

23.赵俊.中华麻醉学.北京:科学出版社,2013.

24.袁矿生,郝继英,李钊,王钰程.骨科麻醉技术.北京:科学技术文献出版社,2012.

25.娄锋.产科麻醉与镇痛.北京:人民军医出版社,2008.

26.刘延青,崔健君.实用疼痛学(精).北京:人民卫生出版社,2013.

27.刘淑香,成林树,毛慧敏,苏江涛.妇产科麻醉技术.北京:科学技术文献出版社,2012.

28.杭燕南.当代麻醉学.上海:上海科学技术出版社,2013.

29.王恩真.神经外科麻醉学.北京;人民卫生出版社,2012.

30.李李,常业恬.临床麻醉常见问题与对策.上海:军医科学出版社,2009.

31.李敬平.麻醉安全与质量管理.湖北:湖北科学技术出版社,2012.